Henning flieht
vor dem Vergessen

printsystem©
MEDIENVERLAG

Hilda Röder

HENNING *flieht* vor dem VERGESSEN

Ein Roman
über Würde, Alzheimer-Erkrankung
und Sterbehilfe

Impressum

Autorin
Hilda Röder

Lektorat
Gaby Poetsch

Verlag
Printsystem Medienverlag
D-71296 Heimsheim

Druck
Printsystem GmbH
D-71296 Heimsheim

Buchgestaltung
Grafik - und Design-Studio
der Printsystem GmbH

Foto-Buchrückseite
jochenroeder.de

1. Auflage, Juli 2013

Der Umwelt zuliebe gedruckt auf umweltfreundlichem, chlor- und säurefrei gebleichtem Papier.

ISBN 978-3-938295-74-8

Einleitende Worte der Autorin

Das Besondere des Buches

Die Schicksale von Henning und seiner Schwester Anneliese beleuchten einfühlsam die hochemotionale Seite der Sterbehilfe, wie sie in den Niederlanden praktiziert wird. Sie zeichnet, anhand von Hennings und Annelieses Zweifeln, die vielfältige Problematik bei einer Legalisierung von Sterbehilfe auf – dies immer nur aus Sicht der Betroffenen und deren Angehörigen.
Für zahlreiche Leser in Deutschland werden sich vollkommen neue Betrachtungsweisen eröffnen.

Die Autorin möchte ausdrücklich betonen, dass in ihrem Buch keine Position für oder gegen Tötung auf Verlangen bezogen wird. Nein, im Gegenteil, der Leser soll sich seine eigene Meinung bilden.

Inhaltsverzeichnis

Ich widme dieses Buch meiner Freundin und Lektorin Gaby Poetsch aus Dorsten, die an mich geglaubt hat, und mir, als gebürtige Holländerin, bei der Erarbeitung dieses Buches Seite für Seite Beistand leistete.
Ihr behutsames Vorgehen hat mich ermutigt und bestärkt. So war es mir möglich, Hennings Geschichte in meinem eigenen Schreibstil, der sich wie ein Spiel zwischen Berührung und Leichtigkeit entwickeln konnte, niederzuschreiben.

Das vorliegende Buch beruht auf Tatsachen.
Zum Schutz der Persönlichkeitsrechte wurden Namen und Details verändert.
Jegliche Namensgleichheit mit anderen Personen ist Zufall.

Die Katastrophe nimmt ihren Lauf

Frühsommer 2009

Henning Landes starrte den Arzt auf der anderen Seite des Schreibtisches entgeistert an, völliges Nichtbegreifen in seinen Augen. Er hielt den Atem an, spürte, wie alles in ihm zu Stein mutierte.

Im Behandlungszimmer versuchte die Sonne durch die Lamellen zu huschen, die vor den großen Fenstern hingen. Lichtstreifen fielen über den Tisch, zeichneten ein streng geometrisches Muster auf die dunkle Schreibtischplatte.

Der Arzt stand auf und schloss den Sonnenschutz. Es schien ein heißer Tag in Amsterdam zu werden, die Hitze sollte draußen bleiben.

Luise weinte, zog mit zitternden Händen ein Taschentuch aus der braunen Handtasche, die auf ihrem Schoß lag, faltete es auseinander und drückte es an die Augen. Ein Schluchzen hob ihre Schultern, während sich der Rest ihres Körpers krümmte. Es schien, als zwänge ihn eine heftige Schmerzattacke nieder.

„Das kann nicht sein, Herr Doktor!", brachte Henning mühsam heraus. Er lachte kurz auf, versuchte den Kloß im Hals wegzuräuspern. „Wie können Sie das behaupten nach diesen paar lächerlichen Untersuchungen? Jeder vergisst doch mal was! Sie müssen sich irren!"

Der Mediziner runzelte leicht die Augenbrauen und schüttelte verneinend den Kopf, ohne zu antworten.

Henning beugte sich nach vorne, tippte mit dem Finger auf die Papiere, die vor dem Arzt auf dem Schreibtisch lagen, und schaute ihn mit funkelnden Augen an.

„Wahrscheinlich wurden meine Unterlagen verwechselt. Prüfen Sie bitte den Namen, der da draufsteht – ich heiße Henning Landes und *ich* habe bestimmt kein Alzheimer!"

„Es gibt kaum Zweifel, Herr Landes, die Ergebnisse der Untersuchung sind nahezu eindeutig, Sie müssen sich leider damit abfinden." Der junge Arzt nahm seine Brille ab und begann die Gläser zu putzen. Die Reaktionen des älteren Paares ließen ihn nicht kalt. Hier half auch keine berufliche Distanz; er hatte ihnen eine Verdachtsdiagnose mitteilen müssen, die keinerlei Hoffnung auf Heilung zuließ.

Hennings Blick hing noch immer am Gesicht des Arztes, das Weinen Luises ignorierte er. Er reckte schulterzuckend die Arme, vergrub die Finger im weißen Haarschopf, rieb sich die Kopfhaut, verschränkte seine Hände im Nacken und lehnte sich demonstrativ lässig im Sessel zurück.

Im Zeitraffertempo zogen die Bilder der letzten Wochen und Monate vorbei. Eigentlich hatte alles ganz harmlos begonnen. Er war schon von je her zerstreut und vergesslich gewesen. Nimm die Probleme nur ernst, wenn unbedingt nötig, war sein Motto. Er liebte die Liebe und genoss das Leben. Ihm saß der Schalk im Nacken und Lebenslust blitzte aus den Augen.

Mit einem Seitenblick auf Luise erinnerte er sich daran, wie beunruhigt sie gewesen war, als er kürzlich zum wiederholten Mal einen unnötigen Blechschaden am Auto verursacht hatte. Daraufhin hatte er grinsend die Schultern hochgezogen: „In den sieben Jahren unserer Ehe musst du dich doch langsam daran gewöhnt haben, Schatz. Außerdem werden wir doch alle älter, oder?" In Wirklichkeit fand er sich überhaupt nicht alt mit seinen 68 Jahren.

Er überraschte Luise häufig mit Unbekümmertheit. Dinge, die in ihren Augen wichtig, jedoch in seinen Augen unwichtig waren, sorgten für Ärger. Gab Luise ihm einen Einkaufszettel für den Supermarkt mit, kam er garantiert mit falschen Sachen und ohne das Notwendigste heim. Trotz Zettel!

Täglich fand im Hause Landes der gleiche Dialog statt:

„Wo ist mein Nasenfahrrad, Luise?"

„Henning, schau in den Spiegel! Es ist immer dasselbe mit dir, vergesslich wie ein alter Mann!", brummelte Luise dann. „Du schließt weder Haus- noch Autotür ab, bist ständig auf der Suche nach verlegten Unterlagen und weißt nie, wo deine Anziehsachen im Kleiderschrank verstaut sind. Kannst du dir nicht ein bisschen Mühe geben?"

Henning grinste und suchte weiter seine Brille, obwohl sie auf seiner Nase saß.

„Meine Güte, schau endlich in den Spiegel!" Sie schob ihn zur Garderobe hin.

„Ach so, da ist sie ja! Und warum sagt mir das niemand?", feixte er anschließend, tippte kurz gegen die Brille und fand nichts dabei. Worauf Luise sich dann kopfschüttelnd umdrehte: „Er findet das normal, dieser Mann. Das kann doch nicht wahr sein!"

Eigentlich bemerkte sie erst, dass da wirklich etwas nicht in Ordnung war, als er bestimmte Dinge nicht mehr beim Namen nennen konnte.

„Wo ist … eh … das Ding?"

„Was für ein Ding?"

„Na, du weißt schon. Das, wo alles drin steht: das Ding!"

„Der Schrank?"

„Nein, natürlich nicht. Ich meine das Ding …", er fuchtelte mit den Händen, „… wie heißt das noch? Das, was so raschelt, das Ding mit Buchstaben drauf. Ich komm grad nicht auf den Namen!"

„Du meinst die Zeitung?"

„Ja! Sag ich doch!"

Luise war beunruhigt – sie dachte an Alzheimer – und sprach mit Hennings jüngstem Sohn, Sebastian: „Er ist extrem zerstreut, wir müssen zum Arzt, aber er will nicht."

Die Kinder redeten ihm gut zu.

„Papa, es gibt bestimmt Tropfen oder so – zur besseren Durchblutung des Gehirns – die kannst du doch mal probieren."

Widerwillig erklärte er sich bereit.

„Ihr macht ein Theater um ein bisschen Vergesslichkeit!"

Er fuhr in gespielter Verzweiflung mit beiden Händen durch seine Haare und seufzte. Demonstrativ entfaltete er die Tageszeitung und steckte die Nase hinein: „Ich gehe zum Doktor, okay, aber dann ist Schluss, ich will nichts mehr davon hören!"

Luise machte einen Termin bei einem Neurologen. Henning wurde gründlich untersucht und befragt.

„Wir werden noch einen Mini Mental Status Test durchführen", meinte der Arzt, „zur Sicherheit, um Morbus Alzheimer auszuschließen. Sind Sie damit einverstanden?"

Henning lachte: „Na gern doch! Aber Sie können sich die Mühe ersparen. Ich hab jedenfalls kein Alzheimer!"

Nachdem der Test beendet war, beschlich Henning ein ungutes Gefühl. Er sollte 30 Fragen beantworten und eine Uhr mit Zeitangabe zeichnen, was ihm denkbar schwerfiel.

„Da ist wohl einiges schief gelaufen", dachte er beunruhigt. Nach einer weiteren umfangreichen Untersuchung, durch ein MRT-Abbild vom Gehirn, wurden sie abermals ins Arztzimmer gerufen.

Ruckartig nahm Henning die verschränkten Hände vom Nacken weg. Hatte der Doktor vorhin Alzheimer gesagt? Er schaute ungläubig hoch, die Augen des mitfühlenden Arztes auf der anderen Seite des Schreibtisches auf sich spürend. Unerträglich, dieser mitleidige Blick! Nein! Das ist ein Witz, der Mann macht Spaß, scheint ein richtiger Spaßvogel zu sein!

„Treiben Sie keinen Schabernack mit mir, Herr Doktor, Sie irren sich ganz bestimmt! Ich habe kein bisschen Alzheimer!"

„Wie gesagt, Herr Landes. Es liegt die Verdachtsdiagnose auf *Morbus Alzheimer* vor. Definitiv bestätigt werden kann die Diagnose erst nach Ihrem Tod, indem eine feingewebliche Untersuchung des Gehirns durchgeführt wird."

Henning stand abrupt auf, reichte dem Arzt die Hand und ohne auf Luise zu achten, ging er mit schnellen Schritten zur Tür hinaus.

Draußen stand die Sonne am stahlblauen Himmel. Ein warmer Wind erfasste Hennings weißen Haarschopf, streichelte sein Gesicht. Er spürte nichts von alledem.

„Jawohl, ja! Mein Gehirn nach meinem Tod in Einzelteile zerlegt? Soweit kommt's noch! Mit mir nie und nimmer!", zischte er wütend.

Schwerfällig erhob Luise sich: „Ich muss nach ihm schauen." Sie griff nach ihrem Stock, zittrig, mit weichen Knien. Der besorgte Mediziner öffnete ihr die Tür: „Geben Sie ihrem Mann etwas Zeit, Frau Landes. Der Schock sitzt tief, er kann das noch nicht begreifen, will es nicht wahrhaben."

„Ich verstehe das schon, Herr Doktor, aber wenn es stimmt was Sie sagen, wäre das eine Katastrophe für ihn."

Henning stand draußen gegen eine Laterne gelehnt, versuchte sich zu sammeln, den rasenden Herzschlag zu beruhigen. Erleichtert sah er, dass Luise aus der Arztpraxis kam.

„Komm", murmelte sie. Langsam liefen sie Richtung Bahnhof. Während sie mit der Metro nach Hause fuhren, war Luise nicht imstande, Tröstendes zu sagen. Wie gelähmt saßen sie nebeneinander, schauten auf die vorbeigleitende, lebendige Stadt, ohne das Mindeste wahrzunehmen und schwiegen.

Als sie fast daheim waren legte sie ihre Hand auf Hennings Knie, versuchte zu lächeln: „Es wird schon wieder, Schatz, wir schaffen das. Vielleicht hast du recht und der Doktor hat sich geirrt. Aber wenn nicht ...“, ihre Stimme brach, „ich habe Angst – bin zu alt, einen Alzheimer-Kranken zu pflegen – ich habe furchtbare Angst, dass ich das nicht kann!“

Er schaute sie mit hochgezogenen Augenbrauen an: „Ach, hör auf damit, keine Sorge, dass du dich um mich kümmern musst! Ich habe nicht die geringste Spur von Alzheimer.“

Heftig schob er ihre Hand weg. Den Rest des Heimwegs schwiegen sie einander an.

„Mein Gott!“, ging es Luise durch den Kopf, als sie wieder vor ihrer Haustür standen. „Erst seit acht Jahren kennen wir uns – und mit einem Schlag werden alle unsere Pläne zerstört. Jetzt braucht er mich und ich hoffe, dass ich durchhalte – für ihn da sein kann.“

Luise hatte Henning mit 66 kennengelernt. Mittlerweile war sie 74. Die kinderlose Witwe suchte damals über eine Agentur einen Partner für den letzten Abschnitt ihres Lebens. Ihr Mann, Konrad, war fünf Jahre zuvor gestorben. Luise besaß ein hübsches Gesicht mit Lachfältchen um die Augen. Sie konnte es sich leisten etwas fülliger zu sein, sah trotzdem gut aus. Einzig die Arthrose in den Knien machte ihr arg zu schaffen, sie konnte sich nur mit einer Gehhilfe fortbewegen.

Henning gefiel ihr. Charmant plaudernd machte er ihr den Hof. Er war geschieden. In seinen drei erwachsenen Kindern aus erster Ehe sah Luise kein Hindernis. Wichtig für sie schien nur, dass er ernsthaft auf der Suche nach einer Gefährtin war. Er erzählte ihr, dass er nicht kochen könne, obwohl er unheimlich gerne aß. Außerdem täte ihm die Einsamkeit nicht mehr gut, er bräuchte Ansprache, jemanden, dem er erzählen könne, wie schön das Leben sei. Philosophieren, die Dinge bis zum Ende denken – womöglich eine Lösung finden – das war seine Leidenschaft.

Luise fand die Ehrlichkeit bezaubernd. Bereits ein halbes Jahr später heirateten sie – schließlich hatten sie ja nicht mehr so viel Zeit. Sie verstanden sich gut und Luise erhoffte sich von Henning, der immerhin sechs Jahre jünger und noch rüstig war, die nötige Hilfe und Unterstützung. Er sollte bei ihr einziehen. Im Gegenzug für Hennings Hilfe wollte sie ihn mit ihrer Kochkunst verwöhnen, ihm kleine Aufmerksamkeiten schenken.

Luise besaß ein frei stehendes Einfamilienhaus mit einer efeubewachsenen Klinkersteinfassade. Die rustikale Haustür aus massivem Holz war kobaltblau angestrichen. Das Gebäude bestand aus mehreren Zimmern und einer gemütlichen Wohnküche. Den Garten rund um das Haus schmückten ein hoher Baumbestand, eine Wiese und viele Blumen. Eine Oase im Süden von Amsterdam.

Endlich daheim angekommen zog Henning sich sofort in sein Arbeitszimmer zurück und knallte die Tür hinter sich zu. Wütend lief er im Zimmer auf und ab, zornig auf Luise und auf den Arzt – die beiden, die ihm eine Alzheimer-Erkrankung anhängen wollten. Nur weil er ein paar Fragen nicht richtig beantworten konnte? Wer weiß schon immer genau, welcher Wochentag gerade ist? Oder die doofe Fragestellung nach dem jetzigen Ministerpräsidenten – die wechseln verdammt noch mal so oft!

Er nahm seine Brille ab und rubbelte mit dem Handrücken über die Augen.

„Nein, ich glaub das nie und nimmer, der Neurologe muss sich geirrt haben", brummelte er, „und da lasse ich mir auch nichts einreden – von niemandem!"

Nach diesem Entschluss atmete er erleichtert auf und ließ sich in das weiche Leder seines Lehnsessels fallen. Er schloss die Augenlider, lehnte sich zurück: ausruhen, einschlafen, er war so geschafft …

Zehn Minuten später trieb es ihn aus dem Sessel, Schlaf wollte nicht kommen. Er ging zum Fenster, die Gedanken sprangen im Kopf herum, wie die Spatzen, die draußen im Garten herumhüpften und nach Brotkrumen suchten. Auf dem gegenüberliegenden Bürgersteig hasteten eilig Schulkinder mit schweren Ranzen vorbei.

„Die wollen nach Hause – haben Hunger", dachte er.

Plötzlich sah er seine eigenen Kinder vor sich. Sie kamen durch das Gartentor und liefen den holzgepflasterten Gartenweg Richtung Haustür. Neomie mit ihrer feuerroten Jacke, die Jungs in Jeansblau. Die bunten Schultaschen schlenkerten müde über den holprigen Boden und die Kinderhände warfen ihm zur Begrüßung Kusshändchen zu. Henning musste lächeln – seine Kinder machten ihn wie immer froh.

Der Garten war jetzt leer. Henning drückte seine Nase an die Fensterscheibe und suchte mit den Augen zwischen Büschen und Gartenzaun.

„Nichts zu sehen – wo sind sie geblieben? Muss in die Küche gehen, schauen, ob das Essen fertig ist – die Kleinen werden einen Mordshunger haben", murmelte er.

Die Küchentür quietschte, als er sie öffnete. Luise stand an der Spüle und hob den Kopf. Auf dem Herd dampfte es aus einem großen Topf, es roch nach Bohnensuppe.

„Wo bleiben die Kinder?" Unruhig lief Henning zum Küchenfenster. Mit dem Handrücken rieb er ein Guckloch in die beschlagene Fensterscheibe und warf einen Blick in den Garten.

„Irgendetwas stimmt hier nicht", grübelte er, „nichts zu sehen!"

Luise trocknete ihre Hände an ihrer bunt geblümten Schürze ab.

„Die Kinder? Wollten die heute kommen? Zum Essen?"

„Natürlich! Sie kommen doch immer um diese Zeit von der Schule!" Er wurde zornig: „Ist das Essen fertig? Sie werden gleich hier sein und Hunger haben." Mit zusammengekniffenen Augen spähte er durch das Guckloch.

„Wo bleiben sie nur?"

Luise erschrak heftig, ihre Stimme überschlug sich: „Aber Henning, nicht doch! Deine Kinder wohnen nicht hier, sie haben hier noch nie gewohnt – sind doch schon erwachsen!"

Zitternd setzte sie sich auf den Küchenstuhl. Ihre Knie waren plötzlich weich wie Pudding. Henning schaute sie verwirrt an. Eine Ahnung, gepaart mit einer Welle der Übelkeit, schoss in ihm hoch.

„Wie kann ich das nur vergessen haben!", dachte er entsetzt. Er versuchte die Situation zu retten: „Natürlich! Das weiß ich, das brauchst du mir nicht zu sagen! Ich wollte bloß wissen, ob du das Essen fertig hast."

Über die eigenen Füße stolpernd, floh er aus der Küche, aus dem Haus. Er rannte fast, und mit jedem Schritt wiederholte sein Gehirn nur den einen Gedanken – gleich einer Schallplatte, die die Nadel durch einen tiefen Kratzer immer auf derselben Stelle hielt: „Haben dieser verdammte Arzt und Luise doch recht? Ist es Alzheimer? Ist es? Ist es? Ist es?"

Wenn er's ehrlich zugeben wollte, waren ihm diese merkwürdigen Halluzinationen bereits vorher passiert – dass er auf die Kinder wartete, oder dass er morgens aus dem Schlaf aufgeschreckte und aufstehen wollte, um ihnen das Frühstück zu machen, damit sie rechtzeitig zur Schule kämen.

Wie ein Blitz schlug die Erkenntnis ein: Die Diagnose könnte stimmen. Das riss ihm den Boden unter den Füßen weg. Seine Welt zerlegte sich gerade in Einzelteile. Scherben, die er nicht mehr würde zusammenfügen können, überzogen von grauem Ascheregen, aus dem lange Angstschatten nach ihm griffen. Angst, die sein Herz immer heftiger schlagen ließ – Trommelfeuer bis zum Hals.

Er versuchte, seine Gedanken zu sortieren: War's das jetzt? War das schon alles? Was wird mit mir geschehen? Wie wird das Ganze enden?

Mittlerweile hatte er das Flussufer der *Amstel* erreicht. Eine starke Böe blähte seine Jacke auf. Er atmete tief ein und aus: „Ich muss Wind durchs Gehirn blasen lassen – einatmen, ausatmen – irgendwann werde ich hoffentlich wieder klar denken können!" Er lief und lief, so schnell er konnte.

In den nächsten Tagen zog sich Henning komplett von der Familie zurück. Ständig war er unterwegs, wollte mit niemandem reden. Nein! Im Haus konnte er es kaum aushalten, die Wände seines Arbeitszimmers erdrückten ihn, verhinderten klares Denken. Ratlos sah Luise, die im Garten verblühte Blumen abzupfte, ihren Mann aus der Wohnung fliehen. Wie so oft in den letzten Tagen. Hilflos blieb sie zurück.

Der Aufschrei

Den Weg zu Tante Olgas Grab kannte Henning noch. Seit sechs Jahren lag sie hier auf dem alten Friedhof unter einem Lindenbaum. Ein verstecktes, stilles Plätzchen. Selten war er in der letzten Zeit hier gewesen. Er brauchte keine Grabstelle, um zu trauern.

„Olga ist in meinem Herzen", sagte er immer.

Heute jedoch musste er zu ihr – dringend. Olga war die um zehn Jahre jüngere Schwester seines Vaters, die beste Freundin und Ratgeberin, die es in seinem Leben gegeben hatte.

Am Morgen hatte er endlich die Kinder angerufen, eins nach dem anderen. Neomie, Sebastian und Julius. Sie hatten ein herzliches, entspanntes Verhältnis zu ihrem Vater. Für die beiden fünfzehnjährigen Enkelkinder, Felicitas und Alexander, war er ein wahrer Bilderbuchgroßvater, voller Zuneigung, an allem interessiert. Aufmerksam und verständnisvoll brachte er sich mit seiner lebensfrohen Einstellung in die Familie ein.

Zuerst hatte er in der Frühe mit Neomie telefoniert, die sofort den Hörer aufnahm: „Hallo Papa, schön, dass du dich endlich mal meldest. Wie geht's dir? Ich hab mir schon Sorgen gemacht – du Ausreißer!"

Ohne abzuschweifen, hatte er ihr von dem Verdacht des Neurologen erzählt und eine dementsprechende Reaktion bekommen.

„Oh nein, das kann nicht sein! Ich glaub das nicht! Ist sich der Arzt auch sicher?" Neomie hatte laut aufgeweint.

„Ja, Kind, so sicher, wie man bei einer Verdachtsdiagnose sein kann. Aber ich merke auch selber, dass da was nicht stimmt, bin manchmal total verwirrt, stelle dumme Sachen an oder lebe in der Vergangenheit."

„So furchtbar! Wieso du? Ausgerechnet du?"

„Ich weiß es nicht, Neomie, wer weiß das schon."

„Papa, was geschieht jetzt mit dir?" Aus den Worten seiner Tochter klang Panik.

„Ich befürchte, dass ich langsam den Verstand verlieren werde und dann nicht mehr alleine zurechtkomme", hatte Henning leise gesagt und mit belegter Stimme hinzugefügt: „Sicher ist, dass Luise mich nicht pflegen kann."

„Papa, wir sind doch auch noch da! Wenn Luise dich nicht versorgen kann, kommst du zu einem von uns, wir stecken dich nicht in ein Heim! Zusammen schaffen wir das schon. Wir lassen dich nicht im Stich!" Beschwörend hatte es durchs Telefon geklungen.

„Das ist lieb von dir, Neomie, aber das werde ich auf gar keinen Fall tun. Ich weiß noch nicht, was ich mache. Lass mich darüber nachdenken, ich muss eine Entscheidung treffen."

„Papa! Was für eine Entscheidung? Was hast du vor? Soll ich vorbei kommen? Jetzt gleich?", hatte sie besorgt gerufen – ihr Gespür für unausgesprochene Worte schlug Alarm.

„Nein, lass mich, Neomie, bitte! Ich melde mich bald."

Sebastian reagierte völlig anders, als Henning ihm die furchtbare Nachricht durchs Telefon brachte. Lange Zeit schwieg er, dann tröstete er leise: „Papa, du brauchst jetzt viel Stärke und wir helfen dir dabei. Wir sind immer für dich da."

Henning schluckte. Sebastians Verständnis und seine ruhige Art warfen ihn aus der emotionalen Kontrolle. Selbstmitleid kam hoch. Er hatte Mühe, nicht in Tränen auszubrechen. Am anderen Ende der Leitung blieb es still. Sebastian spürte, wie sein Vater um Fassung rang. Nach einer Weile fragte er: „Soll ich zu dir fahren, Papa?"

„Nein, danke, Sebastian, ich weiß, dass du für mich da bist, aber ich muss jetzt allein sein, etwas zur Ruhe kommen."

Julius, das sensibelste seiner Kinder, war entsetzt als Henning ihm von der Erkrankung erzählte. Tränen klangen durch seine Stimme, als er fragte, ob man da nichts machen könne?

„Gibt es keine Arzneien dagegen, Papa? Die muss es doch geben?"

„Es gibt schon Medikamente, die den Verlauf etwas verzögern können, aber Alzheimer kann bis heute noch nicht geheilt werden."

„Woher weißt du das?"

„Mein Opa hatte Alzheimer. Ich habe seitdem alles gelesen, was in der Presse über die Alzheimer-Forschung berichtet wurde. Die Erkrankung hat mich interessiert, weil sie eine familiäre Veranlagung sein kann."

„Hast du den Arzt nach Medikamenten gefragt?"

„Nein, noch nicht, Julius. Ich bin überstürzt aus der Arztpraxis gelaufen. Der Doktor hatte keine Chance mich zurückzuhalten."

„Papa, ich flehe dich an, tu etwas! Du musst Medikamente nehmen, kämpfen, darfst dich nicht aufgeben, wir brauchen dich doch!"

„Ich weiß, mein Junge", brachte Henning mühsam hervor, „aber bitte lass mir ein paar Tage zum Nachdenken, es ist alles noch so neu."

An Olgas Grab brach es unvermittelt aus ihm heraus: „Und was mach ich jetzt, Tante Olga? Ich habe Alzheimer! Alzheimer! Ich werde bald komplett kindisch werden, bescheuert, verstehst du? Ich, Henning Landes, werde dement!"

Das gesprochene Wort landete hart auf dem Grabstein, in dem Olgas Name in goldenen Buchstaben eingemeißelt war. Es prallte zurück und zwang ihn in die Knie.

„Was soll ich tun? Ich kann Alzheimer nicht aushalten! Abhängigkeit und Hilflosigkeit machen mir ungeheure Angst. Ausgeliefertsein an andere Menschen, die mich vielleicht wie ein Baby behandeln werden, respektlos mit mir umspringen – Olga, es bereitet mir Übelkeit! Meine Würde und Persönlichkeit zu verlieren, obwohl ich noch lebe, ist für mich schlimmer als der Tod!"

Schwerfällig stand er auf und versuchte sich zu sammeln. Vergeblich! Es ging nicht, er musste weiter laufen, weiter, weiter …

Irgendwann, nach stundenlangem Herumirren in Amsterdam, stand er wieder vor seiner Haustür. Müde schloss er auf und schlich, leise wie ein Dieb, in sein Arbeitszimmer. Eine Leselampe streute warmes Licht auf den Lehnsessel und lud ihn ein, sich zu entspannen – vielleicht etwas zu schlafen.

Luise, voller Sorge, brachte ihm einen Becher heißen Tee. Er bedankte sich mit einem sparsamen Lächeln, mehr ging nicht.

In diesen Tagen des Rückzugs taumelte er durch die Hölle. Er war sich seiner Würde noch nie so bewusst gewesen wie jetzt. Alles, was er mit diesem Begriff verband, lief Gefahr, verlorenzugehen. Täglich hetzte er viele Stunden an den Grachten von Amsterdam entlang. Setzte sich mehrfach auf Bänke, um direkt wieder aufzuspringen und weiterzulaufen. Ging über Brücken, blieb am Geländer stehen, schaute auf die bunt gestrichenen Wohnboote, auf das plätschernde braune Wasser. Dabei versuchte er ständig das Wirrwarr in seinem Kopf zu klären: Es war ihm klar, dass er selbstbewusst und selbstbestimmt lebte, manchmal eigensinnig, zeitweilig sogar egoistisch und rücksichtslos. Niemals gab er ein Ziel auf, verfolgte es entweder bis zum Erfolg oder bis zum Zusammenbruch. Nie und nimmer würde er sich anderen zuliebe verändern, Dinge akzeptieren, die er nicht wollte. Nein! Niemals!

Mit diesem Bild von sich selbst war der Gedanke an Alzheimer entsetzlich. Der Untergang der Nervenzellen, der Verfall der geistigen Leistungskraft, der völlige Verlust seiner Urteilsfähigkeit, alles stand in brennenden Großbuchstaben in sein Gehirn geschrieben. Es gab nur einen einzigen Aufschrei in seinem Kopf: Nein! Nein! Nein! Das will ich nicht! Das will ich absolut nicht!

Und von Brücke zu Brücke setzte sich zunehmend der Gedanke fest: „Ich habe stets selbstbestimmt gelebt, nun möchte ich auch selbstbestimmt sterben. Ich liebe das Leben unendlich, aber ich lasse mir nicht vorschreiben, wie ich zu leben habe – von nichts und niemandem!"

Am nächsten Morgen stand Henning vor dem Fenster seines Arbeitszimmers und schaute hinaus in den sonnendurchfluteten Garten. Ein kleiner Vogel saß auf einem Ast des Walnussbaums, zwitscherte aus voller Kehle. Henning dachte zurück an das Baumhaus, in dem er mit seinen Kindern die tollsten Abenteuer erlebt hatte. Der Walnussbaum im Garten seines früheren Hauses war uralt, seine Äste stark. Das Baumhaus hatte er zusammen mit den Kindern hoch in das Geäst gebaut. Er liebte es, an heißen Sommernachmittagen mit ihnen in der Baumkrone zu turnen. Manchmal waren sie gefährliche Panther, lagen bäuchlings grummelnd auf einem dicken Ast, hielten Ausschau nach Beute. Ein anderes Mal waren sie stark wie Tarzan, schwangen an einem baumelnden Seil hin und her, laut den Tarzanschrei imitierend. Neomie musste immer Jane sein, wollte auch mal Tarzan spielen, aber die Jungen erlaubten das nicht.

„Du bist ein Mädchen! Wenn du Tarzan bist, müsste einer von uns Jane sein. Das ist doof!"

Ja, er hatte eine glückliche Vaterzeit mit seinen Kindern erlebt. Er lächelte in die Erinnerung hinein, wollte am liebsten nicht mehr aus dieser Zeit auftauchen. Aber die Gegenwart holte ihn ein.

„Mein Leben ist jetzt zu Ende. Es war ein gutes Leben, ein schönes Leben. Ich will nichts lieber, als es zu einem guten Ende bringen – ein

Ende ohne Schrecken." Er zog die Schultern nach hinten: „Ich will stark sein ..."

Seine Gedanken wanderten zurück in die eigene Kindheit. Er dachte an seine Mutter, an ihr sorgenvolles und unglückliches Leben, an ihren ständig betrunkenen Ehemann – seinen Vater, an ihre Beinamputation, als sie noch keine sechzig zählte. Wie stark und tapfer sie gewesen war!

Henning fuhr sich mit der Hand über die Augen, schüttelte mühsam die aufkommenden Erinnerungen ab. Mutters Spruch – sei stark, Junge – hörte er trotzdem noch.

Er hielt es nicht mehr aus im Haus, hatte das Gefühl, etwas drücke ihm die Luft ab.

„Ich mache einen Spaziergang, Luise", rief er. Schnell zog er seine Windjacke an. Der Stadtwald war nicht weit. Er liebte dieses Stück Natur, vor allem den Rundgang um den kleinen See. An seinem Ufer lebten Enten, die gerne gefüttert wurden. Auch jetzt war eine Oma mit zwei Kindern dabei Brotbröckchen zu werfen.

Etwas abseits stand eine verwitterte hölzerne Bank. Aus der Rückenlehne war eine Holzplanke ausgebrochen. Vier rostige Nägel stachen heraus. Henning drückte das Brett in die Nägel zurück und setzte sich. Abwesend beobachtete er die Entenfütterung. Seine Gedanken und Gefühle schnürten ihm die Kehle zu. Die marode Bank – wie gut passte sie zu seiner Situation. Bald würde man die Zeichen des Verfalls auch bei ihm wahrnehmen können, dachte er. Nicht mehr tragfähig! Nicht mehr nützlich! Nur noch ein störendes Etwas, das man entsorgen sollte!

Nach einer Weile war das Brot alle. Die betagte Frau lenkte den Kinderwagen mit dem kleineren Kind zu der Bank hin. Das größere Kind, ein Junge, drei oder vier Jahre alt, baute sich vor Henning auf und schaute ihn fragend an ...

„Warum weinst du, Onkel? Hast du dir wehgetan?"

„Das ist wohl wahr, kleiner Mann."

„Wo hast du dir denn wehgetan?"

„Mein Kopf ist ein bisschen krank, weißt du?"

„Warum? Hast du dich gestoßen?"

„Ja, das kann man so sagen."

Die alte Dame setzte sich neben Henning. Sie holte ein Messer aus ihrer Tasche und begann einen Apfel für die Kinder zu schälen. Der Junge schaute Henning nachdenklich, mit großen Augen voll Mitgefühl an.

Plötzlich hellte sich sein Gesichtchen auf: „Ich weiß was Tolles, Onkel – meine Omi macht das immer bei mir, wenn ich mir wehgetan habe."

„Und was ist das, Kleiner?", fragte Henning schmunzelnd.

„Omi legt ein Stückchen Schokolade drauf. Dann tut's nicht mehr weh!"

Henning stand abrupt auf, die Erinnerung an seine Vaterzeit, die Liebe zu seinen Kindern, alles berührte ihn schmerzhaft. Er verspürte körperlich den nahenden Abschied von ihnen und konnte dieses liebevolle, fürsorgliche, fremde Kind nicht mehr aushalten.

„Das ist eine Superidee von dir, kleiner Mann!", stammelte er. „Dann werde ich mal schnell nach Hause laufen und schauen, ob noch Schokolade im Kühlschrank ist."

Er nickte der alten Dame zu, sie lächelte mit einem zärtlichen Blick zu ihrem Enkelsohn und meinte stolz: „Er ist erst drei Jahre!"

Henning reichte beiden die Hand und verabschiedete sich hastig. Er musste fliehen, bevor die Tränen wieder kamen. Mit großen schnellen Schritten lief er den Waldweg entlang, ging über die weiße Zugbrücke und bog auf den Pfad ein, der neben dem Kanal verlief. Hier waren keine Menschen, hier fühlte er sich unbeobachtet und ungestört. Er verlangsamte sein Tempo. Was blieb ihm noch? Selbst das Entenfüttern könnte in absehbarer Zeit nicht mehr gelingen. Die rostigen Nägel in einer Bank würde er nicht mehr registrieren und sich hilflos wie ein kleines Kind daran verletzen. Allein die Vorstellung bereitete ihm Übelkeit.

Ohne es zu bemerken, war er stehen geblieben, starrte blicklos auf das träge fließende Wasser, suchte nach Lösungen und einem Funken Hoffnung – und fand nichts.

Dann machte sich ein Gedanke in seinem Kopf breit, den er sofort beiseite schob, der sich aber erneut nach vorne drängte und sich nicht mehr vertreiben ließ. Sterbehilfe! Hier in seinem Heimatland Holland war sie in bestimmten Situationen zugelassen.

Niemals hatte er bisher über einen begleiteten Freitod nachgedacht. Er hatte die Menschen eher für feige gehalten, die sich mit seiner Hilfe aus dem Leben schlichen. Plötzlich erschien ihm der Tod ein gangbarer Ausweg zu sein. Der einzige Weg aus seinem Alzheimer-Dilemma, die Möglichkeit sich in Würde von der Welt zu verabschieden. Einfach vom vertrauten Hausarzt eine Spritze bekommen, friedlich einschlafen und weg! Eine Schmerzwelle schoss durch seinen Körper. Zweifel kamen auf, Angst vor der eigenen Courage. Er schrie sie dem Wasser zu. „Aber ich lebe doch so gerne!"

Heftig warf er den Kopf zurück. „Ich genieße das Leben jeden Tag, jede Stunde! Ich will noch nicht sterben! Es geht mir doch gut, ich bin gesund und fit, kann alles tun, was ich möchte."

Es kam ihm der Gedanke einfach abzuwarten – sich so lang wie möglich am Leben zu erfreuen. Aber ob er dann in der Lage sein würde, später, ganz allein, mit fortgeschrittener Alzheimer-Demenz, Selbstmord zu begehen? Er bezweifelte es.

„Vielleicht mache ich dann einen Fehler? Sie finden und retten mich, fesseln mich an den Rollstuhl, fixieren mich im Bett und stellen mich mit Medikamenten ruhig."

Angst schnürte ihm die Kehle zu. Entsetzliche Vorstellungen kreisten in seinem Kopf. Er hatte mal gelesen, dass von fünfzig Selbstmordversuchen nur einer gelang.

„Nein, wozu haben wir ein Sterbehilfegesetz in Holland, ich muss es jetzt mit dem Hausarzt regeln – jetzt oder nie!"

Henning hatte sich wieder in Bewegung gesetzt, ohne es wirklich zu registrieren. In seinem Kopf kreisten *Tod* und *Alzheimer* ständig umeinander, belauerten sich, machten normales Denken unmöglich. Schlagartig schob sich ein Bild seiner Kindheit dazwischen. Opa Anton, sein Großvater väterlicherseits, stand vor ihm. Damals nannte man die Alzheimer-Demenz noch *Vergreisung* oder *Verkalkung*.

Es war eine harte Zeit gewesen, eine fünf Jahre währende Prüfung, ein Übel ohne absehbares Ende – bis Opa Anton endlich zuhause sterben durfte. Dass er letztendlich würdevoll gehen konnte, war Tante Olga zu verdanken, die ihn hingebungsvoll gepflegt, aber die nicht zugelassen hatte, dass man ihn am Lebensende künstlich ernährte. Für sie war die Essensverweigerung ein Zeichen, dass ihr Vater genug vom Leben hatte.

Henning schüttelte die Gedanken ab. Nein, daran wollte er in diesem Moment nicht denken. Schluss jetzt!

Es dämmerte, als er endlich nach Hause kam, müde vom Laufen und müde vom Grübeln. Luise ließ ihn in Ruhe, sie war eine kluge Frau, sagte nichts, fragte nichts. Sie stellte freundlich das Abendessen auf den Tisch. Henning war nicht hungrig. Er aß ein paar Bissen, trank einen Schluck Wasser. Still zog er sich zurück in sein Schlafzimmer. Luise und er hatten getrennte Zimmer. In seiner derzeitigen Verfassung war er mehr als dankbar dafür.

Am nächsten Morgen war Henning nervös, konnte sich nicht hinsetzen und frühstücken. Sein Magen rebellierte, bereitete ihm Übelkeit.

Hastig zog er seinen Blazer an, verabschiedete sich von Luise und machte sich auf den Weg zu seinem Hausarzt.

Max Visser begrüßte Henning wie einen alten Bekannten mit einem warmen Handschlag und klopfte ihm auf die Schulter.

„Na, Herr Landes, beehren Sie mich mit einem Besuch?" Einladend wies er auf den Besuchersessel.

„Danke, Herr Doktor." Henning setzte sich.

„Seit Ewigkeiten waren Sie nicht mehr hier. Wir sollten einen Check-up machen, Blutdruck messen, Urin untersuchen, Cholesterin prüfen usw. Sie kommen in die Jahre."

„Nein, nein, ich bin körperlich gesund", unterbrach Henning, „bin wegen etwas Anderem hier."

Max Visser zog die Augenbrauen fragend hoch: „Haben Sie Probleme, Herr Landes, kann ich Ihnen helfen?"

Henning streckte den Rücken und holte tief Luft: „Ich war kürzlich beim Neurologen, und der hat bei mir einen beginnenden Alzheimer diagnostiziert. Ich habe es zuerst nicht glauben wollen, aber inzwischen ahne ich, dass es so sein könnte – bin hin und wieder ziemlich verwirrt."

„Ach, das tut mir leid für Sie." Betroffen schaute Dr. Visser Henning an. „Das ist eine böse Nachricht. Diesen Schock muss man erst mal verdauen. Haben Sie einen Brief von dem Kollegen für mich oder wird er mir zugeschickt?"

„Ich weiß es nicht, ich habe keinen Brief bekommen." Henning schüttelte den Kopf. „Bin schnell aus der Praxis weggegangen, bevor der Arzt noch was sagen konnte."

„Das ist nicht schlimm." Der Arzt schwieg eine Weile, hakte dann nach. „Herr Landes, wie geht es Ihnen jetzt?"

„Nicht gut, das ist sicher", nickte Henning und holte mit zittrigen Fingern ein Taschentuch aus der Hose.

„Möchten Sie eine Tasse Kaffee? Ich würde jetzt auch einen trinken."

„Gerne, Herr Doktor, ich muss was mit Ihnen besprechen. Deshalb bin ich gekommen."

Dr. Visser stand auf und öffnete die Tür zum Praxisempfang, wo die Arzthelferin am Computer saß.

„Ich möchte zwei Tassen Kaffee haben und anschließend nicht mehr gestört werden."

Einige Minuten später stand das dampfende Getränk vor den Männern. Henning umfasste behutsam die heiße Tasse mit seinen kalten Händen. Die Stimme zitterte leicht, als er den Wunsch formulierte: „Ich will diese Alzheimer-Demenz nicht durchmachen, ich kann das nicht, es bereitet mir fürchterliche Angst. Lieber setze ich meinem Leben ein Ende und verlasse diese Welt durch aktive Sterbehilfe."

Mit nervösem, angespanntem Blick sah er dem Arzt ins Gesicht.

„Bitte helfen Sie mir, Herr Doktor, ich weiß, dass Sie das können." Er nahm hastig einen Schluck Kaffee, versuchte seine Anspannung zu verbergen, in dem er sich mit dem Muster der Tasse beschäftigte.

Der Arzt ließ sich Zeit mit seiner Antwort.

„So einfach ist das nicht, Herr Landes." Er schaute ihn mitfühlend an und schüttelte den Kopf.

„Selbstverständlich stimme ich dem Gesetz für Euthanasie bei tödlichen Erkrankungen zu und unterstütze meine Patienten. Sollte sich herausstellen, dass diese sehr leiden müssen und infolgedessen sterben wollen, helfe ich. Jedoch in Ihrem Fall – da ist es schwierig – Alzheimer ist in den Niederlanden nicht als Grund für die Rechtmäßigkeit aktiver Sterbehilfe anerkannt."

Erschrocken richtete Henning sich auf – das hatte er nicht erwartet.

„Das verstehe ich nicht, warum nicht bei Alzheimer? Können Sie mir das erklären?"

Max Visser fuhr sich mit der Hand über den Bart. Behutsam antwortete er: „In Holland wird Euthanasie nur ausgeführt, wenn erstens die

Erkrankung aussichtslos ist und unwiderruflich zum Tode führt und zweitens die Erkrankung unerträgliches Leiden verursacht. Und genau da liegt das Problem. Wo beginnt bei einer Alzheimer-Erkrankung unerträgliches Leiden?"

Heftig stellte Henning die Kaffeetasse auf den Schreibtisch. „Ich leide unerträglich an dem Gedanken, meine Würde zu verlieren. Ist das nicht von Bedeutung?"

„Das ist durchaus von Bedeutung, Herr Landes", erwiderte der Arzt, „aber ich muss mich an das Gesetz halten. Sie haben allenfalls eine Chance auf Sterbehilfe, wenn Sie beweisen, dass Sie unerträglich leiden."

„Wie kann ich das beweisen?", entgegnete Henning enttäuscht. Er wischte wütend mit dem Handrücken über sein Gesicht, Zorn und Verzweiflung trieben Tränen in seine Augen.

Dr. Visser sah ihn mit einem mitleidigen Blick an.

„Glauben Sie mir, Herr Landes, ich weiß, wie Sie sich fühlen. Aber zuerst sollten Sie Ihre Gedanken und Begründungen schriftlich formulieren. Mit diesem Brief kommen Sie wieder zu mir und wir reden erneut in Ruhe darüber."

Henning nickte, stand schwerfällig auf. Er verabschiedete sich wortlos. Max Visser drückte seine Hand und ließ ihn mit betrübtem Blick gehen. Er fühlte sich sehr betroffen, es machte ihn traurig, wenn Menschen sterben wollten, weil sie keine Lebensperspektive mehr sahen.

Er atmete tief aus – und wie immer nach solchen Begegnungen fiel es ihm schwer, sich auf den nächsten Patienten zu konzentrieren.

Mitgenommen verließ Henning die Arztpraxis. Der Gedanke, noch viele Jahre mit fortschreitendem Alzheimer leben zu müssen, war ihm unerträglich.

Er hatte abermals das Schicksal von Opa Anton vor Augen. Innerhalb von zwölf Monaten war Opa ein völlig anderer Mensch geworden – der humorvolle, freundliche, hilfsbereite Mann wurde ausgesprochen grantig und unberechenbar. In den folgenden Jahren, bis zu Opa Antons Tod, hatte Henning extrem würdelose Situationen erlebt … alles kam wieder hoch …

Zuhause angekommen setzte er sich sofort an seinen Schreibtisch. Er formulierte einen langen Brief an Dr. Visser, in dem er erklärte, weshalb er um Sterbehilfe bat.

Alle seine Befürchtungen schrieb er nieder, das Grausen vor dem Persönlichkeitsverfall und der Abhängigkeit, der Hilflosigkeit, seine Scham deswegen. Das Ausgeliefertsein an andere Personen, die ihm respektlos begegnen könnten – der Gedanke daran war unerträglich.

„Ich habe eine Heidenangst meinen Kindern zur Last zu sein, alles von ihnen zu verlangen, nur um mich, einen entseelten Körper, zu Tode zu pflegen."

Aufgelöst schrieb er: „Nein! Das will ich nicht! Würde und Persönlichkeit verlieren, obwohl ich noch lebe, ist für mich schlimmer als der Tod!"

Er sprang auf und ging einige Schritte hin und her, versuchte sich wieder zu fangen, um sachlich weiterschreiben zu können.

„Würde ist für jeden Menschen anders zu definieren", ergänzte er zum Abschluss, „und meine Würde besteht darin, dass ich die Kontrolle über mein Leben nicht verlieren will. Und weil ich mir bewusst bin, dass dies mit Alzheimer-Demenz unweigerlich geschehen wird, leide ich *unerträglich*!"

Am nächsten Tag war er abermals bei Dr. Visser. Er wirkte nervös, ihm war schlecht, sein Kreislauf spielte verrückt. Er fürchtete die Beherrschung zu verlieren und bat, bevor er sich hinsetzte: „Herr Doktor, ich bin total durcheinander. Lassen Sie uns bitte so sachlich wie möglich bleiben."

„Selbstverständlich, Herr Landes, das ist doch keine Frage!"

„Danke, das macht es leichter für mich." Henning überreichte ihm den Brief. Der Arzt faltete bedächtig die Blätter auseinander, strich sie glatt und las die Zeilen schweigend. Der Text war ungeordnet geschrieben, die Buchstaben nicht sauber auf der Linie und manche Zeilen wiederholten sich mehrmals. Es war dem Mediziner klar, dass sich auch hier die beginnende Alzheimer-Erkrankung bemerkbar machte.

Er schaute Henning in die Augen: „Es ist Ihnen wirklich ernst, Herr Landes?"

„Ja, es ist mir bitterernst", brachte Henning mühsam hervor.

Der Arzt nickte: „Ich betreue viele Menschen mit Ihrem Krankheitsbild in allen Stadien. Die furchtbare Angst vor dem Verlust der Würde hört sich allerdings bei Ihnen, Herr Landes, drastischer an als sonst bei meinen Patienten. Und aus diesem Grund werde ich Ihnen helfen, wenn Sie Ihren Antrag auf einen begleiteten Freitod stellen möchten."

Henning sah seinem Hausarzt dankbar an, der Kloß in seinem Hals verhinderte jedes Wort.

„Sie wissen, ich muss mich zwingend an die Sorgfaltskriterien der Euthanasie-Kontroll-Kommission halten", erklärte Dr. Visser weiter. „Muss dort, nach Ihrem Ableben, Rechenschaft abgeben." Henning nickte.

Der Arzt fuhr fort: „Es gäbe nur eine Möglichkeit, wie Sie Ihren Willen bekommen könnten. Es sollte das Gutachten eines Mediziners eingeholt werden, der auf Euthanasiefälle spezialisiert ist. Dann müssen Gespräche mit Psychologen und einem Gerontologen folgen. Wenn Sie diesen Weg auf sich nehmen wollen, sehe ich eine Chance und kann das Verfahren in die Wege leiten."

„Ich will alles tun, so wie Sie es sagen", versprach Henning erleichtert.

Max Visser räusperte sich: „Es ist unverzichtbar, Sie noch auf einen wichtigen Punkt aufmerksam machen: Wenn der begleitete Freitod genehmigt wird, muss er unbedingt im Anfangsstadium der Erkrankung erfolgen. Später, mit fortgeschrittener Alzheimer-Demenz, ist Sterbehilfe auf keinen Fall mehr möglich. Sie, als Patient, müssen noch entscheidungsfähig sein."

Henning hielt erschrocken die Luft an. So bald schon! Daran hatte er nicht gedacht! Er spürte einen starken Brechreiz.

„Ja, ich verstehe – so schnell wie möglich", presste er hervor.

Dr. Visser erinnerte sich an sein Versprechen auf Sachebene zu bleiben und fasste sich kurz: „In Ordnung, Herr Landes. Ich möchte noch ein Gespräch mit Ihren Kindern und mit Ihrer Frau führen. Würden Sie das veranlassen?"

Henning nickte, warf den Kopf in den Nacken, reckte die Schultern nach hinten und verabschiedete sich.

Daheim zog er sich in sein Zimmer zurück. Er bemerkte, wie Luise ihm nachsah – er sollte sie informieren, wusste wie verunsichert sie war – und konnte trotzdem nicht mit ihr reden. Er öffnete beide Flügel des großen Fensters. Die Welt stand still, nichts ging mehr weiter, es gab nur noch eins – weg von hier!

Er empfand keine Angst mehr; und wenn, dann allein die Angst, dass die Beratungen der Spezialisten negativ ausfallen könnten. Er spürte nur Trauer, Trauer darüber, dass er bald Abschied nehmen musste – von seinen Lieben, von seinem Leben.

Das Telefon auf seinem Schreibtisch schaute ihn an.

„Du musst die Kinder jetzt anrufen", schien es zu sagen, „sie sollen wissen, was du vorhast, es wird Zeit."

Henning zögerte: „Ich kann das nicht am Telefon erklären – sie sollen kommen, alle."

Viola, seine Exfrau, ging ihm durch den Kopf. Sollte er sie ebenfalls informieren? Nein, er wollte sie nicht mehr sehen. Zu schmerzhaft waren die Erinnerungen.

„Ich bereue zutiefst", hatte sie geschworen, „bitte verzeih mir, Liebster."

Aber er konnte nicht, sie hatte ihn und die Kinder so schwer gekränkt, so verletzt.

Henning liebte seine Kinder über alles. Nachdem Viola ihn verließ, hatte sich eine innige, vertrauensvolle Beziehung zwischen ihnen entwickelt.

Als die Kinder klein gewesen waren, aber auch später noch, vollzogen sie ein allabendliches Ritual. Vorm Schlafengehen versammelten sie sich alle auf Hennings großem Ehebett, kuschelten sich unter die Decke und erzählten einander, wie sie den Tag verlebt hatten. Alles wurde dort besprochen und diskutiert. Sie liebten diese Stunde. Henning wusste, dass Kinder das brauchten. Seine eigene Jugend war die Katastrophe schlechthin gewesen und er wollte alles anders machen – ein guter Vater sein! Er gab ihnen die Aufmerksamkeit, die liebevolle Elternzuwendung, die er vermisst hatte. Seine Kinder sollten offen alles erzählen dürfen. Sie sollten Vertrauen haben, keine Furcht vor Schimpfe oder Strafe.

Zu Neomie, seiner Ältesten, hatte er eine besondere Verbindung. Sie liebte die Freiheit wie er, umschiffte selbstbewusst und fröhlich ihre Tagesprobleme. Ihre neugierigen blauen Augen beobachteten die Mitmenschen aufmerksam. Ihre schönen weißen Zähne lachten mit Freude in jegliches grimmige Gesicht. Sie hatte einen Spruch: *Jedes Lächeln, das du aussendest, kehrt zu Dir zurück.* Diese Haltung lebte sie.

Henning wählte Neomies Nummer. Sie war sofort dran.

„Neomie, bitte, ich habe euch etwas Wichtiges zu sagen, möchte es jedoch nicht am Telefon tun. Könntet ihr alle am Wochenende zu mir kommen?"

„Hast du die Jungs schon angerufen, Papa?"

„Nein, würdest du das für mich übernehmen?"

„Ja, natürlich!", Neomies Stimme klang alarmiert. „Papa, was ist denn? Geht es dir gut?"

„Mach dir keine Sorgen, Kind, es geht mir gut. Bis bald."

Er ging in die Küche, wo Luise am Tisch saß und Karotten für das Mittagessen in kleine Würfel schnitt.

„Luise, am Wochenende kommen die Kinder. Ich möchte, dass du dabei bist, denn ich habe euch etwas mitzuteilen."

Sie schaute ihn mit einem erschrockenen, fragenden Blick an, wagte nicht nachzuhaken. Zustimmend nickte sie und arbeitete still weiter. Eine Welle der Angst jagte durch ihren Körper, die Hände zitterten. Krampfhaft hielt sie sich an den Karotten fest und umklammerte das Küchenmesser, bis die Knöchel ihrer Hand weiß wurden.

Wortlos verließ Henning die Küche.

Versunken in Erinnerungen

Henning drückte die Stirn an die kühle Scheibe des Wohnzimmerfensters. Es hatte lange nicht mehr geregnet in Amsterdam. Wie eine Verdurstende saugte die trockene Erde das Leben spendende Nass auf. Es war windstill. Trübe Pfützen auf dem Asphalt spiegelten den grauen Himmel wider und die Regentropfen tanzten in den Wasserlachen Pirouetten. Alles wirkte träge.

Auf dem Bürgersteig führte eine korpulente Dame mit schwarzem Regenschirm ihren Mops an der Leine. Der dicke Hund zog kräftig und keuchte asthmatisch. Anscheinend gefiel es ihm nicht, dass er bei dem Wetter Gassi gehen musste. Seinem Frauchen wohl auch nicht, sie schaute missmutig unter dem Schirm hervor.

Der Regen klopfte rhythmisch ans Fenster, zeichnete kleine Rinnsale auf das Glas. Henning folgte ihren Spuren mit dem Finger.

„Eine Karte", dachte er. „Die Fensterscheibe gleicht einer Landkarte mit einer Unzahl von Straßen und Verbindungswegen." Er spann den Faden weiter: „Eigentlich hat doch jeder Mensch so ein eigenes Wegeverzeichnis, gespickt mit Irrwegen, Straßen des Glücks und der Traurigkeit. Keine ist gleich. Man lebt – und irgendwann ist Ende."

Es war still draußen. Kaum ein Auto fuhr vorbei. Ab und zu sah man ein knatterndes Moped, das spritzend durch die Pfützen rollte. Eine Krähe balancierte auf einer Straßenlaterne und putzte sich das nasse Gefieder.

Ausgelassene Schulmädchen kamen die Straße entlang, hüpften durch die Pfützen und neckten sich. Eines der Mädchen war ohne Schirm. Es schüttelte die triefend nassen Haare, breitete die Arme aus und hielt sein Gesicht lachend zum Himmel. Sein Blick fiel auf Henning, es wedelte mit beiden Händen. Er lächelte, winkte ebenfalls. Er trat vom Fenster zurück, setzte sich in seinen Lehnsessel und schloss die Augen. Hinter den Augenlidern sah er die Bilder seiner eigenen Landkarte: seine Geburt, sein Leben, seine Katastrophen und seine Glücksmomente …

1941

„Oh, Gott, Johannes, die Wehen fangen an, das Wuzerl will raus, bring mich schnell heim, hol die Hebamme!", flüsterte Katharina aufgeregt. Um sie herum lachten die Leute schallend – auf der Kinoleinwand lief *Dick und Doof* ungestört weiter.

„Ich hätte nicht so herzhaft lachen sollen", meinte Katharina, als sie den Weg nach Hause eilten.

„Ich hab dir gleich gesagt, dass *Dick und Doof* nicht das Richtige ist, so kurz vor der Geburt. Aber du weißt ja alles besser!", schimpfte Johannes.

„Aua!", stöhnte sie, als die nächste Wehe kam, hielt für einen Moment die Luft an, japste kurzatmig: „Auf jeden Fall kommt das Kind lachend auf die Welt – das wird es auch bitter nötig haben!"

Das eheliche Schlafzimmer mit dem Doppelbett aus dunklem Massivholz wirkte nicht sehr einladend für eine lachende Geburtsstunde.

Katharina verschwand sofort in die Küche, um sich gründlich zu waschen. Getrieben von den kürzer werdenden Attacken der Wehen, legte sie sich unruhig ins Bett, währenddessen Johannes die elfjährige Tochter weckte.

„Anneliese geh sofort zur Mutter, sie sagt dir, was zu tun ist. Ich hol die Hebamme."

Während das Mädchen durch den Gang eilte, hörte sie ihre Mutter stöhnen.

„Anneliese, wo bleibst du?"

„Hier bin ich." Erschrocken blieb die Tochter in der Schlafzimmertür stehen. Ihre Mutter presste gerade den angehaltenen Atem mit einem lauten Pfff... aus. Die große Deckenlampe beleuchtete den ganzen Raum, der Wind blähte die leichten Vorhänge am offenen Fenster auf. Sogar Van Goghs *Vase mit Sonnenblumen* an der Wand über Mutters Kopf schien sich unruhig zu bewegen.

„Mutter, was ist mit dir?" Anneliese trat verängstigt ans Bett. „Hast du Schmerzen? Hast du dir wehgetan?"

„Es sind die Wehen, sie kommen und gehen." Mutter lächelte schon wieder. „Das Wuzerl will aus meinem Bauch raus, es ist ihm zu eng da drinnen. Jetzt geh in die Küch' und mach schnell Feuer im Herd. Musst Wasser kochen – viel Wasser. Nimm den größten Topf, den du finden kannst und dann kommst wieder her. Beeil dich!"

Anneliese rannte in die Küche und tat, was Mutter gesagt hatte. Feuer machen konnte sie richtig gut, kleine Späne und Papier lagen schon in der Brennkammer, und als diese gut brannten, legte sie Holzscheite nach. Den Topf mit dem Wasser auf die Herdplatte zu hieven, war eine schwere Aktion, und als sie das endlich geschafft hatte, brannte das Feuer bereits lichterloh.

Hastig rannte sie zurück. „Habs gemacht, Mutter."

„Gut, Mädel, jetzt holst' aus dem Leinenschrank den Stapel mit eingewickelten Leintüchern. Auch die Handtücher, die nebendran liegen. Die Hebamme wird alles brauchen."

„Wofür wird sie die brauchen?" Anneliese legte die Sachen auf die andere Bettseite.

„Kind, ich hab im Moment keine Zeit für große Erklärungen. Setz dich hin und halt den Mund. Wenn was zu tun ist, sag ich's dir schon", hechelte

Katharina und verdrehte die Augen. Die heftige Wehe verlor ihre Kraft und ebbte langsam ab.

Zwischen den einzelnen Geburtswehen kehrten Katharinas Gedanken in das hinter ihnen liegende Jahr zurück. Was für eine schreckliche Zeit! Die deutsche Wehrmacht war in Holland einmarschiert. Die fürchterliche Bombardierung Rotterdams hatte die Niederländer so traumatisiert, dass sie widerstandslos kapitulierten. Amsterdam blieb deshalb vor einer Zerstörung verschont. Doch die Juden wurden massenweise aus ihren Häusern verschleppt und abtransportiert. Die Menschen in der Stadt waren seitdem voller Angst.

„Aber", dachte Katharina und hechelte eine Wehe weg, „die Kinos laufen weiter – die Leute suchen Abwechslung, damit sie ihre Furcht vor dem braunen Terror weglachen können!"

Zwei Stunden, nachdem die Hebamme eingetroffen war, kam Henning zur Welt. Ein gesundes, kräftiges Baby.

Anneliese hatte die ganze Zeit während der Geburt auf der obersten Treppenstufe im Hausflur gesessen und ihre Mutter stöhnen gehört. Vor lauter Nervosität knabberte sie sich die Fingerknöchel blutig. Sie hatte eine Heidenangst um ihre Mutter und Mitleid mit ihr. Endlich war es vorbei, ein energisches Babygeschrei zog durchs Treppenhaus. Anneliese sprang auf und stürmte in die Wohnung zurück.

Die Hebamme kam mit einem Packen schmutziger Tücher aus dem Schlafzimmer. „Darfst hineingehen, hast ein Brüderchen bekommen."

Anneliese freute sich über das Geschwisterchen. Sie streichelte sanft die rosige Babywange. „Ich werde dich ganz arg lieb haben, kleiner Bruder. Versprochen!"

Endlich musste sie nicht mehr alleine die bösen Streitereien zwischen Vater und Mutter aushalten. Wenn Vater betrunken nach Hause kam, gab es immer Ärger, er war dann aggressiv und suchte Streit. Egal, was man sagte, oder auch wenn man gar nichts sagte – es war immer verkehrt.

„Vielleicht wird er durch die Geburt des Bruders weniger Schnaps trinken und etwas netter werden", hoffte sie.

Katharina musste zwei Wochen nach der Entbindung schon wieder arbeiten gehen. Die deutsche Besatzung hatte sie verpflichtet für die Offiziere zu kochen – wahrscheinlich, weil sie, als gebürtige Österreicherin, perfekt Deutsch sprach. Gegen diesen Befehl gab es keinen Widerspruch.

Anneliese sollte sich um das Wuzerl kümmern.

Für die Niederländer war der Hungerwinter 1944/45, als die deutsche Besatzungsmacht in der grimmigsten Winterkälte alle Kohlen- und Nahrungstransporte von England nach Holland verhinderte, eine Katastrophe. Durch diese Sanktionen starben mehr als 22000 holländische Bürger den Hungertod. Henning und seine Familie hatten überlebt, weil Katharina sich als eine Meisterin im Hamstern erwies. Mit einem Fahrrad ohne Reifen fuhr sie häufig 70 Kilometer zu den Bauern, um einen ihrer wenigen Wertgegenstände gegen einen Sack Kartoffeln zu tauschen. Das war verboten und ziemlich gefährlich. Man durfte sich nicht erwischen lassen.

Anneliese war jetzt 15 und seit Hennings Geburt für ihn zuständig gewesen. Sie musste auf ihn aufpassen, ihn spazieren fahren, waschen, wickeln und füttern. Mutter blieb keine andere Wahl als zu arbeiten, sie fand kaum Zeit für ihr Baby. Anneliese schlüpfte in die Rolle der Ersatzmama, gab Henning die Liebe, die er sonst vermissen würde, schmuste mit ihm, erzog ihn und lehrte ihn richtig zu sprechen. Später erzählte sie ihm, dass sie beim Wechseln der Mullwindel versehentlich mit einer Sicherheitsnadel in seinen kleinen Popo gepiekst hatte. Wie am Spieß, hatte er gebrüllt und seine Schwester trug die Schuldgefühle bis zu ihrem Tod mit sich herum.

Eines Tages war Mutter wieder mit dem Fahrrad hamstern und erst spät in der Nacht heimgekommen. Anneliese hatte sich fürchterliche Sorgen gemacht. Vater war den ganzen Abend in der Kneipe gewesen, und als er betrunken nach Hause kam, gleich ins Bett gestolpert.

„Mutter, wo warst du so lange?" Anneliese stand die Angst ins Gesicht geschrieben.

„Ach, Kind, ich hatte so ein Pech." Katharina zog frierend ihren Mantel fester um sich und legte einige Kohlen in den kleinen Ofen im Wohnzimmer nach. „Die Nazis haben mich erwischt! Ich musste, zusammen mit vielen anderen Frauen, den Hauptbahnhof von Amsterdam mit dem Straßenbesen kehren. Erst als alles sauber war, durften wir nach Hause. Meine Kartoffeln und das Radl wurden beschlagnahmt. Ich bin fix und fertig! Diese Verbrecher!"

Ausgehungert setzte sie sich an den Tisch und machte sie sich über die heiße Kartoffelschalensuppe her.

Anneliese freute sich: „Schmeckt's dir, Mutter? Ich hab ein paar Fleischknochen mitgekocht."

„Wo hast du die Knochen her?"

„Eingetauscht gegen Zigaretten auf dem Schwarzmarkt."

„Gut haste das gemacht, Anneliese! Vielleicht bekomme ich morgen wieder Rauchwaren von den Offizieren, wir brauchen jetzt dringend Kartoffeln. Einen ganzen Sack hat die Bagage mir abgenommen!"

„Ich hab auch Kohlen auf dem Bahndamm gefunden, sie lagen zwischen den Schottersteinen, die kürzlich aufgefüllt wurden. Ich weiß noch eine gute Stelle, wo welche liegen. Morgen gehe ich mit Henning die Gleise absuchen."

„Nein, nicht mit Henning! Das ist zu gefährlich für das Wuzerl, er ist erst vier. Geh nur alleine auf die Gleise, aber sei vorsichtig!"

„Kann Henning nicht wenigstens neben den Schienen stehen und mich warnen, falls Züge oder die Deutschen kommen?", bat Anneliese. „Wie soll ich Kohlen suchen, wenn ich gleichzeitig auf meinen Bruder aufpassen muss?"

„Ja, das ist in Ordnung", seufzte Mutter, „aber bitte Kinder, passt auf euch auf!"

Der alte Friedhof

Henning hob den Kopf, schaute verwirrt um sich und fand sich in seinem Lehnsessel im Arbeitszimmer wieder. Er rieb sich mit beiden Fäusten die Augen, spürte körperlich die Anspannung von damals, als er neben dem Gleis stand und Angst um Anneliese hatte. Sie hatte ihre Aufmerksamkeit nur auf den Boden gerichtet, um Kohlen zu suchen. Er, der kleine Junge, musste auf seine große Schwester aufpassen, damit kein Zug sie überfuhr! Er schüttelte den Kopf über eine Kindheit, die bloß aus Schrecken bestanden hatte: Nicht allein aus Furcht vor den Zügen und den Deutschen, sondern aus Angst vor seinem Vater.

Sobald er daran dachte, fiel ihm sofort der Satz ein, den Mutter stets wiederholte, wenn sie keine andere Wahl hatten, als vor der Aggression des Vaters zu fliehen: „Kind, du musst stark sein. Alles kann man aushalten, wenn man nur will." Diese Haltung, die sie bis zu ihrem Tod lebte, gab Mutter die Kraft, ihrem Schicksal zu trotzen.

Der Himmel klarte auf, Wind schob Wolken beiseite und ein Sonnenstrahl fand den Weg in Hennings Arbeitszimmer.

„Ich muss raus", murmelte er und zog auf dem Weg zur Küche seine Jacke an. Luise schenkte sich gerade eine Tasse Kaffee aus der Thermoskanne ein. Er war noch übrig vom Frühstück.

„Magst du auch noch einen Schluck, Henning?"

„Nein, danke, ich mag keinen Thermoskannenkaffee."

„Soll ich dir einen frischen kochen?"

„Nicht nötig, Luise, ich wollte ein bisschen spazieren gehen, die Sonne scheint."

„Schade, dass ich nicht mit dir kommen kann", seufzte sie, „meine Knie …"

„Ist schon gut, Schatz, ich bin im Moment gern allein. Es geht mir so viel durch den Kopf – besonders die Vergangenheit – Dinge, die ich längst vergessen hatte, stehen plötzlich vor mir, als wären sie gestern passiert."

Er nahm seine Frau kurz in den Arm und drückte sie. „Es hilft nichts, ich muss da durch."

Luise gab ihm einen Kuss. „Was möchtest du heute Abend essen? Hast du einen Wunsch?"

Henning schüttelte den Kopf: „Alles, was du kochst, schmeckt gut, aber ich habe zurzeit einfach keinen Hunger."

„Ich mach dir was Leichtes. Wir essen um sechs."

Der Friedhof am Rande von Amsterdam glich einem wunderschönen Park mit hohem, altem Baumbestand. Die Grabstätten lagen einzeln verstreut, naturbelassen, in einem Wald- und Wiesenboden. Hier war der Ort, wo Henning nachdenken konnte – an den Gräbern von Olga, Anneliese und Mutter – der Ort, wo er seine Selbstzweifel, seine Gefühle aussprechen durfte, geschützt und unbeobachtet.

Er lief suchend durch ein altes Waldstück. Dort war die Asche von vielen Verstorbenen unter den hohen Bäumen verstreut. Einfach so, auf dem Waldboden. Blumen hinlegen oder einpflanzen war den Trauernden nicht gestattet. Alles sollte der Natur überlassen bleiben.

Er suchte das kleine Schild mit dem Buchstaben L wie Landes. Es steckte irgendwo an einer Ecke im Boden. In diesem quadratischen Stück, eingegrenzt durch gepflasterte Wege, lag die ausgestreute Asche der Menschen, deren Nachnamen mit einem L begannen. Auch die Asche seiner Mutter war hier verstreut. Sie hatte es damals so gewollt.

Henning setzte sich auf eine Bank und versuchte zur Ruhe zu kommen. Doch Körper und Geist weigerten sich, die Erholungspause anzunehmen, stemmten sich gegen die sie umgebende Stille. Er wurde nicht Herr über die Hoffnungslosigkeit, die in ihm tobte.

Er stand abermals auf, sein Blick glitt über das vor ihm liegende Geviert, suchte Zentimeter für Zentimeter den Friedhofsgrund ab, um die Stelle zu finden, an der sie Mutters Asche verstreut hatten. Verdammt, er konnte sich nicht mehr erinnern.

Seine Verzweiflung brach sich Bahn: „Mama, bitte, wo bist du? Hilf mir doch! Ich will kein brabbelndes Bündel werden, nein!"

Erschrocken schaute Henning sich um. War er es, der so schrie? Leiser werdend fuhr er fort: „Verstehst du Mama, dass ich deshalb sterben will? Aber wie soll ich das den Kindern sagen, wie ihnen erklären, dass die Angst vor dem Vergessen stärker ist als die Angst vor dem Tod?"

Aufgeregt lief er einige Schritte hin und her, fixierte mit seinem Blick die Stelle auf dem Boden, an der er noch am intensivsten Mutters Anwesenheit zu spüren glaubte.

„Mama, wo ist die Stärke, die du mich gelehrt hast? Wo ist sie, die verdammte Stärke? Du hast uns vorgelebt, dass man trotz der Schicksalsschläge stark sein kann. Und was mach ich jetzt? Ich lebe meinen Kindern Schwäche vor, will fliehen und sterben. Bei alledem hoffe ich auch noch verzweifelt darauf, dass sie mich verstehen! Ich schäme mich so!"

Henning verbarg sein Gesicht in den Händen.

Erschöpft setzte er sich wieder auf die Bank, versuchte sich unter Kontrolle zu bekommen. In der Tiefe seiner Seele spürte er auf einmal die Gegenwart seiner Mutter, eine ganz nahe Verbindung. Es fühlte sich gut an und er wurde ruhiger. Seine Gedanken schweiften abermals zurück in seine Kindheit – Amsterdam – der Krieg war zu Ende ...

1946

Die winzige Dreizimmerwohnung, im dritten Stock in einem Amsterdamer Wohnblock, musste für die vierköpfige Familie reichen. Ein Badezimmer gab es nicht, fließend kaltes Wasser am Küchenspülstein war bereits Luxus. Alle mussten sich dort waschen, Zähne putzen und rasieren. Das kleine Wohnzimmer hatte zwei Fenster zur Straße hin. Wenn man sich hinauslehnte, sah man mehrere Häuserblocks weit bis zum Fluss. Am Ende der Häuser war eine Gracht, das Wasser schmutzig braun. An der Ecke, wenige Meter vom Kanal entfernt, lag der winzige Lebensmittelladen von Mijnheer Scheppmann, ihm gegenüber die Bäckerei Broodje.

„Jetzt wird es Zeit, dass du dir stundenweise eine Stelle suchst, Anneliese", meinte Mutter eines Tages. „Henning ist groß genug, um allein zuhause bleiben zu können und wir brauchen das Geld."

Anneliese fand eine Arbeit als Bedienung in einem Bistro und konnte sofort anfangen, es gab damals offene Arbeitsstellen zuhauf in Amsterdam.

An diesem Tag war Mutter schon zuhause, als Henning vom Spielen auf der Straße nach oben kam. Sie bezog gerade die Betten frisch. Mutter hatte kurze, haselnussbraune, gelockte Haare und ein hübsches, rundes Gesicht mit vollen Lippen, die selten lachten. Sie war eine gepflegte Frau, die ihre Wohnung blitzsauber hielt. Sie besaßen keine Waschmaschine oder eine Waschküche im Haus, aber jede Woche, an ihrem freien Tag, fuhren sie mit dem Fahrrad zum städtischen Waschhaus und kochten die Wäsche. Die großen Betttücher wurden in einem überdachten Gestell an Wäscheleinen gehängt. Ein warmer Wind, der von unten kam, blies alles in einer Stunde trocken. Henning bekam zehn Cent von seiner Mutter, musste damit in das angrenzende öffentliche Badehaus zum Duschen gehen. Wenn er sauber und die Wäsche bügeltrocken war, durfte er beim

Mangeln an der großen Walze helfen. Dabei war er erst fünf und recht klein für sein Alter.

Es rumpelte im Treppenhaus. Auch heute kam Vater betrunken nach Hause, polterte die Treppen bis zum dritten Stock hoch und trat fast die Tür ein, als er das Schlüsselloch nicht gleich finden konnte. Er war wie immer aggressiv, wenn er zu viel getrunken hatte. Mutter wurde auch aggressiv – schon als sie ihn kommen hörte.

Henning wusste, was jetzt gleich passieren würde und schloss sich sofort in die Toilette ein. Anneliese war nicht zuhause, sie arbeitete zum ersten Mal in dem Bistro und würde erst spät heimkommen. Er musste den Streit alleine aushalten, der jetzt unweigerlich zwischen seinen Eltern entbrennen würde.

Vorsichtig öffnete er die WC-Tür, schlich in das Kinderschlafzimmer, kroch in sein Bett und zog die Bettdecke bis über beide Ohren. Das Bettzeug roch frisch und gut.

Jetzt drang Mutters Stimme aus dem Wohnzimmer zu ihm herüber. „Hast du die Miete bezahlt, Johannes?" Vater brummelte unverständlich.

„Ich gab dir heute Morgen das Geld!" Ihre Stimmlage wurde schrill.

„Lass mich in Ruhe, Weib!", brüllte Vater. Seine Augen bekamen immer einen bösen Ausdruck, wenn er betrunken war.

Mutter schrie auf: „Du hast nicht schon wieder alles versoffen?"

Henning war klar, dass es jetzt schlimm kommen würde. Mutter ging jeden Tag für die Wohnungsmiete und den Lebensunterhalt der Familie arbeiten. Als Köchin des Ruderklubs musste sie täglich für 140 Sportler kochen.

„Ein 14-Stundentag", jammerte sie oft.

Das Vereinsheim, ein großes hölzernes Hausboot, schwamm auf der *Amstel,* einem trägen Fluss, der mitten durch Amsterdam verlief. Dort trainierten die Achter, die Zweier und die Einer. Nach dem Training kamen die Rudermannschaften ausgehungert zum Essen.

Das Kochen war eine schwere Arbeit für Mutter. Gelegentlich durfte Henning mitkommen und konnte zuschauen, wie sie das sprudelnde Kochwasser aus dem bleischweren Kartoffeltopf abgoss. Heiße Dampfwolken stiegen auf. Henning bewunderte seine Mutter, dass sie so viel Kraft hatte und sich nicht verbrühte.

Am Abend kam sie meistens spät nach Hause und brachte das übrig gebliebene Essen für die Kinder mit. Es schmeckte immer sehr lecker.

Henning hörte Mutter weiter schreien, obwohl er die Decke bis über die Ohren gezogen hatte. Vater brüllte zurück.

Vater war Kellner von Beruf, jedoch meistens arbeitslos. Wenn er mal Arbeit hatte, trank er zu viel und wurde prompt entlassen. Sobald er Geld in der Tasche hatte, ging er sofort in die Kneipe und betrank sich. In seinen Augen war Mutter mit ihrem ständigen Gezeter daran schuld. Kein Mann konnte ihre Dauervorwürfe ohne Alkohol aushalten.

Es wurde noch lauter, beängstigend lauter.

„Wo ist Henning, wo ist der Junge?" Plötzlich riss Vater die Tür des Kinderzimmers auf.

„Komm raus! Du sollst sehen, was jetzt passiert!" Er zog mit einem Ruck die Decke von ihm weg. In Henning schoss die Angst hoch, seine Hände krallten sich in die Bettdecke. Die Augen des Vaters glühten und sein mageres Gesicht war grimassenhaft verzerrt. In der Hand hatte er ein Messer.

„Nein!" Henning hörte sein eigenes Wimmern, kroch an die Wand, drückte den Rücken dagegen. Doch Vater war schon bei ihm, packte seinen Arm, riss ihn aus dem Bett.

„Komm mit!" Er stampfte ins Wohnzimmer, zerrte den Jungen hinter sich her und schloss die Tür.

Beide Fenster des Zimmers standen weit offen, und Mutter lehnte an der gegenüberliegenden Wand. Henning riss seinen Arm hoch und befreite sich aus dem harten Griff des Vaters, lief zu seiner Mutter hin und klammerte sich an ihr Kleid. Er spürte, wie sich ihr schützender Arm um seine Schulter legte. Er zitterte vor Angst. Dass Vater mit Gegenständen warf – er hatte ihnen einmal Mutters Fahrrad im Treppenhaus hinterher geschmissen, als sie zu dritt vor ihm flohen – das kannte er zu Genüge. Aber diese Situation war neu. Vater hatte zum ersten Mal ein Messer in der Hand, eine tödliche Bedrohung. Henning machte sich ganz klein.

Vater brüllte Mutter an: „Ich bringe dich um!"

Henning drückte sich an sie, aber sein Vater kam schon auf die beiden zu und packte Mutter an ihrem Handgelenk.

„Ich schneide deine Pulsadern auf und dann springen wir alle aus dem Fenster!", zischte er.

Henning hörte seine Mutter schreien, Vater zog sie zur Fensteröffnung hin. Henning spürte, dass sie ihn losließ, doch er klammerte sich verzweifelt an sie. Seine Eltern kämpften. Vater fuchtelte mit dem Messer herum und versuchte in Mutters Arm zu schneiden, aber er war zu betrunken und schaffte es nicht. Mutter war kräftig. Der Kampf dauerte einige Minuten. Endlich konnte sie sich und Henning losreißen.

In Panik flüchteten sie aus der Wohnung, rannten die Treppe hinunter und schlugen mit den Fäusten gegen die Tür der Nachbarwohnung im zweiten Stock. Frau Greve öffnete sofort, ließ sie hinein und drehte rasch den Schlüssel im Türschloss um. Sie kannte die Familiensituation dort oben. Die Wohnhäuser in Amsterdam waren hellhörig, man hörte das Geschrei durchs ganze Treppenhaus. Mehrmals in der Woche war die Wohnung von Frau Greve der Zufluchtsort für die geplagte Familie.

„Hoffentlich legt Vater sich ins Bett, um seinen Rausch auszuschlafen", schluchzte Henning und Mutter tröstete: „Bestimmt! Das tut er doch immer."

„Warum macht er das mit uns, Mama?"

„Ich weiß es nicht, Kind. Es ist der Alkohol, der ist schuld. Aber weißt du, was auch in deinem Leben auf dich zukommt – du musst stark sein, du musst immer stark sein. Alles kann man aushalten, wenn man will."

Frau Greve kochte einen schwarzen Tee.

„Ein Lebenselixier", sagte sie und öffnete die Keksdose mit den köstlichen Schokoladenkeksen. Henning liebte diese Süßigkeiten. Sie waren Streicheleinheiten für seine Seele. Einige Stunden später gingen sie wieder in ihre Wohnung zurück, Vater schlief.

Spät am Abend kam Anneliese von der Arbeit nach Hause. Henning war noch wach. Er kroch zu ihr ins Bett, kuschelte sich an ihren weichen Körper und im Schutz des dunklen Kinderzimmers erzählte er weinend, was passiert war.

Wie gut, dass er Anneliese hatte.

Am nächsten Morgen zog ihn seine Schwester am Ohrläppchen.

„Wollen wir Schlittschuh laufen? Die Gracht ist fest zugefroren, es sind schon viele Kinder unten auf der Straße." Sie öffnete das Wohnzimmerfenster und hob ihn hoch.

„Schau mal, wie viele Menschen auf dem Eis sind!"

„Au ja, Anneliese, ich will ganz schnell runter!", rief Henning und stampfte voller Ungeduld mit den Füßen.

Vom dritten Stock aus hatte man eine prächtige Sicht auf die Gracht an der *Transvaalkade*, die am Ende der Straße verlief. Es hatte heftig geschneit in der Nacht. Die Bürgersteige und die sonst grauen Bäume leuchteten in einem freundlichen Weiß in der Sonne. Auf der Kade waren die Bänke alle besetzt mit Leuten, die sich die Eislaufschuhe anzogen. Einige wenige hatten Schlittschuhe, bei denen Schuh und Kufe fest miteinander verbunden waren. Die meisten jedoch schnallten sich hölzerne Brettchen unter, die mittig mit einer Kufe versehen waren. Oft lockerten sich die Bänder schon nach wenigen Metern wieder und man musste sich abermals auf ein Bänkchen verziehen.

„Wenn du richtig eislaufen lernen willst, dann sollten wir den Küchenstuhl mitnehmen. Daran kannst du dich festhalten", meinte Anneliese.

Sie zogen ihre Winterjacken an. Anneliese trug den schweren Stuhl aus Holz die drei Stockwerke hinunter, Henning die Brettchen-Schlittschuhe.

„Eigentlich könnten wir die Kufen schon hier vor der Haustür unterbinden. Wir können auf dem Bürgersteig zur Gracht hin schlittern", schlug Anneliese vor.

Sie setzten sich auf die Treppenstufe und machten sich voller Eifer ans Werk. Anneliese nahm den Stuhl und los ging's.

Schon nach zehn Metern rutschten ihnen die Kufen von den Schuhsohlen herunter. Für die kurze Strecke bis zur Gracht brauchten sie eine halbe Stunde. Sie hatten einen Riesenspaß. Die Sonne schien, das Eis lockte und ihnen tat das Lachen so gut.

Die Bewohner an der Gracht hatten bereits eine große Fläche des Eises vom Schnee befreit. Dabei war eine breite Bahn entstanden, die von der einen Brücke bis zur nächsten verlief. Groß und Klein bewegte sich kreuz und quer auf der Eisfläche. Viele Kinder hatten ebenfalls Stühle dabei.

Anneliese konnte bereits Schlittschuh laufen, sie war ja schon 16. Henning stolperte hinter dem Stuhl her. Anneliese blieb an seiner Seite.

„Anneliese, toll!", schrie Henning. Sein Gesicht strahlte.

„Guck nach vorn!", rief Anneliese, und schon war es passiert. Henning stieß einem alten Mann seinen Stuhl in die Beine, der stolperte und hinfiel.

„Oh weh, das gibt Ärger", dachte er.

Der Mann stöhnte, warf einen wütenden Blick auf Henning, stand mühsam auf und schrie: „Kannst du nicht aufpassen, du Lausebengel." Er hob drohend die Hand. „Hast du keine Augen im Kopf? Du bist hier nicht alleine auf dem Eis!"

Anneliese gab ihrem Bruder einen leichten Klaps und schimpfte im Flüsterton: „Vorsichtig sein, Dummerchen, es kann sich jemand verletzen, wenn er auf dem harten Eis aufschlägt."

Henning nickte schuldbewusst, griff die Stuhllehne und gab Gas. Anneliese hatte Mühe ihn einzuholen.

Am Rande der Eislaufbahn standen in gewissen Abständen kleine Holzbuden auf dem Eis. Meistens befand sich eine Traube Menschen davor, dampfende Becher in den Händen.

„Magst du nachher auch etwas trinken, Henning?"

„Klar! Hast du Geld dabei?"

„Ich habe was eingesteckt. Vom Haushaltsgeld. Ich hoffe, Mutter ist mir nicht böse." Anneliese zog besorgt eine Grimasse.

„Bestimmt nicht", tröstete Henning fürsorglich, aber so sicher war er sich nicht.

Als sie müde wurden, hielten sie bei einer Bude an.

„Zwei Becher Schokoladenmilch, bitte." Anneliese legte zehn Cent auf den Tisch.

Köstlich schmeckte das heiße Getränk. Sie setzen sich zusammen auf den Stuhl, schlürften genüsslich die süße Milch. Henning hatte noch niemals so etwas Herrliches getrunken.

Der Rückweg war noch schöner, Er konnte sich jetzt bedeutend besser auf den Kufen halten, fast ohne Stuhl! Doch als sie die Treppen zur Wohnung hochstiegen, verflog die gute Stimmung wie das Lachen im Wind. Streit und Geschrei drangen durch die Wohnungstür.

Sie wären am liebsten wieder weggelaufen.

Anneliese

Von der hölzernen Friedhofsbank aus konnte Henning die Grabstelle von Anneliese sehen. Er stand auf und spazierte hin, erschöpft, ausgelaugt, aber voller Wärme, wenn er an sie dachte.

Geistesabwesend stolperte er über einen Stein. Die abgelegenen Pfade auf dem alten Friedhof befanden sich in einem schlechten Zustand. Annelieses Grab lag versteckt hinter einem kleinen Hügel am Rande einer Wiese und war zur Hälfte mit Buchsbaum überwachsen. Ein frischer Sommerblumenstrauß duftete in einer Steckvase

„Wahrscheinlich von Marius", dachte er und setzte sich auf den dicken Baumstamm, der quer auf der Wiese lag. Seine Hand strich über das weiche Gras an seinen Füßen, über Gänseblümchen und himmelblaue Vergissmeinnicht. Er betrachtete das kleine Bild seiner Schwester, das in einem goldenen Rahmen am Grabstein befestigt war. Sie lächelte auf dem Foto.

Henning verspürte einen Stich in seinem Herzen – er vermisste sie so sehr, dass es schmerzte. Tränen schossen in seine Augen.

„Anneliese, was soll ich tun, um Gottes willen? Die Kinder kommen am Wochenende und ich muss ihnen sagen, dass ich mir das Leben nehmen will. Das ist doch unmenschlich!"

Er zog ein Taschentuch aus der Tasche und schnäuzte sich.

„Ich wollte ein guter Vater sein, wollte alles für meine Kinder tun, ihnen Leid ersparen, sie glücklich machen. Und jetzt – diese Katastrophe! Es zerreißt mich! Mein Gott! Darf ich nur an mich denken? Werden die Kinder mich verstehen?"

Tränenblind sprang er auf, lief wie ein Tiger im Käfig hin und her, wandte sich dann wieder dem Grab zu.

„Anneliese, du wusstest nicht, was Egoismus ist – im Gegenteil! Hast mich oft aus dem Elend zuhause herausgeholt, obwohl du genauso unter der Situation gelitten hast. Du hast mich zum Lachen gebracht", setzte er seinen Monolog fort, „hast mich schmerzhaft verhauen aus lauter sorgenvoller Liebe – und das war gut so. All das werde ich dir nie vergessen. Ohne dich wäre ich nicht so geworden, wie ich heute bin.

Aber jetzt, jetzt ist die Katastrophe über mich gekommen. Alzheimer! Mit allen Krankheiten hätte ich leben können, jedoch nicht mit dieser! Anneliese! Wie soll ich das nur schaffen?"

Henning ließ seinen aufgestauten Gefühlen freien Lauf. Die Nähe seiner toten Schwester zu spüren, löste alle Emotionen. Tränen tropften auf den Wiesenboden.

Nach und nach beruhigte er sich, und seine Gedanken kehrten in die gemeinsame Zeit damals zurück, in die ersten Jahre nach dem Krieg. Anneliese, Schwester und Mutter zugleich, seine große Ratgeberin, sollte ihn erziehen – und war doch selber noch ein Kind …

1947

In dieser Zeit herrschte eine enorme Wohnungsnot in Holland. Die Bewohner mussten zusammenrücken. Die Familie Landes saß mit knurrendem Magen am Tisch und wartete auf Mutter, die um diese Uhrzeit von der Arbeit kam. Heute brachte sie eine brandneue Nachricht mit nach Hause: „Mehrere Schiffe mit indonesischen Niederländern sind angekommen. Es kann sein, dass wir bald auch jemanden aufnehmen müssen."

„Was? Wie denn? Leute aufnehmen? Wir haben nur zwei winzige Schlafzimmer und sind vier Personen“, empörte sich Vater.

Mutter stellte das mitgebrachte Essen auf den Tisch und holte Teller und Besteck.

„Jetzt essen wir erst mal, es ist ja noch nicht so weit. Vielleicht vergisst man uns, aber bis jetzt haben alle unsere Nachbarn schon Einwanderer zugewiesen bekommen.“

Sie schöpfte das Essen auf die Teller und murmelte nachdenklich: „Der einzige Platz wäre oben auf dem Speicher. Doch der steht voller Gerümpel – ich wüsste nicht, wo wir da noch ein Bett hinstellen könnten.“

Nach dem Essen trug Anneliese das Geschirr in die Küche und stellte Wasser zum Spülen auf den Herd.

„Hilfst du mir abtrocknen, Henning?“ Sie stupste ihn an der Nasenspitze.

Einige Wochen später kam der Brief von der Gemeindeverwaltung Amsterdam. Man bat die Familie, am nächsten Morgen ein Ehepaar aus Indonesien aufzunehmen und zu verköstigen, bis sie eine eigene Wohnung zugewiesen bekamen. Selbstverständlich gegen ein kleines Entgelt. Ein Doppelbett für die Leute würde gebracht werden.

Vater tobte und verschwand in seine Kneipe an der Ecke. Mutter begann sofort das Speicherzimmer umzuräumen. Es gab auf dem Speicher drei Abstellräume: einen für die Wohnung im ersten Stockwerk, einen für die im zweiten und einen für die im dritten Stock. Das Speicherzimmer der Familie Landes hatte eine winzige Dachluke und keine Heizung. Staubig und gespenstisch roch es dort, und Henning war sich absolut sicher, dass in der großen Kiste hinter dem alten kaputten Fahrrad ein Skelett lag.

„Es ist wahrlich nur für die Nacht zumutbar“, murmelte Mutter und räumte das Gerümpel in eine Ecke, um für das große Doppelbett Platz zu schaffen.

Am nächsten Tag wurden das eiserne Bettgestell, eine Matratze, Decken und Kissen gebracht und kurz darauf standen die Gäste aus Indonesien vor der Tür. Auf Hennings Frage, was *indonesische Niederländer* seien und warum die Leute bei ihnen wohnen sollten, erklärte Mutter: „Es sind Menschen, die aus Indonesien kommen. Indonesien ist eine niederländische Kolonie. Alle Bewohner von dort dürfen nach Holland einwandern, sie haben die niederländische Staatsangehörigkeit bekommen."

Aber davon verstand Henning nichts. Er schaute lieber zu, wie das Doppelbett das ganze Treppenhaus bis in den vierten Stock hinaufgetragen wurde.

Die Neuankömmlinge zogen ein. Dunkelbraune große Gesichter mit breiten Nasen. Gesenkte Köpfe zeigten ein schüchternes Lächeln. Die dicke, untersetzte Frau und der kräftige Mann erschienen Henning uralt, ihre Kleidung war abgetragen und sie röchen komisch, meinte er zu Mutter, die ihn daraufhin strafend anblickte. Er solle den Mund halten und Tante Desi und Onkel Hendrick zu ihnen sagen.

Henning konnte sich nur schwer damit abfinden, dass sie von einem Tag auf den anderen zum Leben seiner Familie gehörten, mit im kleinen Wohnzimmer saßen, und mit ihnen an ihrem Tisch das wenige Essen teilten. Am Abend stiegen die Fremden die Treppe hoch und schliefen auf dem staubigen Speicher. Zum Frühstück kamen sie wieder runter, wuschen sich in der schmalen Küche und benutzten das WC.

Die Stimmung im Haus war nicht gut. Mutter ärgerte sich, dass Tante Desi so faul war.

„Und dreckig ist sie auch noch, hinterlässt überall ihre Spuren", schimpfte sie. „Wenn ich abends kaputt von der Arbeit nach Hause komme, kann ich das Zeug, was ihnen gehört und in allen Ecken rum liegt, erst mal auf die Stiegen zum Speicher deponieren. Solche Leut würd ich nimmer nehmen, es macht mich närrisch!"

Auch Anneliese wurde zunehmend nervöser, ängstlicher und niemand wusste warum.

Henning erinnerte sich nicht mehr, wie lange die Fremden auf dem Speicher gewohnt hatten – vielleicht drei Monate oder sechs? Aber eines Tages zogen sie aus, weil sie von der Gemeinde Amsterdam eine eigene Wohnung zugewiesen bekamen. Ganz in der Nähe. Praktisch um die Ecke. Die ganze Familie war froh, alle halfen beim Umzug. Die indonesischen Niederländer besaßen nicht viel, aber das komplette Bett durften sie mitnehmen und von der Gemeinde bekamen sie den notwendigen Rest.

Als Anneliese einen Tag später einen streunenden Hund fand und mit nach Hause brachte, hatte Mutter nichts dagegen, dass er bei ihnen blieb. Früher wollte sie nie Hunde oder Haustiere haben. Der Dreck, die Haare, die Kosten – Ausreden hatte sie genug. Aber jetzt, zur Freude von Henning und Anneliese, stimmte sie zu – so erleichtert war sie, dass Tante Desi und Onkel Hendrick endlich ausgezogen waren. Gut für den Hund und gut für die Kinder!

Henning war jetzt schon sechs, würde bald eingeschult werden und Anneliese erlaubte ihm zum ersten Mal, alleine mit dem Hund Bobby, einem weißen Foxterrier, Gassi zu gehen. Er führte ihn stolz an der Leine und kam auf seinem Weg an der Siedlung vorbei, in der die *indonesischen Niederländer* nun wohnten. Spontan kam er auf die Idee, die beiden zu besuchen, ihnen den Hund zu zeigen. Die Wohnung lag ebenerdig, ein schmales Reihenhäuschen. Man konnte direkt vom Bürgersteig aus durch das Fenster in das kleine Wohnzimmer schauen. Henning stellte sich auf die Zehenspitzen und klingelte. Der Indonesier öffnete die Tür. Er freute sich, den Jungen zu sehen und nahm ihn samt Hund mit in die Stube.

„Tante Desi nicht da", meinte er, „mach nichts, warte bisschen, wird bald kommen. Du sitzen, hier." Er zeigte auf den runden Esstisch, an dem zwei Stühle standen.

Eine Weile saß Henning am Tisch. Der Onkel setzte sich daneben und kraulte Bobby. Dann streichelte er Hennings Haare und nuschelte: „Ich freu mich, du hier bist. Komm auf Schoß, zeige ich was."

Henning machte sich steif, als der alte Mann ihn zu sich herüberzog und auf seine Knie setzte – das mochte er gar nicht! Onkel Hendrick griff nach der runden Keksdose, die auf dem Tisch stand. Sie war mit kleinen bunten Spiegeln beklebt und faszinierte Henning. Eine Zauberdose – was mochte da drin sein?

Onkel Hendrick drückte den Jungen an sich, streichelte seine nackten Beine. „Du Keks haben?"

Henning nickte und konnte es kaum abwarten, dass der Onkel den Deckel von der Dose abnahm.

„Bei uns zuhause gibt es keine Kekse. Wir haben dafür kein Geld, sagt Mama immer", meinte Henning. Das Wasser lief ihm im Mund zusammen.

„Nimm Keks!", Onkel Hendriks Hand rutschte höher und höher. Seine warmen Finger wanderten auf Hennings Oberschenkel. Sie streichelten beharrlich weiter, und der Junge fühlte sich äußerst unbehaglich. Was wollte der Onkel? Warum machte er das?

„Irgendwie mag ich das nicht", dachte er. „Das Plätzchen schmeckt zwar toll, aber ich will lieber hier runter. Obwohl, nur ein Keks noch, so lecker!"

Henning nahm einer der Köstlichkeiten aus der Spiegeldose. Es waren eigentlich zwei Kekse mit Schokolade dazwischen, stellte er fest, saugte an der Schokolade und spürte im gleichen Moment, wie die großen, fremden Finger unter sein Höschen rutschten.

„Ich will das nicht", murmelte er verstört, steckte den letzten Bissen schnell in den Mund und sprang von Onkel Hendricks Schoß.

„Komm Bobby." Hastig raffte er die Hundeleine – ihm war unheimlich zumute. „Wir müssen jetzt nach Hause."

„Ach nein, nix da!", drängte Onkel Hendrick. „Tante Desi gleich hier. Warte Minute, du mehr Keks essen."

Henning überlegte: „Noch einen von diesen herrlichen Plätzchen wäre schon sehr lecker, dafür kann ich noch ein paar Minuten bleiben. Aber auf den Schoß von dem alten Mann gehe ich nicht mehr!"

Henning setzte sich mit einem weiteren Schokoladentaler auf das gepolsterte Sofa. Onkel Hendrick kam auf ihn zu und schob ein Kissen hinter seinen Rücken. Ganz sanft drückte er Hennings Schultern dagegen.

„Komm, leg hin, du müde. Ausruhen, Beine auf Sofa. Is gute Liege!"

Bei Henning zuhause hatten sie kein Sofa. Er legte sich hin und kuschelte sich in das Kissen. Schön war das! Genüsslich knabberte er an dem Keks.

Der Onkel setzte sich neben ihn und streichelt seine Wange. „Du lieber Junge. Ich Henning gern mag!"

Der Keks war gegessen und Tante Desi war immer noch nicht da. Henning wollte aufstehen.

„Weißte was?", lächelte der Onkel ihn ganz lieb an. „Du alle Kekse aus Dose essen. Kannste mit Hause nehmen, ich jetzt Henning Höschen ausziehen. Hé, gut Idee?" Noch während er sprach, rutschten seine Hände hoch, er fummelte zittrig an der Unterhose herum.

In Henning läuteten alle Alarmglocken. Er wusste nicht, was der alte Mann wollte, aber alles in ihm wehrte sich: *Er soll aufhören! Das will ich nicht! Nein!*

Am liebsten hätte er laut geschrien, aber er wagte es nicht – er hatte Angst, dass der Mann dann böse mit ihm wurde und zu schimpfen begann.

Mit beiden Händen setzte er sich zur Wehr gegen den komischen Alten, der immer forscher am Höschen herumzog. Henning versuchte, sich umzudrehen und aufzustehen. Der alte Mann hielt ihn fest, drückte ihn auf das Sofa zurück und rief zornig: „Liegen, du! Runter!"

Bobby fing an zu bellen, der Hund spürte, dass sein Herrchen in Gefahr war. Einen kurzen Moment war der Alte abgelenkt. Henning sprang auf, griff nach der Hundeleine und stürmte mit Bobby aus dem Wohnzimmer, bevor der Mann irgendetwas tun oder sagen konnte. Es waren nur wenige Schritte bis zur Haustür. Er öffnete sie blitzschnell und rannte auf den Bürgersteig. Unter den vielen Menschen fühlte er sich wieder sicher.

Nach und nach legte sich seine Aufregung. Was war da eben geschehen? Was wollte Onkel Hendrick von ihm? So schnell er konnte, lief er heim. Bobby sprang fröhlich bellend vor ihm her. Endlich erreichte er die Straße, in der er wohnte, sprintete das Treppenhaus hoch und kam völlig außer Atem in der Wohnung an.

Mutter war auf Arbeit, Vater in der Kneipe, aber die große Schwester war zuhause. Ihr sagte er, wo er gerade herkam und was passiert war. Anneliese schaute furchtbar erschrocken und wurde weiß wie die Wand. Henning bekam Angst. War das etwas Schlimmes gewesen, was er berichtet hatte?

„Ich will genau wissen, was war, red schon!", herrschte sie ihn an. Stockend erzählte Henning alles. Annelieses Miene wurde finster, ihre Augen blitzten, wütend schrie sie: „Was hast du gemacht, du dummes, dummes Kind! Was hattest du dort zu suchen?" Noch während sie ihn anbrüllte, legte sie ihn übers Knie und verdrosch ihm fürchterlich den Popo.

Und immerzu schrie sie: „Dich werde ich lehren, noch einmal zu diesen Leuten zu gehen! Niemals mehr wirst du dort allein hingehen! Hast du gehört? *Hast du gehört!*"

Einige Wochen später erlaubte Anneliese ihm, mit ihrem Fahrrad zu Oma Greta, Opa Anton, Onkel Bertram und Tante Olga zu radeln. Er durfte diesmal alleine fahren und war mächtig stolz! Anneliese musste zuhause den Haushalt versorgen. Mutter war ja immer arbeiten, auch am Wochenende.

Henning wusste genau, wie er die *Witte de Withstraße* finden konnte, er war schon oft mit Anneliese dorthin gefahren. Allerdings saß er dann hinten auf dem Gepäckträger auf einem kleinen Kissen. Ganz am Ende der Straße, in dem Reihenhaus mit der Hausnummer 22, wohnten Opa, Oma und die Koopmanns. Opa und Oma waren die Eltern von Tante Olga und von seinem Vater. Sie hießen Landes. Tante Olga hatte Onkel Bertram geheiratet und hieß deshalb Koopmann. Etwas, was Henning nie kapierte.

Er freute sich jedes Mal, wenn er diese Familie besuchte. Sie waren nett, die Stimmung so ganz anders als bei ihm zuhause. Opa machte immer Witze, Oma war einfach lieb und Tante Olga verwöhnte ihn mit leckerem Essen. Onkel Bertram war manchmal brummig, aber er ließ den kleinen Jungen in Ruhe, und das war gut so, fand Henning.

Bis jetzt war er ausschließlich mit Anneliese dort gewesen. Vater und Mutter kamen nie mit, und wenn er fragte, warum, wurde er abgewimmelt. Aber er ahnte es schon: Mutter hatte nie Zeit und Vater ging lieber in die Kneipe.

Er strampelte den langen Weg durch das sommerliche Amsterdam. Damals gab es kaum Autos, aber unendlich viele Fahrräder. Blühende Bäume säumten den Straßenrand und die Grachten. An den Straßenecken verkauften Händler Blumen und Grüne Heringe.

Vater hatte mal so einen Heringsstand auf einer Brücke besessen. Wenn Henning ihn besuchte, bekam er immer einen Grünen umsonst. Hering zu essen war sehr lustig, man fasste den grätenfreien Fisch an seinem Schwanz und zog ihn durch einen Berg von klein geschnittenen

Zwiebeln. Am ausgestreckten Arm versenkte man den ganzen Hering mit den angeklebten Zwiebelstückchen in den weit aufgesperrten Mund, indem man den Kopf in den Nacken warf. Der Fisch rutschte sozusagen in den Mund-Schlund-Trichter hinein. Am Ende hatte man lediglich das kleine Schwänzchen in der Hand übrig. Grünen Hering fand Henning klasse und so lecker!

Leider hatte Vater den Heringstand nicht lange gehabt, er versoff jeden Abend seine Einnahmen. Mutter gab ihm zum Schluss keinen Cent mehr von dem Geld, das sie verdient hatte. Da musste er den Stand aufgeben. Schade!

Endlich kam Henning in der *Witte de Withstraße* an, lehnte das Fahrrad an die Hauswand unter dem weiß vergilbten Fenstersims und klingelte.

Tante Olga öffnete die Haustür. „Nanu, kleiner Henning", sie schaute verwundert, „bist du allein?"

„Ja, Tante Olga, die Anneliese hat's erlaubt."

„Sapperlot! So groß bist du schon, dass du alleine durch Amsterdam fahren darfst? Na, dann komm rein. Oma und Opa werden sich freuen."

In dem langen schmalen Eingangsflur zog er seine Schuhe aus. Es war düster hier. Dunkle Teppiche auf dem Boden, braune Tapeten an den Wänden, und auf dem niedrigen Seitenschrank lag ein dicker, dunkelbunter Läufer. An der Stirnwand hing eine schreckliche Maske, sie war schwarz und blickte einen aus zwei leeren Augenhöhlen drohend an. Diese Fratze machte Henning bei jedem Besuch Angst. Onkel Bertram hatte sie von irgendeiner Reise mitgebracht.

Im Wohnzimmer begrüßte ihn stets das gleiche Bild. Der dicke Onkel Bertram saß an seinem mächtigen Schreibtisch aus schwarz-poliertem Holz mit den vielen kleinen Schubladen. Der Tisch glänzte wie eine Spiegelscheibe. Er sprach kaum, der Onkel Bertram. Das konnte er wohl auch nicht, denn er sabberte und kaute zu jeder Tageszeit auf einer großen, gut riechenden Zigarre. An deren Spitze hing eine dicke Bolle Asche. Henning hatte stets Angst, dass diese Aschebolle runter oder die ganze Zigarre aus dem Mund fiele, wenn Onkel Bertram die Zähne mal auseinander machte, um etwas von sich zu geben. Meistens waren es Vorwürfe und Belehrungen, selten etwas Freundliches.

Tante Olga, die einen halben Kopf größer und zehn Jahre jünger war als ihr Ehemann, erzählte Henning eines Tages, dass Onkel Bertram in seinem früheren Beruf ein strenger Schulmeister gewesen war. Da hätte er wohl genug geredet, meinte sie zwinkernd. Seit er in Rente sei, interessiere er sich jedoch für niemanden mehr.

Der ehemalige Lehrer hatte sich seitdem in einen fanatischen Briefmarkensammler verwandelt, der sich mit großer Leidenschaft über seine Schätze beugte, den ganzen Tag lang, von morgens bis abends. Jedes Mal, wenn Henning zu Besuch kam, lagen die Briefmarken vollständig ausgebreitet auf dem riesigen Schreibtisch. Mit einer speziellen Pinzette griff Onkel Bertram eine einzelne Marke vorsichtig an einer Ecke, hob sie hoch, betrachtete sie durch eine große Lupe und sortierte sie irgendwo in ein Album ein. Henning stand oft daneben und war fasziniert. Aber wehe, falls jemand das Fenster oder die Tür zum Garten öffnete! Wenn dann ein Luftzug entstand, flogen die Briefmarken vom Tisch und Onkel Bertram flippte aus! Er konnte dann richtig wütend werden und die ganze Familie musste in Deckung gehen. Dabei fiel ihm eines Tages tatsächlich die Zigarre, mit dicker Aschebolle dran, aus dem Mund – Henning wusste es doch!

„Hallo mein Junge, ich bin auch noch da." Oma Gretas dünnes Stimmchen rief ihn leise. Henning drehte sich um und entdeckte sie in dem bequemen Ohrensessel in ihrem geliebten Fenstererker. Blühende Zimmerpflanzen schmückten die breiten Fensterbänke.

Oma Greta liebte die Aussicht auf die belebte *Witte de Withstraße*, vor allem, wenn die Straßenbahn vorbei ratterte. Hier war ihr Plätzchen und Henning hatte sie selten irgendwo anders sitzen sehen. Er bekam immer das Gefühl, sie wartete hier auf ihn, wartete, und schaute aus dem Fenster – bis er sie besuchte. Dann saß sie da, mit ihren weißen Haaren, streng nach hinten gekämmt und zu einem Dutt gedreht. Sie trug weite dunkle Röcke, mehrere übereinander und eine cremefarbene Bluse mit feinen Spitzen am Kragen.

Sie nahm die Keksdose mit den filigranen Blümchen aus bunter Emaille vom kleinen runden Beistelltisch und Henning durfte sich einen Schokoladenkeks nehmen. In Holland durften nur die Gastgeber den Deckel öffnen, die Dose vor die Gäste hinhalten und diese sollten dann auch nur einen Keks herausnehmen. Danach wurde der Deckel wieder geschlossen.

Oma Greta erzählte ihm fast immer Geschichten und Märchen, bis es Zeit für ihre Insulinspritze wurde. Sie hatte seit ihrem dreißigsten Lebensjahr Diabetes.

Tante Olga, die früher Krankenschwester gewesen war, kam mit einem Tablett, auf dem die Nadel und ein Wattebausch lagen. Oma Greta hob bedächtig die vielen Röcke hoch, nahm die faltige Haut ihres Oberschenkels zwischen die Finger, rieb mit dem nassen Wattebausch den Schmutz weg und stach die dicke Nadel in ihr Fleisch.

Henning bewunderte sie, so mutig und tapfer – einfach eine Nadel in sich hineinzustechen! Klasse! Fast jede Woche besuchte er sie und immer war es dieselbe Prozedur, immer gleich.

„Tut dir das nicht weh, Oma?“

„Ach nein, mein Junge, so ein kleiner Piekser! Da muss man kurz die Luft anhalten und schon ist es vorbei. Ich bin das gewohnt, weißt du?“

Und da war auch noch Opa Anton. Der hatte eine Glatze und einen Schnurrbart mit langen gezwirbelten Spitzen, die Henning sehr bewunderte. Mit elf Jahren schon hatte Opa als Hufschmied und Pferdezüchter gearbeitet. Als Erwachsener kaufte er dann ein Stück Land außerhalb der Stadt und errichtete eigenhändig ein Haus darauf. Oft erzählte er Henning vom Hausbau. Wie er gemauert, gehämmert, genagelt und gesägt hatte, und wie er dann Oma Greta heiraten und ihr das neue Haus zeigen konnte. Sie bekamen im Abstand von zehn Jahren zwei Kinder, Tante Olga und Johannes, Hennings Vater. Opa besaß stämmige Arbeitspferde, die er gut pflegte. Sie standen auf seiner Wiese und wurden tageweise an Bauern vermietet. Die Kaltblüter waren sein Stolz, und seine immerwährende, größte Sorge war die Angst vor Pferdedieben.

Als Oma Greta und Opa alt wurden, zogen sie zu Onkel Bertram und Tante Olga in die Stadt. Viele Stunden am Tag verbrachte der stets zu Späßchen aufgelegte alte Mann in seiner Werkstatt im Gartenhaus, wo er alles Mögliche erfand, nützliche und unnütze Sachen bastelte.

Opa Anton saß an seiner Werkbank und biss kräftig in einen Apfel. Henning musste eigentlich nach Hause, aber er wollte noch kurz Hallo sagen.

„Hallo Opa, was machst du so?"

„Nix Besonderes, Kleiner, ich ess 'nen Apfel", zwinkerte Opa.

„Das sehe ich", grinste Henning zurück, „aber ich wollte eigentlich wissen, ob du heute wieder etwas Neues erfunden hast."

„Na klar!" Er zeigte mit seinem Zeigefinger in den weit geöffneten Mund. „Mein Esszimmer muss renoviert werden, ist schon ein bisschen älter. Bin eben ein alter Ackergaul! Heut hab ich 'nen neuartigen Klebstoff für meine Beißerchen entwickelt und jetzt will ich ausprobier'n, ob die Zahnprothese gut klebt." Nur mühsam unterdrückte er ein prustendes Lachen und biss herzhaft in den Apfel, dass es krachte.

„Ach, Opa! Du veräppelst mich mal wieder."

„Hm, veräppeln? Das passt gut zum Apfel! Du hast's erkannt!" Opa Anton lachte schallend. Henning boxte ihn mit seinen kleinen Fäusten in den Bauch. Opa schrie – angeblich vor Schmerzen. Henning kringelte sich vor Lachen.

„Na, ich geh mal los, muss nach Hause, sonst schimpft die Anneliese."

„Nimm dir noch 'nen veräppelten Apfel mit, Großer."

Der alte Mann schlug sich auf die Knie. Henning verabschiedete sich grinsend, sein Opa war mal wieder gut drauf heute.

„Danke, Opa und tschüss dann."

Junger Genever ist manchmal Medizin

Der Himmel über dem Friedhof hatte sich verdunkelt, er sollte nach Hause gehen – Regenwolken kamen auf. Henning streckte den Rücken und stand auf. Lang war sein Ausflug in die Kindheit gewesen. Er lächelte bei dem Gedanken an Opa Anton, aber gleichzeitig verfinsterte sich das Bild, als er an Opas spätere Erkrankung dachte.

Auf dem Rückweg zum Friedhofstor stolperte er über einen Schubkarren voller verblühter Grabblumen.

„Na? So in Gedanken, Herr Landes?“ Willem, der alte Friedhofsgärtner, saß auf dem Bänkchen unterm Vordach des Geräteschuppens. Es hatte angefangen zu regnen, den typischen Amsterdamer Nieselregen, grau in grau. Man sah die Regentropfen kaum, nur die Kleidung wurde nass und nasser.

„Kleine Pause gefällig? Hier ist es schön trocken. Kommen Sie, setzen Sie sich zu mir.“ Willem klopfte mit der Hand neben sich auf das blank gescheuerte Holz. Henning setzte sich seufzend hin.

„Ach Willem, Sie haben es gut.“

„Was ist denn los, Herr Landes? Sie schauen so traurig. Sie haben doch keinen frischen Trauerfall, sofern ich weiß, oder?“

„Nein, nein, es ist niemand gestorben. Nur mir geht es gerade nicht gut.“

Der Gärtner schaute erschrocken: „Sind Sie ernsthaft krank, Herr Landes?“

„Ja und nein, Willem.“ Henning zögerte einen Moment, ehe er weitersprach – es fiel ihm schwer, darüber zu reden.

„Seit Kurzem weiß ich, dass ich Alzheimer habe. Und jetzt bringt mich die Angst vor dieser Erkrankung fast um den Verstand.“

„Meinen Sie Angst vorm Verkalken?"

„Ja! Ich habe Panik davor so zu leben und so zu enden… vor allem habe ich eine Riesenangst, meinen Kindern zu sagen, was ich vorhabe."

Der alte Gärtner fragte nicht mehr weiter.

Er suchte in seiner Jackentasche, holte einen Flachmann heraus und schraubte den Verschluss ab.

„Da! Trinken Sie einen Schluck oder zwei. Junger Genever ist manchmal Medizin."

Henning nahm die Flasche dankbar an. Er trank und gab sie mit einem kleinen Lächeln zurück.

„Danke, Willem, das tut gut." Dann stand er auf, verabschiedete sich und verschwand mit hängenden Schultern im grauen Regenvorhang.

Der Genever erinnerte ihn an seinen Vater. Junger Genever war dessen Lieblingsdroge – und hätte Henning, statt einer Milchflasche, eine Literflasche Genever fallen lassen, hätte Vater ihn wahrscheinlich totgeschlagen…

1948

„Henning, gehst du a Flascherl Milch kaufen?" Katharinas Österreichisches brach durch. Henning löste seine Augen von dem Buch und blickte verwirrt hoch. Mutter rief ihn aus einer Traumwelt heraus.

Lesen war Hennings große Leidenschaft. Wöchentlich holte er eine Unmenge von Büchern aus der Bibliothek. Weil es nichts kostete, war Mutter damit einverstanden, solange er Anneliese im Haushalt mithalf. Innerhalb weniger Stunden hatte er jedes Buch verschlungen – vor allem nachts, mit der Taschenlampe unter der Bettdecke, damit Anneliese schlafen konnte – dann floh er in eine andere Welt und erlebte die tollsten Abenteuer. Er war der Held, der Größte, der Gewinner und alle hatten Respekt vor ihm.

„Henning!", mahnte Mutter, „los jetzt, Bürschl, es wird Zeit, ich brauche die Milch, wir essen gleich."

Er klappte das Buch zu und ging in die Küche, wo Mutter ihm das Geld und eine leere Flasche gab.

Vater war daheim und noch nicht betrunken. Er hatte es sich am geöffneten Fenster auf einem Stuhl gemütlich gemacht und las in einer Zeitung. Sein schmales Gesicht sah freundlich aus. Henning konnte in der Mimik seines Vaters lesen und wusste genau, wann er in Deckung gehen musste. Ah, alles im grünen Bereich, gute Stimmung im Haus!

Fröhlich sprang er das Treppenhaus hinunter und hüpfte auf die Straße. An der Ecke im Lebensmittelladen gab es alles außer Brot. Dafür musste man zum Bäcker Broodje.

Er stellte sich in die Reihe, drei Leute waren vor ihm. Es dauerte, die meisten Lebensmittel mussten abgewogen werden: Zucker, Mehl, Reis, Bohnen. Henning sah interessiert zu. Er bewunderte Mijnheer Scheppmann, der viel Geduld mit den Kunden und fortwährend einen lockeren Spruch drauf hatte.

„Na, Großer, was kann ich für dich tun?"

„Einen Liter Milch, bitte."

„In einer Papiertüte oder in einer Flasche?"

Henning lachte: „In einer Flasche natürlich!"

„Na gut, aber nur, weil du es bist."

Mijnheer Scheppmann füllte die frische Milch mit einem Trichter in die Flasche hinein. Henning gab ihm das Geld. Vorsichtig lief er den Bürgersteig entlang. Die Flasche war schwer. Jetzt konnte er nicht mehr hüpfen. Als er die Straße überqueren wollte und vom hohen Bürgersteigrand herunter stieg, schaute er nach oben zu den Fenstern ihrer Wohnung.

Vater hing, auf Ellenbogen gestützt, über die breite Fensterbank und guckte in seine Richtung. Henning erschrak, wusste aber nicht warum. Er fühlte sich immer unsicher, wenn sein Vater ihn im Blick hatte.

Und schon passierte es! Er machte noch zwei, drei kleine Schritte auf dem dunkelgrauen unebenen Kopfsteinpflaster, stolperte und ließ die Flasche Milch fallen. Der laute Knall hallte bis in den dritten Stock des Wohnblocks. Henning sah hoch, erstarrte – Vater hatte es gehört und gesehen!

Milch und Glassplitter lagen auf der Straße. Kleine weiße Rinnsale liefen über die schwarz glänzenden Pflastersteine. Henning stand daneben – vor Schreck wie gelähmt.

Mutter kam ans Fenster, bemerkte sofort das Unglück und blickte in Hennings erschrockenes Gesicht.

„Henning! Komm herauf!", schrie sie.

Schleppend setzte sich der Junge in Bewegung, schlich Stufe um Stufe die drei Treppen hoch. Es konnte ihm nicht langsam genug gehen.

„Bitte, lieber Gott, lass das Treppenhaus nie enden", murmelte er. Angst schnürte ihm die Kehle zu, furchtbare Angst vor der Reaktion seiner Eltern. Würden sie ihn schlagen? Und Vater? Würde er das Messer nehmen und ihn totstechen? Er spürte einen Brechreiz.

Nun war er oben im dritten Stock angelangt, länger konnte er das Treppensteigen nicht mehr hinzögern. Mutter stand in der Haustür, stürzte auf ihn zu, packte ihn am Pullover und riss ihn schimpfend in die Wohnung hinein. Als sie ihn ins Wohnzimmer schob, hatte Vater sich mitten im Raum aufgebaut. Er wirkte noch größer als sonst. Das schmale, grimmige Gesicht sprach Bände.

„Zieh die Hose runter!", befahl er gefährlich leise. In seinen Augen flackerte der gefürchtete Jähzorn.

Henning tat zitternd, was ihm befohlen wurde. Vater packte ihn, setzte sich auf einen Stuhl, legte ihn über seine knöchernen Knie und schlug ihn, so hart er konnte, auf das Gesäß. Henning biss die Zähne zusammen, er wollte nicht weinen. Sein Vater prügelte immer fester, steigerte sich in die Wut hinein, konnte nicht aufhören.

Mutter schrie: „Schluss jetzt, Johannes, es reicht!"

Vater stieß ihn grob von seinem Schoß und brüllte: „Ab mit dir, Abendessen ist gestrichen!"

Henning schlich in sein Zimmer und legte sich ins Bett. Er zog die Decke über den Kopf und heulte. Sein Hintern brannte wie Feuer. Niemand sollte ihn weinen hören. Hier unter der Zudecke im Dunkeln war er sicher.

Irgendwann kam Mutter in sein Zimmer und setzte sich zu ihm auf die Bettkante. Sie strich über seinen Kopf und tröstete: „Heul doch nicht, Kind. Die Schmerzen sind bald vorüber."

Henning schniefte, wischte mit dem Ärmel an der Nase herum.

„Hier, nimm das Sacktüchel, schnäuz dich mal. Alles geht vorbei, Spatzl, glaub mir." Sie deckte ihn zu und im Hinausgehen versprach sie: „Und morgen, wenn der Vater nicht daheim ist, mach ich dir Salzburger Nockerln, die magst du doch so gern, oder?"

Anneliese war jetzt 19 und hatte seit einiger Zeit einen Freund, zwei Jahre älter als sie. Aber sie brachte ihn selten mit nach Hause, sie schämte sich wegen Vater. Henning wusste von der Freundschaft und durfte manchmal mit ihr und Marius Haverkamp, so hieß der Freund, etwas unternehmen. Marius war groß, hatte eine athletische Figur, hellbraune Haare und blaue, freundliche Augen. Er besaß ein klappriges, kunterbuntes Fahrrad und wohnte in einem alten Zirkuswagen, der bei einem Bauern auf dem Hof stand. Henning fand das toll! Er mochte Marius, der Freund seiner Schwester war immer herzlich zu ihm.

An einem Sonntagvormittag wuschelte Anneliese mit fünf Fingern durch die blonden Locken ihres kleinen Bruders.

„Magst du mit uns Boot fahren, Henning? Marius hat ein altes Kanu aufgetrieben. Wir könnten auf der *Amstel* paddeln."

„Au ja! Das will ich! Kann ja jetzt schwimmen!"

„Genau, deshalb darfst du auch mit." Vor Kurzem erst hatte er es in der Schule gelernt, das war Pflicht. Alle Kinder in Amsterdam sollten schwimmen können, wegen der vielen Grachten in der Stadt.

Anneliese packte einen Picknickkorb mit Leckereien.

Henning war Feuer und Flamme, strahlte und lachte, hüpfte vor Freude von einem Bein auf das andere und jubelte: „Hurra! Wann gehen wir los? Jetzt gleich? Bitte!"

Die *Amstel* wird außerhalb Amsterdams sehr breit. Sie wird von großen Schiffen befahren, die Kohle, Sand, Steine und Eisen transportieren. Dadurch gibt es manchmal hohe Bewegungen auf dem Wasser, je nachdem wie schnell ein Lastkahn fährt.

Henning fühlte sich in dem Kanu wie Columbus, der Amerika entdeckte. Brausende Wellen auf dem Meer! Auf und ab tanzte das Boot. Sturm! Pechschwarz der Himmel, das Schiff wurde brutal hoch geschleudert, und Columbus, alias Henning, hielt das Steuerruder mit eiserner Kraft. Was für eine Seefahrt!

Anneliese und Marius hatten seine Freude beobachtet. Henning konnte sehen, dass ihre Augen strahlten, denn sie hatten ihn, einen kleinen Jungen, glücklich gemacht. Ihm war klar, dass seine Schwester zeitweilig tiefes Mitleid mit ihm empfand. Er wusste, dass sie auch unter der Situation zuhause litt, aber für ihren kleinen Bruder die Lage als grässlich empfand.

Henning hatte mitbekommen, dass Marius und sie Zukunftspläne schmiedeten. Sie wollten heiraten. Es war ein großes Geheimnis! Er hatte eines Nachts etwas gehört, was niemand wissen durfte: Es war Mitternacht. Henning und Anneliese lagen in ihren Betten, sie schliefen. Dann war Marius auf Socken in das Kinderschlafzimmer geschlichen und hatte sich zu Anneliese ins Bett gekuschelt. Sie dachten, dass Henning schlief, aber er war aufgewacht und hörte sie halblaut miteinander flüstern und kichern.

Unerwartet erklang Marius leise, jedoch drängende Stimme: „Wann heiraten wir, Anneliese? Ich will dich immer bei mir haben. Wir können doch im Zirkuswagen wohnen."

„Ich möchte lieber noch warten, Schatz", wisperte Anneliese, „ich kann meinen kleinen Bruder nicht alleine bei den Eltern lassen – nicht so lange hier Streit und Gewalt an der Tagesordnung sind."

Henning war erleichtert, dass seine Schwester ihn nicht verlassen wollte, und er hatte gegrinst, als sich Marius nach diesem nächtlichen Besuch auf Zehenspitzen aus dem Zimmer stahl. Gut, dass die beiden nie erwischt wurden! Mutter hätte Anneliese umgebracht! Aber er, der kleine Bruder, der Mitwisser, würde sie nie verraten! Da war er stolz drauf!

Einige Tage später klagte Vater über Bauchschmerzen und trank noch mehr Genever. Mutter bot an, den geblähten Bauch mit Pfefferminzöl (ihr Allheilrezept) einzureiben und eine Wärmflasche draufzulegen. Er ließ es nicht zu.

„Lass mich in Ruhe, Weib!", knurrte er und verschwand in seine Lieblingskneipe, um die Schmerzen mit Alkohol zu betäuben.

Kurze Zeit später kam er ins Krankenhaus. Magen- und Speiseröhrenkrebs wurde bei der Untersuchung festgestellt.

„Kommt vom vielen Saufen, hat der Doktor gesagt", erzählte Henning in der Schule, als bekannt wurde, dass sein Vater Krebs hatte.

„So was sagt man nicht", schimpfte der Klassenlehrer und griff, wie so oft, nach der Haut an Hennings Hals, zog ihn daran vom Boden hoch, bis die Füße keinen Bodenkontakt mehr hatten und der Junge beinahe erstickte.

„Merk dir das, Bursche!", schnauzte er und ließ ihn brutal fallen. Mijnheer Wouters mochte ihn nicht. Von den Zuständen bei Henning zuhause wusste er nichts, denn niemand hatte es ihm je erzählt. Für den Lehrer war Henning ein schlechter Schüler, unkonzentriert und faul. Das genügte, um ihn zu quälen.

Vater musste operiert werden. Fast der ganze Magen wurde entfernt. Nach acht Wochen nahm Mutter Henning mit zum Krankenbesuch. Als neunjähriges Kind sah er zum ersten Mal ein Krankenhaus von innen. Sein Vater lag in einem Saal mit 20 anderen Männern zusammen, es roch penetrant nach Chlor und Desinfektion. Sein Bett stand direkt am Fenster.

„Da hat er wenigstens eine schöne Aussicht", dachte Henning. Gleichzeitig verspürte er so was wie ein schlechtes Gewissen, weil er erleichtert war. Erleichtert deshalb, weil der Vater, solange er krank war, nicht saufen und randalieren konnte. Und es war jetzt schöner daheim! Die ganze Familie hatte keine Angst mehr, dass Vater betrunken nach Hause kam!

„Johannes", hörte Henning seine Mutter sagen, „ich hab den Jungen mitgebracht. Du wolltest ihn sehen."

Er wurde ein Stück Richtung Bett geschoben. Ausgemergelt wie ein Skelett lag Vater zwischen den weißen Laken. Sein schwarzes Haar klebte glanzlos und verfilzt am Kopf. Er atmete schwer, sein Brustkorb hob und senkte sich in schnellem Rhythmus. Henning konnte die Rippen sehen, die sich durch das dünne Hemd abzeichneten.

Schwerfällig drehte sein Vater den Kopf und schaute ihn an.

„Henning", murmelte er heiser und streckte seinen Arm aus. Mutter stupste ihn. „Nimm seine Hand, er will sie halten." Die dünnen Finger des Kranken griffen erstaunlich fest zu.

„Wie viel Kraft er noch hat", dachte Henning. Der Klammergriff war ihm furchtbar unangenehm. Am liebsten hätte er seinen Arm aus dieser Klaue befreit, um wegzurennen.

Mutter nahm einen Stuhl, setzte sich neben das Bett und zog Henning auf den Schoß, was ihm vor all den Leuten äußerst peinlich war.

Während sie Vater fragte, wie es ging und ob er Schmerzen hätte, saß Henning auf heißen Kohlen. Er wollte weg aus diesem übel riechenden Krankenzimmer.

Sein Vater antwortete nicht, hin und wieder nickte er müde mit dem Kopf, dann schloss er die Augen.

„Wahrscheinlich hat er doch Bauchweh und will schlafen, weil die Fragerei ihm lästig ist", dachte Henning.

„Wir gehen jetzt heim, Johannes", murmelte Mutter, die Bettdecke glatt streichend. Vater nickte mit geschlossenen Augen. Es war das letzte Mal, dass Henning ihn lebend sah.

Vater starb zwei Wochen später, er war nur 51 Jahre alt geworden. Der Leichnam wurde in einem dunkelbraunen Sarg nach Hause gebracht und dort im elterlichen Schlafzimmer aufgebahrt. Henning musste währenddessen im Wohnzimmer bleiben. Erst als die Männer vom Beerdigungsinstitut gegangen waren, durfte er mit Anneliese zusammen das Schlafzimmer betreten.

Der Raum war komplett abgedunkelt. An den Wänden, am Fenster und vor dem Kleiderschrank hingen schwarze Tücher von der Decke bis zum Boden. Das Doppelbett war abgebaut und hinter den Vorhängen versteckt. Mitten im Zimmer befand sich der offene Sarg. In ihm lag Vater in einem weißen Leichenhemd, den Kopf erhöht auf einem Kissen. Der Körper war mit einem gerüschten Tuch bedeckt. Links und rechts vom Sarg standen Kerzen und grüne Pflanzen.

Henning fand das alles höchst interessant. Anneliese weinte, Mutter nicht. Sie schien eher erleichtert, lief die Treppe hinunter und benachrichtigte die Nachbarn, damit sie Abschied nehmen konnten.

Ab und zu kamen Leute, um Vater zu sehen. Henning führte sie in das Schlafzimmer hinein und schaute zu, wie sie ehrfurchtsvoll am Fußende des Sarges stehen blieben und den Kopf neigten. Henning konnte es nicht begreifen, wie wichtig sein Vater auf einmal war – Mittelpunkt im Schlafzimmer und Mittelpunkt der ganzen Nachbarschaft!

Drei lange Tage und Nächte lag der Leichnam aufgebahrt. Der Geruch, der aus dem Zimmer kam, wurde unangenehm, mit der Zeit unerträglich. Alle waren froh, als der Sarg endlich zur Beerdigung abgeholt wurde.

Die ganze Familie kam noch mal zusammen und nahm Abschied, sogar Opa, Oma, Tante Olga und Onkel Bertram. Sie alle mussten ins Wohnzimmer gehen, als die Leichenträger den Sarg schlossen und ihn durch die enge Diele schoben. Sie sollten erst herauskommen, wenn Vater die Treppen hinunter getragen wurde.

Die Trauergäste folgten dem Sarg, um ihn zum Friedhof zu begleiten, aber Henning durfte nicht mit.

„Warum darf ich nicht mit, Mama?", rief er empört.

Aber sie meinte streng: „Das ist nichts für Kinder. Du bleibst zuhause!"

Das verstand der Junge nun gar nicht! Drei Tage hatte er den toten Vater im Schlafzimmer gesehen und die Besucher hingebracht – und jetzt durfte er nicht mit zum Friedhof, weil das für Kinder nichts war?

Als alle weg waren und Henning vom Fenster aus sah, wie der Leichenwagen losfuhr, begann er bitterlich zu weinen. Bobby drückte sich an ihn und Henning umarmte den Hund. Immerhin, der war noch da! Ganz alleine hatten sie ihn gelassen, alleine mit den schwarzen Vorhängen im Schlafzimmer, alleine in der Wohnung, in der der ekelhafte Geruch noch hing, in der die Leichenkerzen standen und die Pflanzen. Alles war noch da, und er mittendrin!

Nein, hier hielt er es nicht länger aus! Zusammen mit Bobby stolperte er aus der Wohnung hinaus, klopfte im zweiten Stock bei Frau Greve, sie war nicht da.

„Ist wohl auch mit zur Beerdigung gefahren", dachte er. Im ersten Stock war auch niemand, aber in der Wohnung ebenerdig, machte Frau Josi die Tür für ihn auf.

„Komm rein, Junge, komm rein." Die schwerbehinderte Frau nahm ihn an die Hand und zog ihn hinein.

„Sie sind wenigstens zuhause, Frau Josi", schluchzte Henning, „alle sind zur Beerdigung!"

„Ich wäre auch hingefahren, Junge, aber mein Rollstuhl ist zu groß, der passt in kein Auto."

Sie fuhr tröstend mit der Hand durch seine Locken und schenkte ihm ein Glas Limonade ein. In Frau Josis Wohnzimmer roch es staubig. Überall an den Wänden standen Bücherregale, vollgestopft und überladen mit Büchern. In den Ecken, auf den Tischen, auf der Couch – überall Bücher – für Henning ein Schlaraffenland. Frau Josi zeigte ihm ihre schönsten Kinderbücher. Henning versank im Zauber der Fantasie.

Er und Bobby durften bei der freundlichen Nachbarin warten, bis Mutter, Anneliese und die restliche Familie nach Hause kamen.

Mutter lüftete und riss alle Fenster in der Wohnung auf. Die Männer vom Beerdigungsinstitut trafen ein, bauten das Bett erneut zusammen und versetzten das Schlafzimmer in den ursprünglichen Zustand zurück. Anneliese kochte Kaffee und jeder bekam eine Scheibe selbst gebackenen Rührkuchen. Mutter legte Henning noch ein Extrastück auf den Teller. Das versöhnte ihn ein wenig mit der Tatsache, dass er nicht mit zur Beerdigung gedurft hatte.

Tante Olga zog Henning zu sich und murmelte in sein Ohr: „So traurig es ist, dass mein Bruder sterben musste, so gut wird es für euch sein, dass er nicht mehr nach Hause kommt." Henning nickte; genauso dachte er auch, Tante Olga hatte recht!

Am Abend, im dunklen Kinderzimmer, flüsterte er: „Anneliese, schläfst du schon?"

„Nein."

„Darf ich zu dir ins Bett?"

„Natürlich! Komm nur!"

Henning kuschelte sich, wie so oft, an den warmen Körper seiner Schwester.

„Anneliese", murmelte er, „ich bin froh, dass Vater tot ist!"

„Pst, das darfst du nicht sagen, Henning!"

„Warum nicht?"

„Weil man das nicht sagen darf. Man sollte niemandem den Tod wünschen!"

„Ich hab ihn auch nicht totgewünscht, ich bin nur froh, dass er jetzt tot ist."

Anneliese streichelte ihm zärtlich über den Kopf.

„Sei still und sag das nie wieder. Das ist besser so."

Das Gespräch mit den Kindern

Es war dunkel geworden. Triefend nass hatte Henning inzwischen die Haustür erreicht, suchte mit klammen Fingern seine Schlüssel in der Tasche und sperrte die Türe auf. Luise kam ihm entgegen, er grüßte nur kurz, zog an der Garderobe seine durchnässten Sachen aus und lief sofort in sein Arbeitszimmer. Nach wenigen Minuten brachte Luise ihm einen heißen Tee, meinte besorgt, dass er sich bloß nicht erkälten solle und ob er jetzt essen möchte.

„Nein, lass mal, ich möchte noch allein sein", murmelte er und schloss die Tür hinter ihr. Er konnte nicht aus seinen Erinnerungen auftauchen, wollte sie weiterspinnen, darüber nachdenken.

Henning stellte das Teeglas auf den kleinen runden Tisch neben seinem Ohrensessel. Ja, Tante Olga hatte es prophezeit, es begann damals ein unbekanntes Leben für ihn. Er musste nicht mehr vor Angst weinen. Sein angeborener Frohsinn konnte sich allmählich entfalten. Lachen und Unsinn machen waren von da an angesagt! Endlich durfte er Kind sein.

Er schaute auf die Uhr – schon kurz vor Mitternacht!

„Ich muss eingeschlafen sein", dachte er.

In guter Stimmung stand er auf, ging in die Küche. Luise saß am Küchentisch und strickte an einem Schal. Das Küchenradio spielte gedämpft klassische Musik. Die großräumige Wohnküche war blitzsauber aufgeräumt und wirkte gemütlich. Überall standen Kräutertöpfchen und blühende Pflanzen herum, es duftete nach Basilikum und Rosmarin. Auf der Arbeitsanrichte hatte Luise zwei Schüsseln mit Vanillepudding und Apfelmus hingestellt, Hennings Lieblingsnachtische – er mochte vor allem die Haut auf dem Pudding!

„Mm, sind diese Köstlichkeiten für morgen gedacht, oder darf man schon heute ...?“ Zwinkernd schaute er Luise an. Sie lachte glücklich. Das war ihr alter Henning, das hatte sie gehofft!

„Klar, du darfst dir nehmen, was du willst, ist alles für dich.“

Henning nahm einen Löffel aus der Schublade und setzte sich mit den beiden Schüsseln neben sie an den Tisch. Luise sah zufrieden zu, wie er aß. „Er ist und bleibt ein großer Junge“, dachte sie und legte ihre Hand auf seinen Arm.

„Lässt du mich mal probieren“, blinzelte sie und öffnete den Mund.

Henning fütterte sie bereitwillig, und für einen Moment war es so wie früher – die Gegenwart ausgeblendet – einen Augenblick lang durchatmen.

„Gehen wir ins Bett“, gähnte Henning, „soll ich noch ein bisschen zu dir kuscheln kommen?“

„Eine wunderbare Idee, du Kuschelbär“, freute sich Luise. Gemeinsam löschten sie die Lichter in der Wohnung und stiegen Hand in Hand die Treppe zu den Schlafzimmern hoch.

Plopp! Henning schrak auf und blickte verwirrt um sich. Was war das für ein Geräusch? Er saß im Schlafanzug im Wohnzimmer, mutterseelenallein. Wo war Luise? Er hörte sie in der Küche mit Geschirr klappern. Machte sie das Frühstück fertig? Oder hatten sie schon gefrühstückt? Er wusste es nicht mehr, schüttelte nervös den Kopf. Was war heute Nacht gewesen? Wieso saß er im Wohnzimmer? Da waren Löcher in seinem Gehirn und er konnte sie nicht stopfen.

Eine Amsel war gegen die Scheibe geflogen und saß, genauso benommen wie er, auf der Fensterbank. Es hatte aufgehört zu regnen, erste blaue Flecken am Himmel deuteten auf Wetterbesserung hin.

„Heute Abend kommen die Kinder“, schoss es ihm durch den Kopf, und der Gedanke brachte ihn unweigerlich in die Gegenwart zurück. Jetzt fiel ihm ein, dass sie bereits zusammen gefrühstückt hatten. Er stand abrupt auf, nahm seine Windjacke vom Garderobenhaken, ging in die Küche und gab Luise Bescheid, dass er an die Luft gehen würde. Er musste sich bewegen.

„Gehst du so, Schatz, im Schlafanzug?"

Henning schaute an sich herunter. Tatsächlich, er hatte seinen Pyjama noch an.

„Na und?", überspielte er seinen Lapsus grinsend, „ist mal was anderes."

Am liebsten lief er den Pfad unmittelbar am Ufer der *Amstel* entlang. Der träge fließende Fluss beruhigte ihn. Üppig grüne Trauerweiden neigten sich über das graue Wasser, versuchten sich stolz, aber vergebens, in der unruhigen Wasseroberfläche zu spiegeln. Die Sonne schaute hinter einer Wolke hervor, leuchtete das Bild mit einem Strahl aus. Henning atmete tief ein und aus.

„Wie soll ich es den Kindern beibringen?", überlegte er und versuchte den Kloß in seinem Hals hinunterzuschlucken. „Wie kann ich so etwas Entsetzliches, wie den Wunsch zu sterben, formulieren, ohne sie furchtbar zu schockieren?"

Er dachte sich mehrere rücksichtsvolle Sätze aus, begann immer wieder von vorne ... um dann verzweifelt zu resignieren: „Es geht nicht, so etwas kann man nicht behutsam sagen. Schluss jetzt! Es wird mir schon was einfallen."

Auf dem Weg nach Hause hatte er Schwierigkeiten, seine Straße zu finden. Er ärgerte sich, wurde langsam nervös. Endlich entdeckte er die kobaltblaue Haustür. Verdammt, es fing schon an!

Das Wohnzimmer war ein großer Raum mit einem angrenzenden kleinen Fernsehzimmer. Zwei Schiebetüren aus Glas gaben dem Zimmer Helligkeit und das tiefe, breite Sofa lud zum gemütlichen Hineinkuscheln ein. Ein überfülltes Bücherregal aus matt glänzendem Kirschbaumholz zeugte von den Hobbys und Interessen der Hausbewohner. Es behauptete seinen Platz neben dem Herzstück des Wohnzimmers, dem rustikalen, schwarz angeräucherten Kamin. Vor ihm, auf einem dicken Teppich, standen Ohrensessel, Leselampen, ein zierliches Sofa, Tischchen, Kerzen, Fußbänkchen und grüne Pflanzen. Blühende Orchideen füllten die breiten Fensterbänke. Das Wohnzimmer spiegelte Luises warme Aufmerksamkeit.

An diesem Abend, als die Kinder eintrafen, war die Begrüßung herzlich wie immer. Dennoch lag eine nervöse Spannung in der Luft. Die Familienmitglieder setzten sich auf ihre Lieblingsplätze und genossen mit Wohlbehagen den frisch aufgebrühten Tee. Luise ging nach vertrauter holländischer Gewohnheit mit der geöffneten Keksdose umher. Neomie, die auf dem dicken, weißen Wollteppich vor dem Kamin kauerte, steckte sich einen Keks in den Mund. Sie wickelte sich in ein kuscheliges Plaid und wärmte ihre eiskalten Hände am Feuer.

Von unten herauf schaute sie ihren Vater neugierig an.

„Papa, was ist los? Du willst uns doch was sagen."

„Ja, das möchte ich. Aber es fällt mir sehr schwer, glaub mir das."

„Nun sag schon, mach's nicht so spannend!" Besorgt schluckte sie schnell den Rest des halb zerkauten Kekses hinunter.

Henning gab sich einen Ruck, holte tief Luft und teilte in kurzen knappen Worten mit, was er in die Wege geleitet hatte: „Ihr werdet jetzt erschrecken, aber ich möchte diese Alzheimer-Demenz nicht durchmachen. Ich kann das nicht, hab erbärmliche Angst davor. Deswegen habe ich mich entschlossen zu sterben und meinen Hausarzt um Sterbehilfe gebeten. Ich weiß, dass er das macht."

Für einen Moment hing entsetztes Schweigen im Raum.

„Papa, nein!" Neomie schrie, warf die Decke ab und schnellte hoch. Die Jungen richteten sich blitzartig aus ihrer bequemen Sitzposition auf, schauten entgeistert auf ihren Vater. Luise blickte ihn mit weit aufgerissenen Augen an.

Henning stand auf und lief, um Worte ringend, einige Schritte durch das Wohnzimmer. Er wollte erklären, begründen, so, wie er es in seinem Brief an den Arzt geschrieben hatte. Aber das klappte nicht! Verdammt! Die Gefühle waren stärker als die Sachlichkeit.

„Ich weiß, wie schrecklich mein Entschluss für euch sein muss, aber bedenkt bitte auch, wie höllisch die Situation für mich ist. Vielleicht könnt ihr mich dann verstehen – bitte – ich brauche euch und euer Verständnis."

Neomie und Luise weinten. Auch Sebastian hatte Tränen in den Augen. Nur Julius rief wütend: „Papa, das wirst du uns nicht antun! Du willst unser *Verständnis*? Wie kommst du dazu! Wie kannst du das von uns verlangen! *Du musst das doch nicht tun!*"

„Julius, es ist mein fester Wille. Du darfst mich nicht davon abbringen. Ich weiß, wie sehr ich euch damit wehtue, aber ich habe es mir auch nicht ausgesucht. Was denkst du, was es für mich bedeutet, an Alzheimer erkrankt zu sein? Ich werde mich verlieren, euch verlieren, euch nicht mehr erkennen, alles vergessen, wer ihr seid, was uns verbindet, alles! Werde mich nicht mehr zurechtfinden, nichts mehr alleine tun können, irgendwann nichts mehr begreifen – noch nicht mal mehr, wo ich bin. Noch nicht mal mehr, dass ich ein Mensch bin! Und eines Tages werde ich nur noch vor mich hinvegetieren, ein toter Geist in einem lebenden Körper, bis auch dessen Funktionen versagen. Willst du das?"

„Wir sorgen für dich!", flehte Julius verzweifelt, „wir pflegen dich, werden immer für dich da sein. Wir sind doch deine Kinder, und Luise ist auch noch da." Sein Hilfe suchender Blick traf Luise, die jeden Augenkontakt mit ihm vermied.

„Papa, du kannst abwechselnd zu uns kommen – niemals stecken wir dich in ein Pflegeheim, niemals!", drängte er weiter.

Jetzt weinte Luise laut auf. „Nein! Bitte versteht, ich kann nicht. Wie soll *ich* ihm denn helfen, ihn waschen, füttern, anziehen, ihn zu Bett bringen mit meinen fast 75 Jahren. Dazu kommt meine Gehbehinderung, wie soll das denn gehen?"

Mühsam stand sie auf. „Außerdem", ihre Stimme war kaum vernehmbar, „außerdem habe ich erbärmliche Angst davor."

Sie humpelte verstört zu Henning und klammerte sich an ihn. Henning nahm sie fest in den Arm.

„Ruhig, Schatz, ruhig."

„Dann eben ohne dich, Luise", Julius schaute sie verärgert an. „Wir schaffen das schon, Papa!"

Sebastian stimmte seinem Bruder zu.

„Das kriegen wir hin, hab keine Sorge. Du bist supergut drauf, und das kann noch jahrelang so gehen, bevor du echte Hilfe brauchst. Warte doch mal ab und entscheide dich später!"

Henning schüttelte den Kopf. „Nein, später geht nicht. Ich muss mich jetzt für das Sterben entscheiden, denn der Wunsch zur aktiven Sterbehilfe muss im Vollbesitz der geistigen Entscheidungsfähigkeit erfolgen. In einem späteren Stadium von Alzheimer wird kein ärztlicher Beistand zum Freitod mehr geleistet."

„Aber das kann nicht wahr sein!" Neomie baute sich vor ihren Vater auf, trommelte mit beiden Fäusten an Hennings Brustkorb.

„Papa! Wir brauchen dich! Du hast uns Kinder, deine Enkelkinder und Luise. Du lebst und lachst so gerne. Das ist doch schön! Nein! Du tust das nicht, Papa, bitte! Kannst du nicht eine normale Patientenverfügung schreiben und einfach abwarten?"

Henning ließ Luise los und nahm behutsam Neomies zitternde Hände, hielt sie fest und versuchte sie zu beruhigen.

„Jetzt hört mal zu, es ist ja noch nicht so weit! Normalerweise wird bei Alzheimer keine Sterbehilfe geleistet. Zuerst geht das Gesuch an die

Euthanasie-Kontroll-Kommission. Ich muss noch zu verschiedenen Spezialisten. Das Gremium wird dann darüber entscheiden und das braucht alles seine Zeit."

„Hoffentlich wird's abgelehnt!" Julius nahm einen Schluck heißen Tee und knallte seine Tasse unbeherrscht auf den Tisch. Sie zerbrach. Weinend sammelte Luise die Scherben ein.

Julius gab nicht auf: „Willst du diesen Irrsinn durchdrücken, weil Tante Anneliese auch aktive Sterbehilfe wollte?" Henning gab keine Antwort, lief wie ein Tiger auf und ab. Jetzt begann auch er zu weinen.

„Kinder macht es mir doch nicht so schwer", brachte er mühsam heraus. Er spürte ihre Verzweiflung beinahe körperlich – und doch – es war sein Weg, er konnte nicht anders.

„Bitte hört mir zu!", flehte er, suchte Halt und presste seinen Rücken an den Türrahmen.

„Ich liebe euch, aber ich kann mit dem Gedanken an ein Dahinsiechen nicht leben! Auch wenn ihr mich alle mit Hingabe bemuttert, es wäre fürchterlich für mich. Ich werde immer mehr mein *Ich* verlieren und will nicht, dass ihr die Körperhülle, die von mir übrig bleibt, zu Tode pflegt. Allein schon bei dem Gedanken daran leide ich *unerträglich*! Wenn ihr mich liebt, dann lasst mich gehen, wie ich es möchte – so schnell wie möglich – bitte!"

Neomie und Sebastian kamen auf ihn zu, hielten ihn fest.

Nach einer Weile streckte Henning den Rücken, zog die Schultern nach hinten und murmelte: „Nun ist es gut, hört auf! Wir müssen damit klarkommen."

„Nein, Papa, so geht's nicht. Das kannst du mit uns nicht machen! Wir können nicht einfach zur Tagesordnung übergehen!", entgegnete Julius aufgebracht.

„Doch, jetzt ist Schluss, ich kann nicht mehr. Wir werden später weiterreden. Bitte!"

Julius drehte sich wütend um und starrte nach draußen in die Dunkelheit. Neomie legte tröstend den Arm um ihn.

„Papa kann nicht mehr, Julius, das musst du respektieren." Sie streichelte seinen Rücken, das mochte er gern.

Es wurde still im Wohnzimmer. Julius beruhigte sich langsam, Neomies Streicheln tat ihm gut.

Henning versuchte einen aufgelockerten Ton: „Kinder, ich habe noch einen erstklassigen roten Tropfen hier auf dem ... eh ... dem ... eh ... Dingsda stehen. Wie wär's damit?" Er zeigte auf den Kaminsims.

Die Familienmitglieder starrten sich erschrocken an. Luise war froh, etwas tun zu können und holte die Gläser. Sebastian öffnete die Flasche.

Henning kehrte noch einmal zum Thema zurück: „Seid ihr bereit, mit meinem Hausarzt zu sprechen? Er möchte gerne mit euch reden."

Sie nickten. Mit gemischten Gefühlen ließen sie die Gläser klingen, ein Geräusch, das an Genuss und Lebensfreude erinnerte und an eine lange gemeinsame Zeit.

„Wisst ihr noch?", erinnerte Henning sich nach einem endlosen Schweigen, in dem jeder seinen Gedanken nachhing.

„Wisst ihr noch, als wir mit den Fahrrädern, ohne Proviant und Getränke, in den Amsterdamer Wald gefahren sind? Wir wollten mit unseren zwei klitzekleinen Zelten auf dem Gepäckträger ein Abenteuer erleben und ein Überlebenstraining absolvieren."

„Ach ja", schmunzelte Sebastian, „das war ein Ding! Wir haben gehungert wie die Wölfe und Heidelbeeren gesammelt. Aber satt sind wir davon nicht geworden! Julius und ich steckten voll in der Pubertät, wir waren 13 oder so und hatten ständig Hunger. Von wegen Kaninchen fangen und überm Feuer rösten!"

„Ihr Jungs habt in dem einen Zelt geschlafen, Papa und ich kampierten in dem anderen." Neomie grinste, obwohl sie noch Tränen in den Augen hatte – sie wusste schon, was jetzt kam.

„Ja, stimmt", ergänzte Julius, sich ebenfalls bemühend seine Gefühle in den Griff zu bekommen. „Und weil wir eine Heidenangst bekamen, im finsteren Wald zu verdursten, hatten wir eine Flasche von deinem teuren Rotwein geklaut, Papa, und heimlich im Rucksack mitgenommen."

Henning lachte leise auf: „Das war ein starkes Stück! Wir hatten vor, um Mitternacht mit den Taschenlampen durch den dunklen Wald zu ziehen und Tiergeräusche aufzunehmen, wisst ihr noch? Und als Neomie und ich euch wecken wollten, war die Weinflasche leer und ihr stockbesoffen! Wir haben euch nicht wach bekommen!"

„Erst am nächsten Tag, mittags um zwölf, sind wir wieder aufgewacht, ohne Kopfschmerzen, und das war nur deinem hervorragenden Wein zu verdanken!", unterbrach Sebastian grinsend.

„Ja, es war ein Glück, dass ihr noch mit dem Fahrrad heimfahren konntet und nicht ins Röhrchen blasen musstet", entgegnete Henning. „Euer Blutalkohol hätte sich sehen lassen können."

Alle lachten – es tat gut – und für einen Augenblick konnten sie ihr Leid vergessen.

Erinnerungsszenen

Während die anderen sich weiter unterhielten, löste das Stichwort *Fahrrad* bei Henning Erinnerungen aus. Sein erstes, eigenes Rad, ein hellblaues Prachtstück. Wie hatte er es geliebt! Er bekam es zu seinem zehnten Geburtstag.

In dem Jahr heirateten Anneliese und Marius. Ihre Hochzeit, das antike Karussell und sein Abenteuer mit den weißen Mäusen schossen ihm blitzartig durch den Kopf …

1951

Anneliese wechselte die Stelle und arbeitete inzwischen als Zimmermädchen in einem vornehmen Hotel. Mit ihren hübschen pechschwarzen Locken und ihrem freundlichen Wesen kam sie gut an, brachte ein feines Trinkgeld nach Hause und konnte Mutter finanziell unterstützen.

„Ein Glück, dass sie es nicht mehr an Vater geben muss", dachte Henning und freute sich wie ein Weltmeister, als er, von Mutter und Anneliese gemeinsam, ein Fahrrad geschenkt bekam. Ein gebrauchtes zwar, aber dafür gehörte es ihm allein. Er putzte und pflegte das hellblaue Prachtstück mit stolzem Eifer und trug es jedes Mal die drei Stockwerke zur Wohnung hoch, bis in den obersten Flur. Er hatte Angst, dass es gestohlen würde, wenn es unten im Portal bei den anderen Fahrrädern abgestellt war. In Amsterdam war *Fahrradklauen* eine Art Volkssport, eine Kultur der Selbstjustiz. Wenn einem ein Rad geklaut wurde, ging man nicht zur Polizei, sondern klaute ein anderes. Schließlich besaß man doch ein Recht auf ein Fahrrad, oder?

Bei Anneliese und Marius herrschte Aufregung. Sie bereiteten ihre Hochzeit vor, wollten keine große Feier, aber in einer Kirche sollte es schon sein – mit einem weißen bodenlangen Brautkleid.

Anneliese fuhr mit Marius und Henning in die *Witte de Withstraße*, um ihren Bräutigam vorzustellen. Tante Olga hatte sich beschwert, weil sie ihn noch nicht kennengelernt hatte. Anneliese war mächtig stolz und schob ihren Schatz vor sich her durch den dunklen Flur.

„Gefällt er dir, Tante Olga?"

„Es ist viel wichtiger, dass er dir gefällt, Anneliese", lachte Tante Olga und kniff ihre Nichte in die Wange.

Marius hatte sich fein gemacht, er trug einen beigefarbenen Anzug mit dunkelblauer Krawatte, ein weißes Hemd und piekfeine schwarze Schuhe. Er war sogar beim Friseur gewesen. Die Familie fand ihn sehr nett, und als er sich beim anschließenden Tee mit Gebäck auch noch anständig benehmen konnte, war der Kuchen gegessen und Marius akzeptiert.

In einem jasminfarbenen Schlitten, einem Chevrolet, der Marius Vater gehörte, fuhr das Brautpaar zur Trauung. Nur die Verwandten von Marius, die Familie aus der *Witte de Withstraße*, Mutter, Henning und ein paar Freunde waren in der Kirche. Anneliese sah wunderschön aus. Der sechs Meter lange Brautschleier wurde von einem perlenbesetzten Krönchen gehalten. Zu feierlichen Orgelklängen schritten sie durch das Kirchenportal. Marius führte seine strahlende Braut zum Altar, an dem der Pfarrer schon wartete. Nach der Trauung trug Anneliese andächtig eine große dicke Kerze zum Marienaltar. Sie kniete nieder und versuchte mit gesenktem Kopf zu beten. Marius war sehr fromm erzogen worden, Anneliese nicht. Sie war zwar getauft, hatte jedoch niemals eine katholische Schule besucht. Sie kannte kaum eine Kirche von innen, weil Mutter nie Zeit hatte, mit ihr und Henning dorthin zu gehen. Trotzdem bedeutete *Maria* für sie eine wichtige Kraftquelle, vor der sie nun den Segen für eine glückliche Ehe erbat.

Marius hatte bedeutende berufliche Pläne, er kaufte ein antikes Kinderkarussell – einen Zirkuswagen besaß er ja schon – und wollte jetzt Schausteller werden. Bald öffnete die Frühlingskirmes in Amsterdam ihre Tore, Marius hatte sich dafür angemeldet. Anneliese war Feuer und Flamme, sie stand voll hinter dem Plan. Auch Henning war begeistert und durfte mithelfen, den Zirkuswagen herzurichten, damit das junge Pärchen gemütlich darin wohnen konnte.

„Ach nein, Henning! Was machst du denn da?“, schimpfte Anneliese entnervt und nahm ihm den Pinsel aus der Hand. Leider stellte sich damals schon heraus, dass er zwei linke Hände hatte und keinerlei Gespür für handwerkliche Tätigkeiten. Also übernahm Anneliese seufzend die Renovierung des Wohnwagens und gab Henning den Auftrag, die Fahrkarten fürs Karussell zu verkaufen. Das gefiel ihm auch viel besser! Jede freie Minute, die er nach der Schule übrig hatte, radelte er zum Kirmesplatz und half dem jungen Ehepaar. Anneliese hatte Bobby mit zu sich genommen. Der Hund drehte jedes Mal durch, wenn er Henning sah und wich nicht von dessen Seite.

Mutter war seit Vaters Tod wie ausgewechselt und meistens gut gelaunt. Als Henning den Wunsch äußerte, ein paar weiße Mäuse haben zu wollen, hatte sie wahrhaftig nichts dagegen! In der Schule verschenkte der Biologielehrer nämlich die sehr zutraulichen Nagetiere. Man konnte sie in die Hand nehmen und streicheln. Die putzigen Tierchen schauten mit ihren roten Äugelein neugierig und lustig aus. Die Mäuschen in der Schule vermehrten sich explosionsartig und der Lehrer wusste nicht mehr wohin damit.

„Ich will aber nicht, dass du ein Pärchen nimmst“, warnte Mutter eindringlich, „wir wollen keine Mäusezucht hier in der Wohnung haben.“

„Nein, nein, der Biologielehrer wird zwei oder drei Gleichgeschlechtliche raussuchen", versprach Henning, „aber zuerst muss ich einen Behälter finden, wo ich sie rein tun kann."

Am schulfreien Mittwochnachmittag radelte er durch die Stadt zum *Waterlooplein*, einem beliebten Flohmarkt. Hier bekam man alles was man brauchte für 'nen Appel und 'n Ei.

Der Geruch von Staub und Antiquariat hing zwischen den Ständen. Irgendwo drehte eine Langspielplatte auf einem antiken Grammophon, vermischte seine Töne mit Wortfetzen von feilschenden Kunden und anpreisenden Händlern zur passenden Hintergrundmusik.

Henning schob sein Fahrrad durch das Schlaraffenland der Gebrauchsgegenstände. Kunst oder Ramsch, er fand alles toll.

Bei einem urigen, bärtigen Händler entdeckte er zwischen Gobelins und Puppenwagen eine antiquarische Teevitrine aus dunklem Holz, ein winziges Glasschränkchen auf hohen gebogenen Holzbeinen. Es hatte rundum Glasscheiben und vorne zwei Glasschiebetüren. Oh, das wäre super, dachte er, dann können die Mäuse schön aus dem Fenster schauen und wir beobachten, wie sie spielen.

„Was kostet das Teeschränkchen, Mijnheer?", fragte Henning mit einem hoffnungsvollen Lächeln.

„Fünf Gulden", antwortete der alte Mann.

„Oh, das ist viel, das habe ich nicht", seufzte Henning, „ich besitze nur zwei Gulden fünfzig."

„Wofür brauchst du es denn?"

„Für weiße Mäuse."

„Was?" Erschrocken griff der alte Flohmarktverkäufer in seinen struppigen Bart.

„Ja, unser Biologielehrer verschenkt weiße Mäuse und alle Kinder in der Klasse bekommen welche."

„Du meine Güte, Sachen gibt es! Also gut, dann nimm es für deine Mäuse für zwei Gulden fünfzig. Ab damit!" Er grinste, froh, dass er keine Kinder hatte, die Nagetiere haben wollten.

Henning schnallte das Schränken auf den Gepäckträger des Fahrrads fest, zahlte und radelte vorsichtig nach Hause.

Mutter schlug die Hände überm Kopf zusammen. Henning dachte vor Freude, aber Mutter rief: „Das hat einen Haufen Geld gekostet, oder?"

„Nein, nur zweifünfzig", widersprach Henning stolz.

„Na dann", meinte Mutter erleichtert, „es sieht schön aus, passt in unsere Stube. Hast du gut gekauft!"

Am nächsten Tag, nach dem Unterricht, suchte der Biologielehrer drei weiße Mäuse vom gleichen Geschlecht für Henning aus. Das war nicht so einfach, denn viel Unterschied war da nicht zu sehen. Er nahm sie am Schwanzende hoch, hielt sie vor seine Augen und schaute mit fachmännischem Blick genau hin.

„Diese Drei sind alle gleich", behauptete er. Aber er wusste es nicht. Waren es Weibchen oder Männchen?

„Egal, Hauptsache von einer Sorte", erwiderte Henning.

Er bekam Sand und Futter vom Lehrer und mit den Mäuschen in einer kleinen Schachtel auf dem Gepäckträger, fuhr er stolz heim.

Sorgfältig richtete er für die neuen Bewohner das Teekästchen gemütlich ein, stellte Futter und Wasser hinein. Stundenlang konnte er zuschauen, wie die Mäuschen hin und her rannten, schnüffelten, fraßen und schliefen.

Bobby hockte bewegungslos vor dem mit verführerischem Leben gefüllten Schränkchen. Anneliese hatte ihn gestern zu Henning gebracht, weil sie das Karussell abbauen mussten. Die Kirmes war zu Ende. Mit weit aufgesperrten Augen wartete der Hund geduldig, fasziniert, ob eine Maus, die man jagen und fressen konnte, raus kam. Man weiß ja nie! Schließlich war er ein Jagdhund, oder?

„Die Mäuse stinken. Igitt! Mach den Käfig mal sauber!" ermahnte Mutter drei Tage später.

„Das habe ich vorhin schon gemacht", erwiderte Henning, „ich weiß auch nicht, warum es so riecht."

„Das ganze Wohnzimmer stinkt. Wenn das so bleibt, müssen die Viecher raus ins Treppenhaus." Mutter winkte rigoros mit der Hand. Schlechte Gerüche konnte sie nicht ausstehen!

Einen Tag später wanderte der Teeschrank vor die Wohnungstür. Nun stank das Treppenhaus, Mutter war sauer.

„Wenn ich gewusst hätte, dass die so stinken, hätte ich es dir nicht erlaubt", brummte sie verärgert.

Der Gestank war wirklich widerlich, aber es sollte noch schlimmer kommen: Zwei Mäuse wurden immer dicker und eines Morgens hatten beide geworfen – einen Haufen Junge! In einer Ecke des Teeschränkchens wimmelten lauter kleine nackte Mäuschen. Sage und schreibe 32 Stück!

Der Biologielehrer hatte versehentlich zwei Weibchen und ein Männchen ausgesucht. Na prima!

Henning fand das irgendwie schon toll. Er konnte beobachten, wie die Kleinen gesäugt wurden und wie schnell weiße Härchen auf der rosa Haut wuchsen. Die Augen waren noch geschlossen, er liebte es, die Winzlinge in die Hand nehmen, mit ihnen kuscheln.

„Sie müssen weg", warnte Mutter, „Mäuse sind nach drei Wochen geschlechtsreif. Bei 15 Weibchen, die normalerweise ca. 15 bis 20 Jungen werfen, kannst du selber ausrechnen, was passiert. In sechs Wochen haben wir mehr als 300 Mäuse im Teeschränkchen!"

Henning erschrak. Er überlegte, was er tun konnte. Zuerst machte er in der Straße bei den Nachbarkindern massenhaft Werbung. Er hängte überall Zettel hin, bei Scheppmanns, beim Bäcker, an den Straßenlaternen, in den Wohnblockportalen: *Zahme weiße Mäusebabys kostenlos zu verschenken. Henning Landes, Hausnummer 23, dritter Stock.*

Viele Kinder stürmten neugierig das Treppenhaus hoch. Sie durften die Mäusebabys in die Hand nehmen, und wenn sie schon die Augen auf hatten, auch gleich mit nach Hause. Die brandneuen Mäusebesitzer hofften auf gnädige Eltern.

Jetzt hatte Henning noch fünfzehn Mäuschen übrig. Er spielte jeden Tag damit. Die Kleinen öffneten alle bald die roten Augen. Von dem Moment an, wo sie etwas sehen konnten, wurden sie unternehmungslustig. Sie sprangen Henning blitzartig von der Hand runter. Er war ständig auf der Suche nach Mäusebabys. Bobby hatte schon zwei geschnappt, bis Katharinas Geduld riss. Sie schnauzte Henning richtig energisch an: „Du bringst den kompletten stinkenden Mäusestall, inklusive Viecher, jetzt in den Zoo. Aber sofort! Es reicht!"

Und so geschah es. Der Zoo nahm die Mäuse gerne. Henning wusste nicht warum. Später erfuhr er, dass sie als lebendes Schlangenfutter sehr beliebt waren. Er bekam Schuldgefühle. Mensch, wenn er das gewusst hätte. Wie gemein!

Luise

Luise saß still in ihrem Sessel im Wohnzimmer und hörte sich die Unterhaltung an. Sie lächelte, beobachtete das fröhlich-traurige Bemühen der Familie. Die Kerzen auf dem niedrigen Tisch waren fast heruntergebrannt und die letzten Tropfen Wein färbten die Gläser rosa. Sie schweifte mit ihren Gedanken ab, dachte zurück an die Zeit in *ihrem* Elternhaus, behütet, geliebt und letztendlich verpflichtet, die alten Eltern zu pflegen bis ans Lebensende.

Einziger Lichtblick in ihrem Leben war ihr erster Ehemann, Konrad, gewesen. Er war ein ruhiger, sanfter Mensch, Finanzbeamter, introvertiert und nicht sehr fröhlich. Von Statur war er schlank und groß, sie dagegen klein, füllig und mütterlich. Sie lachte gern und war stets interessiert und neugierig. Als sie heirateten, waren ihre Eltern schon pflegebedürftig gewesen und Luise hatte keine andere Chance, als sich um sie zu kümmern – so war das damals.

Konrad fand Luises Einsatz bei den Eltern prima, er war ein Stubenhocker und lesewütig, es gab kein Buch in den Bibliotheken weit und breit, das er nicht gelesen hatte. Kinder bekamen sie keine, Luise hätte sie liebend gerne gehabt.

Kurz, nachdem die Eltern starben, wurde Konrad von einer schweren Erkrankung heimgesucht, die sich in einer vernichtenden Muskellähmung äußerte. Ein Jahr später starb er, nachdem Luise ihn unter den schwierigsten Umständen liebevoll umsorgt und betreut hatte.

Geld war genug da, die Eltern waren vermögend gewesen. Niemals musste sie arbeiten gehen. Aber der Preis war hoch, für ein Studium und eine Sinn erfüllende Arbeit war es zu spät.

Wie glücklich war sie, als sie dann Henning gefunden hatte. Er war lieb und aufmerksam, fröhlich und gesellig. Viel helfen konnte er nicht mit seinen zwei linken Händen, aber er war da, wenn sie ihn brauchte. Für den Haushalt gab es eine Putzfrau, kochen konnte sie noch selbst und mit Hennings Hilfe war es hoffentlich möglich, einen gemeinsamen Lebensabend zu genießen.

Sie dachte zurück an die sieben wunderbaren Jahre, die sie nun verheiratet waren. Sie hatten es richtig schön gehabt, ergänzten sich, lachten, stritten, flachsten – und es war ihnen niemals langweilig.

„Und jetzt?", dachte sie. „Jetzt zerplatzen unsere Träume wie Seifenblasen. Henning hat Alzheimer! Das ist doch nicht gerecht. Warum ausgerechnet er?"

Die Gegenwart legte sich wie ein schwerer Stein auf Luise. Um Fassung ringend versuchte sie, gegen die Panik anzukämpfen, die sie nun überfiel. Mühsam stand sie auf und griff nach ihrem Stock. Sie wollte alleine sein. Der Weg zur Küche schien ihr endlos. Die Kochstube, ihr Reich, war ihr heimeliger als das Wohnzimmer – das jetzt mit der ganzen Familie Landes belegt war.

Luise ließ sich schwer auf den Küchenstuhl fallen und barg ihr Gesicht in den Händen.

„Bin ich verpflichtet, jetzt auch ihn zu pflegen? Wie die Eltern, wie Konrad – bis zum Tode?" dachte sie. „Warum habe ich ihm auch so direkt gesagt, dass ich ihn nicht pflegen kann?" Sie strich mit den Händen die Falten im Tischtuch glatt. „Treibe ich ihn damit in den Tod? Bin ich schuld?"

Sie fühlte sich hilflos und unglücklich. „Aber ich *kann* ihn nicht pflegen, auch wenn ich es noch so gerne wollte – es geht über meine Kraft!" Sie seufzte: „Gott sei Dank ist er mir nicht böse, kann mich liebevoll in den Arm nehmen und nimmt mir mein Gesagtes nicht übel."

Es war schon spät, die Kinder verabschiedeten sich. Henning begleitete sie zur Haustür. Nur Sebastian hielt er kurz zurück.

„Sebastian kannst du es bitte Ute und den Zwillingen mitteilen? Es ist mir im Moment einfach zu viel."

„Sie werden geschockt sein und sofort selber mit dir reden wollen."

„Dann sollen sie kommen. Ich bin jederzeit bereit mit ihnen zu sprechen."

„Papa, wie willst du es deinen Enkeln denn erklären? Sie sind zwar schon 15, aber können doch gar nicht verstehen, was du vorhast." Sebastian legte den Arm um Hennings Schulter.

„Ich weiß es nicht, mein Junge, es wird unheimlich schwer werden, aber ich muss es ihnen erklären. Kann doch nicht einfach so abhauen!"

Sebastian nahm seinen Vater in den Arm.

„Ach Papa, was machst du nur für Sachen! Es ist so verdammt schwer auszuhalten!"

„Jetzt fang du nicht auch noch an, Sebastian, ich dachte, dass wenigstens du mich verstehen kannst!"

„Ich will es ja auch verstehen, aber wenn ich jetzt an die Zwillinge denke, wird mir das Entsetzliche, was du vorhast, erst richtig bewusst. Sie tun mir so leid!"

Henning schlang seine Arme um den Sohn: „Ich bitte dich Sebastian, hilf mir, es deinen Kindern zu sagen. Alleine schaffe ich es nicht."

„In Ordnung, beruhige dich Papa. Ich werde sie, so gut es geht, vorbereiten."

„Danke dir, mein Junge, ich hoffe, du kannst mir eines Tages verzeihen."

Sie lösten sich aus der Umarmung und Sebastian stieg in sein Auto, um nach Hause zu fahren.

Von unterwegs rief er seine Frau an: „Ute, bist du schon im Bett?"

„Ja, ich lese noch, aber ich wollte auf dich warten."

„Dann bleib bitte noch wach, bis ich komme. Ich muss mit dir reden, bin in einer halben Stunde da."

„Ist gut, Schatz, ich warte."

Das gedämmte Licht der Nachttischlampen verbreitete eine behagliche Wärme. Ute lehnte in einem Berg von Kissen im Bett. Sie legte das Buch, in dem sie gelesen hatte, zur Seite, als Sebastian ins Schlafzimmer kam.

Als Ute hörte, was ihr Schwiegervater vorhatte, schlug sie erschrocken die Hände vors Gesicht.

„Oh mein Gott, wie schrecklich Sebastian! Armer Opa Henning! Was für eine Katastrophe!"

Sie streckte ihre Arme nach Sebastian aus. „Komm zu mir, Schatz, leg dich hin. Wie sollen wir das den Kindern beibringen?"

„Ich weiß es nicht, Liebes, wir müssen einen guten Zeitpunkt abwarten. Auf jeden Fall sollten wir es gemeinsam machen." Sebastian legte sich tieftraurig und erschöpft neben seine Frau.

Ute nahm ihn in den Arm, streichelte seinen Kopf und nickt: „Ja, du hast recht, aber ich habe solche Angst davor. Es ist grausam, sie lieben ihren Opa abgöttisch!"

Am nächsten Tag nach dem Abendessen erzählten Sebastian und Ute ihren Kindern von Hennings Vorhaben, sehr behutsam und undramatisch. Die Zwillinge waren schockiert, entsetzt, wollten sofort zu Opa Henning fahren und es ihm ausreden.

„Ich halte das für keine gute Idee", meinte Sebastian, „Opa ist gerade ziemlich durch den Wind. Lasst doch bitte erst mal zwei, drei Tage ins Land ziehen, dann habt ihr euch etwas beruhigt und Opa auch. Ich bin mir sicher, ihr könnt dann besser mit ihm sprechen."

„Nein! Nein!" Felicitas schnellte vom Tisch auf und rannte die Treppe hoch in ihr Zimmer. Alexander hinterher.

Ute wollte ihnen nachgehen, war schon auf halber Höhe. Sebastian hielt sie zurück.

„Lass sie, Ute, sie müssen den Schock erst verdauen, und sie sind ja zu zweit."

„Nein, sie brauchen mich!" Ute stieg weiter die Stufen hoch.

„Lass sie! Komm runter!" Selten war Sebastians Stimme so laut.

Sie hielt inne, ergriff mit zitternden Händen das Treppengeländer und kam langsam herunter.

„Vielleicht hast du recht, aber sie tun mir so leid", flüsterte sie.

„Bockmist! Ich find es so assi, was Opa da machen will", tobte Alexander, als er mit seiner Schwester alleine war. „Denkt er denn überhaupt nicht an uns?"

Felicitas weinte verzweifelt: „Ich will nicht, dass Opa stirbt!"

„Ich auch nicht! Wie kann man denn nur sein Leben wegschmeißen? Ich schnall's einfach nicht, so'n Shit!" Wütend trat er gegen einen Hocker, der lautstark umfiel. Die Wut verpuffte mit dem Tritt, er weinte jetzt auch.

In Alexanders Zimmer herrschte wie immer Chaos, aber das interessierte ihn nicht. Ute hatte schon lange aufgegeben, dort für Ordnung zu sorgen. Die Zimmertür hinter sich zuknallend, stampfte er über die vielen Sachen, die auf dem Boden verteilt waren, hinweg. Er setzte sich an seinen Schreibtisch, warf seine braunen langen Haaren nach hinten und fuhr den Laptop hoch.

Der hochgeschossene, schlaksige Junge war Internetfreak, liebte Computerspiele und das Chatten. Gemeinsam mit Schulkameraden verbrachte er viele Stunden vor dem Computer.

Opa war sehr wichtig für ihn, sie unternahmen oft etwas zusammen, und das war genial. Aber jetzt! Die Absicht seines Großvaters warf ihn völlig aus der Bahn. Deutlich spürte er seine Liebe zu ihm. Er musste seine Verzweiflung ins Weltall hinausschreien. Das Internet bot ihm die

Möglichkeit dazu, der Laptop war betriebsbereit. Alexander loggte sich in mehrere Foren ein und schrieb sich seinen Frust von der Seele.

In einem seiner Lieblingsforen erfuhr er vermeintliche Unterstützung.

„Hey, Alex, das glaub ich jetzt nicht! Dein Opa will tot? Spinnt der? Hat wohl'n Rad ab, der Alte!"

„Kein Bock mit ihm darüber zu reden, soll er doch gehen, ich brauch ihn nicht!", schrieb Alexander zurück. „Er will es mir erklären. Okay hab ich gesagt, aber ich red nicht mit ihm drüber!"

„Mann, so'n Shit!"

„Ich bin stinksauer! Ist doch feige, oder? Einfach abhauen!"

„Und wenn er wirklich die Flatter macht?"

„Soll er doch! Mir egal!" Tränen liefen über Alex Wangen, aber das sah der Internetfreund ja nicht.

Felicitas entwickelte sich mit ihren 15 Jahren zu einer bildhübschen Frau. Ihr Spiegelbild zeigte blonde lange Haare, ein feines schmales Gesicht und eine gertenschlanke Figur mit kleinen festen Brüsten.

„Die könnten ruhig noch etwas größer werden", meinte sie mit einem kritischen Blick in den Spiegel. Die großen blauen Augen gefielen ihr.

„Deine Augen werden mal jeden Mann um den Verstand bringen", sagte Opa oft zu ihr, und sie drückte ihn dafür, so fest sie konnte.

Felicitas liebte ihren Großvater über alles. Er war ihr Vertrauter, behielt ihre kleinen Geheimnisse für sich. Mit ihm konnte sie reden. Vor allem über die Liebe und die jungen Männer, für die sie sich jetzt zunehmend interessierte. Opa hatte immer einen guten Rat auf Lager. Und nun? Es brachte sie beinahe um den Verstand, dass er sterben wollte. Einfach so. Sie fühlte sich von ihm im Stich gelassen.

Im Schulhof, auf der Holzbank unter den Platanen, redete sie nach dem Nachmittagsunterricht mit ihrer besten Freundin Vonnie darüber.

„Voll unmöglich ist das! Es ist so krass, was da mit meinem Opa passiert. Der ist so voll cool, ein echt geiler Opa, weißt du? Immer für mich da, immer mein Kumpel gewesen. Und jetzt das!"

„Mensch, Feli, wie furchtbar!"

„Warum muss es denn gerade *mein* Opa sein? Es gibt so viele Alte", weinte sie, „wieso denn der liebste Opa auf der Welt?" Die Freundin legte den Arm um sie.

„Ich *will* nicht, dass er sich das Leben nimmt! Er soll hier bleiben! Scheiß Alzheimer!"

„Alzheimer? Was ist das überhaupt? Was passiert da? Kann doch nicht sein, dass man dann gleich sterben möchte", meinte Vonnie mit einem fragenden Schulterzucken.

„Ich weiß es nicht, ich will es auch gar nicht wissen!", schluchzte Felicitas.

Sebastian und Ute suchten in den folgenden Tagen immer wieder das Gespräch mit ihren Kindern.

„Hört doch mal zu, Kinder. Wir wollen es euch erklären, damit ihr versteht, warum Opa so handelt."

„Ich will es gar nicht hören", rief Alexander. „Kein Thema! Wie kann man sein Leben einfach so wegwerfen! Wie kann man so Scheiße zur Familie sein!"

„Alex, bitte! Feli! Versucht es doch wenigstens!" Ute sah sie traurig an.

„Nein, Mama, sinnlos. Lass uns einfach in Ruhe!"

In diesen Tagen beobachteten Sebastian und Ute mit Sorge, wie ihre Kinder litten und sich zurückzogen.

„Komm, machen wir einen Spaziergang nach dem Frühstück, Ute, wir müssen reden."

Ute nickte, trank ihren Kaffee aus und räumte den Tisch schnell ab. Wie an jedem Sonntag schliefen die Zwillinge noch. Sebastian holte die

Mäntel, es war frisch draußen. Sie spazierten am liebsten an der *Amstel* entlang.

„Ich hätte die Kinder doch gleich zu meinem Vater gehen lassen sollen, um es ihm auszureden. Vielleicht habe ich da einen Fehler gemacht." Sebastians Augen ruhten nachdenklich auf Ute.

„Du könntest recht haben, Schatz", meinte Ute, „aber mach dir keinen Vorwurf, hast es gut gemeint. Vielleicht ist jetzt der richtige Zeitpunkt für das Gespräch. Ruf deinen Vater doch an und mache einen Termin mit ihm aus." Sebastian nickte.

Ute nahm seine Hand und sprach weiter: „Übrigens … ich muss dir was erzählen."

„Was denn?"

„Setz dich erst mal hin." Sie zeigte auf eine Bank am Wasserrand.

„Was ist denn los?", fragte Sebastian besorgt, als sie sich niederließen.

„Ich war vorgestern beim Gynäkologen. Große Neuigkeit, halt dich fest – ich bin schwanger!"

„Was?" Sebastian fiel vor Freude fast von der Holzbank, sprang auf und schloss Ute ganz fest in die Arme.

„Stimmt das? Ist das wahr? Ich freu mich tierisch! Kann es gar nicht glauben. Wirklich?"

„Ich kann es auch nicht glauben, Schatz, aber es ist wirklich wahr. Ich bin schon im vierten Monat, habe zwei Mal meine Regel nicht bekommen und bin erst jetzt zum Arzt gegangen. Mit einer Schwangerschaft habe ich nach all den Jahren überhaupt nicht mehr gerechnet."

„Wann wollen wir es denn den Kindern sagen?", fragte Sebastian.

„Lass sie erst mal mit deinem Vater reden", meinte Ute. Sie blieben noch eine Weile stehen, spürten sich und ihre Liebe und schwiegen. Freud und Leid, wie nahe lagen diese Gefühle doch beieinander.

„Ein Leben geht, ein Leben kommt", flüsterte Sebastian und strich seiner Frau zärtlich über die Haare. Sie schauten auf das dahinfließende

Wasser und küssten sich lang und liebevoll, spürten dabei Hoffnung und Trauer zugleich.

„Ich ruf Opa jetzt an, vielleicht könnt ihr bald zu ihm gehen und mit ihm sprechen", meinte Sebastian beim Abendessen.

Die Zwillinge zuckten gleichgültig die Schultern, standen auf und gingen in ihre Zimmer.

„Vater, du musst selber mit den Kindern reden", drängte Sebastian am Telefon, „sie sind verzweifelt und können es nicht verstehen."

„Sie sollen kommen, ich werde versuchen, es ihnen zu erklären", antwortete Henning stockend.

Er legte den Hörer auf, setzte sich in seinen Lehnsessel und begann das Gedankengewirr in seinem Kopf zu sortieren: „Wie soll ich den Kindern gegenübertreten? Wie? Schaff' ich es meine Gefühle zu formulieren und es auf die Reihe zu kriegen, dass sie mich besser verstehen?"

Er dachte an Opa Anton. Eventuell könnte er ihnen von den Auswirkungen einer Alzheimer-Erkrankung erzählen. Ereignisse schildern, die er erlebt hatte mit seinem Großvater. Vielleicht sollte er eine Geschichte herauspicken, die seine Angst vor dem Würdeverlust verdeutlichte – zum Beispiel die Angst davor, ausgeliefert zu sein wie ein Baby, in nackter Hilflosigkeit gewaschen und gewindelt werden zu müssen …

Opa, du musst das doch nicht tun

Mit mulmigem Bauchgefühl besuchten die Zwillinge am nächsten schulfreien Mittwochnachmittag ihren Opa. Henning schlug vor, einen Spaziergang durch den Stadtwald zu machen.

„Beim Gehen lässt es sich besser reden", meinte er.

Es war bewölkt, aber nicht kalt. Der einsame Waldweg wurde zu einem schmalen Pfad. Die vertrockneten Blätter der Laubbäume raschelten unter den Schuhen. Sie gingen sehr schnell, als wollten sie vor der schwierigen Aussprache weglaufen.

Der Geruch von Moos und Pilzen hing zwischen den Bäumen und in der Ferne hämmerte ein Specht Löcher in eine Baumrinde.

„Eure Eltern haben euch ja erzählt, was ich vorhabe", begann Henning das Gespräch. „Ihr könnt das wohl nicht verstehen, seid traurig und sauer auf mich, stimmt's?"

„Ja, das stimmt! Du *musst* das doch nicht tun, Opa, – einfach sterben wollen – das ist doch Mist!" Felicitas nahm seine Hand zwischen ihre Finger, quetschte und drückte sie so fest sie konnte.

„Genau! Ich denk wie sie. Das kann nicht dein Ernst sein!", rief Alexander. Seine dunkelbraunen Augen funkelten seinen Großvater empört an.

Henning erwiderte schuldbewusst und traurig: „Ich kann nicht anders, Kinder."

„Mensch Opa, du entscheidest das doch selber. Niemand zwingt dich!", fügte Alexander aggressiv hinzu.

Henning seufzte: „Ja, ihr habt recht, ich weiß, aber ich möchte so gerne, dass ihr versteht, *warum* ich das tun muss!"

„Das werden wir *nie* kapieren! *Nie!* Wollen wir auch gar nicht. Das ist so megahart, was du da vorhast. Und gerade du, der uns immer gesagt hat, wie toll das Leben ist! Fuck!"

Alexander trat unbeherrscht gegen einen Ast, der auf dem Weg lag. Das morsche Holz bekam seinen geballten Zorn ab.

Henning blieb stehen – wie wütend Alexander war!

„Trotzdem will ich versuchen, euch zu erklären, warum ich das tue. Deshalb seid ihr doch gekommen, oder?"

Verdrossen nickten die Zwillinge und zogen skeptisch die Schultern hoch: „Versuchen kannst du es, Opa, aber 'ne große Chance hast du nicht."

Henning begann zu erzählen: von Opa Anton und allem was passiert war. Dass der freundliche und hilfsbereite Mann grantig und aggressiv wurde und sich innerhalb von zwölf Monaten komplett veränderte. Er sprach von dem Tag, an dem sein Opa auf dem Bürgersteig vor seiner Haustür gesessen war, völlig verwirrt, nicht mehr wusste, wie er hieß und wie er heimfinden sollte.

„Du bist vielleicht ein fettes Schwein", hatte er zu der immer freundlichen Nachbarin gesagt, als sie ihm helfen wollte.

Henning erzählte, dass der dürre Greis hilflos wie ein Baby gewaschen und gewindelt werden musste. Wie er den Tag mit der Nacht verwechselte, sein Bett jede Nacht komplett bis auf die Matratze abzog, die Schränke ausräumte, den Inhalt durch das Zimmer verstreute, sich nackt auszog und nichts mehr anziehen wollte. Dass von diesem Moment an die Rundumbetreuung begann.

Henning stockte: Wie ausführlich durfte er ihnen dieses Drama beschreiben? Er sah mitfühlend in die betroffenen Gesichter der Kinder und fügte hinzu:

„Es war eine Prüfung für die ganze Familie." Er schwieg und sammelte seine Gedanken.

Flehend schaute Felicitas zu ihm hoch, hoffend, dass er ihre Frage bestätigte.

„Opa, aber bei dir muss es doch nicht so kommen, oder?"

Henning streichelte seiner Enkeltochter leicht über den Arm.

„Doch, Liebes, Alzheimer bedeutet immer, dass man die Kontrolle über sein Leben verliert. Die Abhängigkeit ist vorprogrammiert, unausweichlich. Weißt du, diese Hilflosigkeit, die mir bevorsteht, ist für mich das Grauen schlechthin. Ausgeliefert sein an andere Personen, die mich wickeln wie ein Baby, mir den Hintern abputzen und waschen müssen. Das ist für mich ein unerträglicher Gedanke. Ich habe Angst, meine Würde zu verlieren. Und ich *werde* sie verlieren."

„Opa, das versteh ich", murmelte Alexander und Felicitas brachte mühsam heraus: „Ich auch! Wenn du auch so wirst wie dein Opa Anton – das fänd ich furchtbar!"

Henning drückte sie an sich und sprach weiter: „Wisst ihr, es ist eine aussichtslose Situation für mich und ich bin jetzt erleichtert, dass ihr es ein Stück weit verstehen könnt."

Die Kinder nickten und begannen zu weinen. Auch Henning liefen die Tränen herunter.

„Ich habe euch so lieb", sagte er und wischte mit einem Taschentuch die nassen Gesichter der Zwillinge ab.

„Wir lieben dich doch auch, Opa. Okay, ein bisschen haben wir's jetzt geschnallt. Wir sind dir jedenfalls nicht mehr böse, nicht Felicitas?", fragte Alexander.

Seine Schwester schniefte zustimmend: „Ja Opa, es ist gut, dass du uns alles genau erklärt hast. Nur ein Ding verstehe ich nicht so ganz, was heißt eigentlich *Euthanasie*?"

„Das Wort *Euthanasie* kommt aus dem Griechischen und heißt ursprünglich *Schöner Tod*. In vielen Ländern hat das Wort allerdings eine furchtbare, andere Bedeutung gewonnen, insbesondere durch den

Zweiten Weltkrieg und Hitlers Vernichtungsaktionen gegen Menschen, deren Existenz er als *Unwertes Leben* einstufte. Ihr habt vielleicht im Geschichtsunterricht in der Schule schon davon gehört. Hier in Holland meinen wir mit Euthanasie: *Lebensbeendigung auf Verlangen und Hilfe bei Selbsttötung.* Also ein selbst gewählter Tod mit ärztlicher Unterstützung."

„So wie bei Tante Anneliese?"

„Ja, genau." Henning kniff die beiden in die Wangen.

„Kinder, wisst ihr, was wir jetzt machen?"

„Was?"

„Wir gehen zum Pfannkuchenhaus hier am Waldrand und schlagen uns den Bauch voll, bis es uns schlecht wird! Dann erzählt ihr mir mal was von der Schule, von euren Freunden und Freundinnen, vom Sport und von all dem, womit ihr euch beschäftigt. Ich will alles wissen, alles! Und wehe, es gibt nichts zu lachen!"

„Juhu! Eine megageile Idee, Opa!", jauchzten die Zwillinge.

Henning schmunzelte: „Kommt, los! Wer zuerst am Pfannkuchenhaus ist!"

Sie ergatterten einen gemütlichen Fensterplatz mit Blick in den weitläufigen Garten an der Rückseite des Restaurants. Alexander, der eine dritte Portion Schokoladenpfannkuchen in sich hineinstopfte, deutete mit seiner Gabel auf eine Traube Kinder, die sich hinten im Garten angesammelt hatte.

„Was geht denn da wohl ab?"

„Die Frage kann ich dir beantworten", erwiderte die Kellnerin, die unbemerkt an ihren Tisch gekommen war und nun die bestellte Limonade und ein Kännchen Kaffee für Henning brachte. „Unsere Bernerhündin hat Junge bekommen und die Welpen sind heute das erste Mal im Auslauf. Wenn ihr Lust habt, geht doch hin!"

Ein braunes und ein blaues Augenpaar schauten ihren Opa flehend an.

„Dürfen wir Opa? Bitte!"

„Ja, ja, lasst einen alten Mann hier ruhig alleine mit seinem Kaffee sitzen“, antwortete Henning mit gespielter Enttäuschung, um dann lachend fortzufahren, „nun lauft schon. Ab mit euch Racker.“

Während er schmunzelnd seinen Enkeln nachsah, die sich blitzschnell erhoben hatten und nach draußen stoben, kehrten seine Gedanken zu Opa Anton zurück, dessen Geschichte so großen Einfluss auf sein Leben genommen hatte.

1951

„Hallo Tante Olga, da bin ich wieder.“ Henning lachte übers ganze Gesicht, als Olga die Haustür in der *Witte de Withstraße* öffnete. Er freute sich, war er doch wochenlang nicht dort gewesen. Kirmes und Mäuse hatten seine gesamte Freizeit beansprucht.

„Nanu! Komm rein, Henning. Schön, dass du uns mal wieder besuchst, und gewachsen bist du, sapperlot!“

Tatsächlich, er schien fast so groß wie Tante Olga, die nicht gerade klein war. Er war jetzt elf Jahre, dünn und drahtig wie sein Vater, aber gesegnet mit einem Kopf voller blonder Locken, die er von der Mutter geerbt hatte. Anneliese besaß die schwarzen glänzenden Haare ihres Vaters, sie umrahmten allerdings frohgelockt ihr rundes Gesicht.

Tante Olga wuschelte gleich mit der Hand durch Hennings Lockenschopf und meinte lachend: „Hast du dich heute überhaupt schon gekämmt, Henning? Wenn ich dich sehe, bist du allerweil struwwelig.“

„Das brauch ich nicht, Tante Olga, denn das hilft kaum. Die sehen nachher wie vorher aus. Mir reichen meine zehn Finger als Kamm. Schau, so geht das!“ Er fuhr sich mit beiden Händen durch die Haarpracht, schüttelte mit den Fingern alles lockig und fertig war die Frisur! Olga lachte schallend.

„Wo sind die Andern alle, Tante Olga?"

„Wie immer, Henning. Onkel Bertram sitzt am Schreibtisch im Wohnzimmer, Oma in ihrem Ohrensessel und Opa ist in seiner Werkstatt im Gartenhaus beschäftigt."

„Dann gehe ich heute zuerst zu Opa." Er öffnete die hintere Küchentür zum Garten und lief den schmalen Weg zu Opas Gartenhaus. Der Arbeitsraum war klein aber fein, immer ordentlich aufgeräumt. Opa hatte ausgemusterte Küchenschränke hingestellt und Platz geschaffen für seine tausend Sachen, die er vielleicht mal brauchen könnte – jedes kleinste Ding wurde aufgehoben – man weiß ja nie! Heute jedoch zeigte sich eine ganz andere Werkstatt, als Henning sie bis jetzt kannte. Es herrschte Chaos. Alle Schranktüren standen offen, die Schränke waren teilweise ausgeräumt. Holzlatten, Bretter, Späne, Eisenrohre, Werkzeug, Farbtöpfe, Pinsel, Plastikplanen, Müllbeutel und Unrat lagen kreuz und quer über die Werkbänke und auf dem Boden verstreut.

Das ungewohnte Bild erschreckte Henning und er rief besorgt: „Opa, wo bist du?"

Eine zornige Stimme schnauzte unter der Werkbank: „Hier! Was willst du?"

„Opa, was ist passiert? Wieso sieht es hier so aus?"

So kannte Henning seinen Opa gar nicht. Der sonst so freundliche Mann kroch mühsam unter der Bank hervor und schimpfte: „Nix ist passiert! Was soll schon passiert sein! Wenn ich nur wüsste, wo mein Werkzeug ist. Ich hatte eine ganze Sammlung. Die ist jetzt einfach verschwunden, auf und davon!"

„Aber Opa, hier liegt doch alles: da vorne der Hammer, dort die Schraubenzieher, die Meißel und all deine anderen Werkzeuge. Wieso suchst du die, wenn sie da liegen?"

Henning wurde ganz unruhig. „Was ist nur mit Opa los", dachte er.

„Wenn ich die erwische“, meinte Opa grimmig, „dann setzt es was! Das kannst du aber glauben!“

„Wenn du *wen* erwischst?“

„Na, die Kerle, die Pferdediebe, die das alles geklaut haben!“

Henning wusste sich nicht mehr zu helfen und rannte schnell zurück zu Tante Olga, die in der Küche das Essen kochte.

„Tante Olga“, rief er außer Atem, „Opa ist so eigenartig. Er sucht sein Werkzeug, obwohl es vor ihm liegt, und er behauptet, es wäre geklaut worden!“

„Ich weiß, Henning“, seufzte Tante Olga, „ich hätte dich warnen sollen. Opa wird alt, er bringt alles durcheinander. Er ist kaum noch in der Werkstatt, und wenn er mal hingeht, sucht er allerweil nach Werkzeug und reißt alles aus den Schränken. Am Abend räume ich das Zeug wieder ein und beim nächsten Mal macht er das Gleiche. Wir, auch Onkel Bertram und Oma, wir denken, dass er langsam vergreist.“

Henning schaute betroffen. Nachdenklich ging er ins Wohnzimmer.

„Na?“, begrüßte ihn Onkel Bertram, „hast du gesehen, was der alte Mann da hinten treibt?“

„Ja, ich bin erschrocken, Opa ist so komisch“, entgegnete Henning.

„Gestern hat er Gras und Blumen in den Gartenteich geschmissen, und als ich ihn gefragt habe, warum er das tut, sagte er, er wolle doch nur die Goldfische füttern!“ Onkel Bertram tippte sich mit dem Finger an die Schläfe.

„Wenn der närrische Kerl das noch mal macht, kriegt er Ärger mit mir, das sage ich dir, Olga!“ Drohend hob er den Zeigefinger und schaute seine Frau missmutig an.

„Jesses! Ist ja gut, Bertram, ich werde besser auf ihn aufpassen“, nickte Tante Olga und zwinkerte Henning mit einem Auge zu.

Henning ging nach vorne zum Erker, wo Oma Greta im Ohrensessel saß. „Hallo Oma, wie geht es?"

„Mir geht es bestens, mein Junge, und dir? Und wie geht es deiner Mutter und Anneliese?"

„Mir auch Oma Greta, mit Mama und Anneliese geht es auch gut, aber was ist bloß mit Opa los?"

„Opa verändert sich. Er ist oft verwirrt." Leise sagte sie es, und ihr faltenreiches, liebes Gesicht schaute dabei traurig aus.

„Aber wieso?"

„Alte Leute vergreisen manchmal, man sagt auch *verkalken* dazu. Sie werden wieder wie Kinder. Später können sie sogar den Weg nach Hause nicht mehr finden, selbst den eigenen Namen vergessen sie."

„Was kann man da machen? Hat der Doktor keine Medizin dafür?"

„Nein, mein Junge, da kann man nichts tun. Alt werden ist nicht schön, und das Schlimme ist, dass Opa weiß, was gerade mit ihm passiert. Gestern hat er mich gefragt, was mit ihm los sei, er habe unser Schlafzimmer nicht mehr gefunden. Es mache ihm Angst, sagte er."

„Oma Greta, verkalkst du auch?", fragte Henning erschrocken.

„Aber nein, lieber Junge, bis jetzt bin ich noch gut beisammen, hoffen wir mal, dass es so bleibt. Das liegt bestimmt an den leckeren Schokoladenkeksen, die ich hier in meiner Keksdose habe, meinst du nicht?", schmunzelte sie und öffnete bedächtig den Deckel. Und obwohl er schon so groß war, liebte er das Ritual mit der bunten Zauberdose immer noch.

Während er genüsslich die süße Schokolade von den Keksen schleckte, erzählte er von der Kirmes und vom Kartenverkauf am Karussell. Auch von den stinkenden weißen Mäusen, die durchs Treppenhaus sprangen. Oma Greta musste arg lachen, Henning konnte so lustig erzählen.

Einige Monate später hatte Opa Anton seine Werkstatt vollkommen vergessen. Er stand jetzt von morgens bis abends im Erker vor dem Fenster und schaute auf die Straße.

„Setz dich doch mal hin, Anton", sagte Oma.

„Die Rollies schnattern tuck tuck. Gleich platscht es", erwiderte er und im gleichen Atemzug: „Nein, ich bleib hier stehen!"

Seit Kurzem sprach er solche komischen Sätze zwischendurch, sagte Wörter, die es gar nicht gab. Er sah Dinge, die Andere nicht sahen, und mit großer Selbstverständlichkeit erklärte er ihnen ungeduldig, was Sache war: „Regenschlangen glutschen und klabbern am Dingsda", und er zeigte auf die Fensterscheibe, wo Regentropfen als Rinnsale hinunterliefen. Er grinste. Auf seiner Wange leuchteten rot verkrustete Striemen.

„Er verletzt sich beim Rasieren", klagte Tante Olga, „und lässt sich von uns nicht helfen. Ich kann ihn doch nicht zwingen! Bald nehme ich ihm die Rasierklingen weg, er schneidet sich noch das ganze Gesicht kaputt."

Henning bekam es mit der Angst zu tun. Was passierte mit Opa? Warum machte er keine Späßchen mehr mit ihm und war lustig? Weshalb veränderte er sich so seltsam? ...

„Kaffee sollte man trinken, nicht essen", drang eine wohlbekannte Stimme an Hennings Ohr und holte ihn in die Wirklichkeit zurück. Sebastian hatte sich unbemerkt auf den Stuhl neben ihn gesetzt und deutete auf seine Hand, die unaufhörlich mit einer Gabel in der Kaffeetasse rührte.

„Alexander hat mir eine SMS geschickt und gefragt, ob ich euch abhole."

„Ah, die Schlingel haben wohl keine Lust mehr auf Laufen", entgegnete Henning grinsend, während er die nasse Gabel beiläufig auf dem

Teller platzierte. Er sprang auf, nestelte einen Geldschein aus seiner Hosentasche und warf ihn auf den Tisch.

„Hier, mach du das, ich glaub, ich hab noch nicht bezahlt. Nimm die Kinder ruhig mit, der Weg war lang. Aber ich will zurück laufen. Sei mir nicht böse."

Sprachlos und voller Sorge sah Sebastian seinem davoneilenden Vater nach.

Eintauchen in die Vergangenheit

Als Henning nach der Pfannkuchenschlacht auf dem Weg nach Hause war, ärgerte er sich maßlos über sich selbst. Wieso rührte er mit einer Gabel im Kaffee herum? Warum um alles in der Welt hatte er Sebastian einfach so sitzen lassen? Aber die Antwort konnte er sich leicht selber geben: Es wurde ihm alles zu viel. Zu viele Dinge, die er zu beachten hatte, zu viele Verwirrungen, die in seinem Kopf herumschwirrten und die Entscheidung, die nur er selbst zu verantworten hatte: Das Recht, in Würde sein Leben zu beenden. Um wie viel einfacher war es da doch, sich an die Kindheit zu erinnern, die so klar und in allen Einzelheiten vor ihm stand.

Er war fast zwölf Jahre, als er seiner Mutter unbedingt zum Geburtstag eine Torte schenken wollte und das Zusammenleben mit seinem Großvater wirklich schwer wurde …

1952

„Wir sollten uns was überlegen, womit wir Mutter eine Freude machen können. Übermorgen ist Muttertag, was meinst du Henning?" Anneliese zog ihre Finger durch seine Locken, etwas was sie gerne machte.

„Hm, ja stimmt. Hast du denn Geld?" Das war eine wirklich wichtige Frage für Henning, denn seit Kurzem bekam er Taschengeld, zwar sehr wenig, aber im Vergleich zu anderen Kindern immerhin eigenes Geld!

„Wenn wir zusammenlegen, reicht es vielleicht für eine schöne Muttertagstorte. Meinst du nicht, sie würde sich darüber freuen?"

„Bestimmt!" nickte Henning überzeugt, wobei die Aussicht auf ein Stück herrliche Sahnetorte für diese Entscheidung nicht ganz unerheblich war.

„Na gut, dann fährst du morgen mit dem Fahrrad zu der Konditorei in der *Lindenstraße*. In dem Laden habe ich hübsche Torten gesehen. Ich muss leider den ganzen Tag arbeiten, aber du schaffst das schon alleine und wirst das Geschenk nicht fallen lassen, oder?"

„Nein, natürlich nicht. Bin doch kein Baby mehr!", empörte sich Henning, leerte sein Sparschwein und gab Anneliese alles, was er hatte.

„Das ist mir jetzt wurstpiepegal", murmelte er, „Mutter hat mir kürzlich eine echte Nietenhose gekauft. Die hat viel mehr gekostet!"

Es war Samstag, Henning hatte keine Schule. Die Sonne schien so strahlend vom blauen Himmel, dass es eine Freude war. Er nahm das Geld, das Anneliese ihm gegeben hatte, sprang auf sein Fahrrad und radelte zur Konditorei.

Als er sein Rad an die Schaufensterscheibe anlehnte, sah er, dass der Laden voller Kunden war. Hoffentlich haben sie noch Muttertagstorten, dachte er, ging hastig hinein und stellte sich in die Warteschlange. In der Theke standen herrliche Torten. Nuss und Schokolade, Sahne mit Früchten – das Wasser lief ihm im Munde zusammen. Sollte er sich schon mal eine heraussuchen? Oder waren die vielleicht alle vorbestellt?

Ab und zu schielte er mit einem Auge auf sein Fahrrad. Er hatte es in der Eile nicht abgeschlossen.

Die Schmuckstücke in der Theke waren noch zu haben und er entschied sich für eine Sahnetorte mit Früchten und den Zuckerbuchstaben *Für Mutter* darauf. Die Verkäuferin packte die Torte in eine hübsche Pappschachtel, und damit er sie gut auf dem Gepäckträger anschnallen konnte, gab sie eine extra Schachtel dazu. Henning bezahlte und nahm stolz das tolle Muttertagsgeschenk in Empfang. So etwas Schönes hatten sie ihr noch nie gekauft.

Als er aus dem Laden heraus kam, traute er seinen Augen nicht: Das Fahrrad war weg! Sein wunderschönes hellblaues Fahrrad – einfach weg, nein! Dabei hatte er doch andauernd hingeschaut! Wie hatte das bloß passieren können!

Vor Verzweiflung schossen ihm Tränen in die Augen und wie ein geprügelter Hund schlich er zu Fuß den ganzen Weg nach Hause. Wie konnten die Diebe nur! Gerade wenn er eine Torte für seine Mutter kaufte, ihm dann sein Fahrrad zu klauen! So eine Gemeinheit! Henning war wütend, unglaublich wütend!

Mit Mutter und Anneliese gab es mächtigen Ärger. Vorwürfe, dass er sein Rad nicht abgeschlossen hatte, prasselten auf ihn ein. Er fand es doch selber auch schrecklich und dumm, aber er war so traurig, dass sein geliebtes Fahrrad geklaut war. Warum mussten sie noch zusätzlich mit ihm schimpfen? Tief betrübt ging er ins Bett. Die Muttertagstorte am nächsten Tag hatte die Süße verloren, sie schmeckte nach Tränen.

In den Wochen darauf besuchte Henning jeden Tag die Polizeiwache, um zu fragen, ob sein Fahrrad gefunden worden war. Die Polizisten kannten ihn mittlerweile, sie hatten Mitleid mit dem niedergeschlagenen Jungen. Im Lagerhaus der Wache hingen an ellenlangen Stangen Tausende von gestohlenen Fahrrädern. Henning lief mit einem Polizeibeamten durch die Reihen. Jeden Tag kamen neue Exemplare hinzu und er schaute sich diese genau an. Manchmal lackierten die Diebe die Räder neu, aber Henning kannte sein Rad sehr gut, weil er es so oft geputzt hatte. Mit scharfen Adleraugen betrachtete er jedes gefundene Fahrrad, aber leider war seins nie dabei.

Drei Wochen vergingen. Ein Polizist meinte, er könne ruhig weiterhin jeden Tag kommen, das wäre immer noch besser, als ein anderes Fahrrad zu klauen. Henning nickte, und als er am nächsten Tag in die Halle trat, traute er seinen Augen nicht: An der Stange hingen 30 gestohlene Fahrräder, die gestern bei einem Spitzbuben beschlagnahmt worden waren – und sein eigenes Rad war dabei! Es leuchtete hellblau von der Stange herunter, lächelte ihn an, *ja, ich bin es* und schien unversehrt!

Henning vollführte vor Freude einen Indianertanz. Der Polizist lachte schallend und stellte das Rad auf den Boden. Selig radelnd fuhr der glückliche Indianerhäuptling nach Hause und konnte kaum erwarten, es allen zu erzählen.

Schon gleich am nächsten Tag, es war Mittwoch und wie immer nachmittags schulfrei, fuhr er mit dem Fahrrad in die *Witte de Withstraße*. Diesmal schloss er es mit einer dicken Kette an einem Straßenlaternenpfahl an. Manchmal aß er mittwochs bei Tante Olga und heute sollte es Scholle in Butter gebraten geben. Mm, lecker, die mochte er besonders gerne. Tante Olga konnte gut kochen, und wenn Henning zum Essen kam, überraschte sie ihn meistens noch mit einem köstlichen Pudding zum Nachtisch.

„Mein Fahrrad ist wieder da!", fiel er gleich mit der Tür ins Haus. „Die Polizei hat es gefunden!"

Oma Greta freute sich sehr, Tante Olga schlug die Hände zusammen und staunte: „Sapperlot!" und Onkel Bertram nickte wohlwollend mit dem Kopf.

„Wo ist Opa, ich muss es ihm erzählen."

„Er macht ein Nickerchen, oben im Schlafzimmer. Geh nur rauf, dann kannst du ihm gleich sagen, dass das Essen fertig ist. Er soll mal aufstehen, der Faulpelz. In letzter Zeit liegt er allerweil viel zu viel im Bett", seufzte Tante Olga.

Henning rannte die Treppe hoch, zwei Stufen auf einmal nehmend.

„Opa", rief er die Schlafzimmertür aufstoßend, „aufwachen! Ich muss dir was erzählen. Mein Fahrrad ist gefunden worden!"

Der alte Mann öffnete widerwillig ein Auge: „Na und? Fahrrad, Fahrrad, was is'n Fahrrad?"

„Opa! Mein Fahrrad! Das ist mir doch gestohlen worden."

„Fahrrad, Fahrrad, mein Fahrrad gestohlen worden. Was is'n Fahrrad?", wiederholte der Greis begriffsstutzig und drehte zornig den Kopf weg.

„Opa, du weiß doch, was ein Fahrrad ist?"

„Klar weiß ich was'n Fahrrad is. Frag nicht so dumm!"

Henning schüttelte verwirrt den Kopf. Opa redete wieder Wischiwaschi.

Er nahm enttäuscht Opas Hand: „Komm, wir gehen runter. Tante Olga hat das Essen fertig."

Schwerfällig erhob sich der alte Mann und trottete hinter Henning her die Treppe hinunter.

Tante Olga hatte den Tisch im Wohnzimmer hübsch gedeckt. Sie hatte Hennings Lieblingstischdecke, die mit den kleinen bunten Schmetterlingen, aufgelegt. Jeder bekam die dazu passende Stoffserviette und konnte sie in den Kragen klemmen oder auf die Knie legen. Der Duft von gebackener Scholle in Butter wehte durch die Küchentür.

„Hm, das riecht aber lecker, Tante Olga", schwärmte Henning, „wo soll ich sitzen?"

„Hierhin Großer, und Opa hier, neben mir." Tante Olga wusste schon, weshalb sie das so anordnete, damit sie eingreifen konnte, wenn etwas schief ging. Ihr Vater machte merkwürdige Sachen in letzter Zeit.

Oma schlurfte langsam mit ihrer Gehhilfe an den Tisch und setzte sich stöhnend auf ihren Platz. Ihre Hüftgelenke machten ihr immer mehr zu schaffen, und obgleich sie ihre Schmerzen zu verbergen versuchte, gelang ihr das nicht immer.

Auch Onkel Bertram erhob sich von seinem Schreibtisch, der wiederum übersät war mit Briefmarken. Er setzte sich an das Kopfende der Runde.

Tante Olga brachte nacheinander die Kartoffeln, das Gemüse und den Fisch herein, stellte alles auf den Tisch und reichte die Schüsseln umher. Jeder bekam eine gebratene Scholle auf den Teller, sie triefte vor Butterfett und roch köstlich. Henning machte sich hungrig darüber her, nachdem sie sich alle einen guten Appetit gewünscht hatten.

Tante Olga legte eine Scholle, wenige Kartoffeln und etwas Gemüse auf Opas Teller. Er saß bewegungslos auf seinem Stuhl und harrte der Dinge, die da kommen sollten.

„Guten Appetit, Vater und lass es dir schmecken", wünschte ihm Tante Olga. Sie schubste ihn ein wenig an, weil er das Besteck aufnehmen sollte.

Sie begannen zu essen, die Messer und Gabeln klapperten. Jeder war auf seinen eigenen Teller konzentriert. Der Fisch sollte mittig der großen Gräte eingeschnitten werden, damit sich das Fischfleisch lösen konnte. Außerdem musste man aufpassen, dass man keine Fischgräte verschluckte.

„Was machst du da, Anton?", donnerte plötzlich Onkel Bertrams Stimme über den Tisch. „Bist du verrückt geworden?"

Alle schauten erschrocken auf und blickten auf Opa. Der alte Mann hatte die ganze Scholle in beide Hände genommen und biss hinein. Dann sperrte er den Mund weit auf und stopfte die Salzkartoffel mitsamt den Karotten dazu. Alles mit den Händen! Proppenvoll war der Mund und Opa schob immer mehr hinein. Das butterweiche Schollenfleisch zerfiel in Stücke auf Teller und Tischtuch. Opa erschrak von Onkel Bertrams Geschrei und spuckte alles, was er im Mund hatte zurück auf den Teller und die Schmetterlinge. Das lange Rückgrat des Fisches hing weit über den Tellerrand.

Onkel Bertram schrie weiter: „Jetzt reicht es langsam mit dir und deinen Mätzchen. Hast du denn total deine Tischmanieren vergessen? Wie kommst du dazu, hier so eine Schweinerei zu veranstalten?" Die Adern auf seinen Schläfen schwollen an, sie traten hochrot hervor.

„Jesses, Bertram, hör bitte auf mit dem Geschrei, denk an deinen Blutdruck. Vater macht das doch nicht absichtlich!", mahnte Tante Olga. „Er hat schlichtweg vergessen, dass man beim Essen Messer und Gabel benutzt. Wir können noch froh sein, dass er sich nicht an einer Gräte verschluckt hat", fügte sie hinzu.

„Von mir aus kann er daran ersticken", zischte Onkel Bertram böse, „nix als Scherereien mit dem Alten! Und *du* solltest ganz ruhig sein, ihn auch noch zu verteidigen! *Du* hast mir den Ärger doch eingebracht!" Wütend wies er mit dem Finger auf seine Frau.

Tante Olga hob das Kinn hoch, sie wollte keine Furcht vor ihrem Mann zeigen. Aber Henning senkte den Kopf, er hatte eine horrende Angst vor Geschrei und Streitereien. Am liebsten hätte er sich jetzt irgendwohin verkrochen – nur weg hier!

Oma legte ihre Hand fest auf seine zitternde Schulter. Sie wusste, was ihr Enkel gerade durchmachte, wie die Situation bei ihm zuhause gewesen war, als ihr Sohn Johannes noch lebte. Henning war dankbar für ihre schützende Hand auf seiner Schulter.

„Bertram es reicht! Pass auf, was du sagst! Er ist mein Vater", presste Tante Olga hervor.

Onkel Bertram schlug mit der Faust auf die Tischplatte: „Ich halte das nicht mehr aus. Gestern hat er seine Zähne vor meinen Augen raus genommen und abgeleckt und heute das hier. Frisst wie ein Schwein. An meinem Tisch! So kann das doch nicht weitergehen!"

„Jetzt beruhige dich, denk an den Jungen", beschwor Tante Olga ihn, „wir werden später in Ruhe darüber reden."

Oma und Henning schauten den wütenden Mann an, hilflos und eingeschüchtert. So hatten sie Onkel Bertram schon oft erlebt, immer belehrend, brutal, verletzend. Ein Despot. Aber auch das, was Opa gemacht hatte, war erschreckend und tragisch. Oma drückte Henning an sich. Onkel Bertram schwieg endlich mit grimmigem und hochrotem Gesicht.

Tante Olga kümmerte sich um ihren Vater, machte ihn sauber und tröstete ihn. Opa war verwirrt, verängstigt, wollte nichts mehr essen, stand auf und schlich die Treppe hoch.

Es gab Vanillepudding zum Nachtisch. Tante Olga hatte ihn extra für Henning gekocht. Er löffelte seinen Lieblingsnachtisch lustlos in sich hinein, denn er musste immer an Opa denken, der jetzt oben im Bett lag und vielleicht auch gerne Pudding hätte.

„Darf ich Opa seinen Nachtisch ans Bett bringen, Tante Olga?"

„Natürlich, mein Junge, aber hilf ihm dann bitte mit dem Essen, sonst ist nachher das ganze Bett voll."

Henning stieg vorsichtig mit dem Schälchen die Treppen hoch.

„Opa, schau mal, was ich hier habe. Pudding zum Nachtisch!" Anton öffnete die Augen, sagte aber nichts.

„Soll ich dir helfen, Opa?" Der alte Mann nickte. Henning setzte sich auf die Bettkante und steckte seinem Opa Löffel für Löffel den leckeren Vanillepudding in den Mund, bis das ganze Schälchen leer war. Der schloss dann die Augen und schlief fast sofort ein.

„Ich habe Opa geholfen, Tante Olga."

„Das hast du gut gemacht, mein Junge", lobte sie, „auf dich kann man sich verlassen."

„Ich glaube, da kommt noch einiges auf uns zu", murmelte Oma leise.

„Da magst du recht haben, Mutter", seufzte Tante Olga, „mir wird angst und bange."

Und so war es. Als Henning das nächste Mal zu Besuch kam, erlebte er selbst, dass Opa sein künstliches Gebiss aus dem Mund nahm und ableckte. Onkel Bertram wandte sich angewidert ab. Opa vergaß immer häufiger, wo sein Schlafzimmer war und irrte unablässig durch das Haus, Treppe rauf, Treppe runter, bis er total erschöpft war. Dann legte er sich irgendwo hin, einfach auf den Boden in eine Ecke und schlief wie ein Baby sofort ein.

Regelmäßig vergaß er nun die Toilette aufzusuchen und machte seine Hose nass. Wenn er unruhig war, begann er die Türgriffe abzumontieren, die Glühbirnen überall aus den Lampen zu drehen, Schubladen auszuräumen. Er versteckte die Sachen oder entsorgte sie in den Mülleimer – sogar seine Zähne, die Tante Olga dann wieder seufzend herausfischen musste.

„Jesses, wie soll das noch weitergehen, es ist eine Tortur."

„Lass das Gebiss doch im Müll liegen, dann kann er es nicht mehr ablecken am Tisch", knurrte Onkel Bertram.

„Ach, sei doch ruhig", erwiderte Tante Olga heftig, „wer weiß, was du alles machen wirst, wenn du so alt bist."

Onkel Bertram schaute seine Frau überrascht an, so hatte sie noch nie mit ihm geredet!

Opa war voller Energie, voller Zerstörungswut. Tante Olga und Oma hofften, dass diese Phase bald vorbei sein würde, denn man konnte ihn nicht aus den Augen lassen. Es wurde immer schwieriger, auf ihn aufzupassen. Am Tag ging es noch, aber in der Nacht musste Tante Olga oft aufstehen, wenn sie ihn rumoren hörte.

Bertram konnte die Situation nicht mehr aushalten. Sein Schwiegervater vergriff sich inzwischen auch an den Briefmarken. Alles Schimpfen und Schreien half nichts. Tante Olga machte schließlich den Vorschlag, den Schreibtisch nach oben ins Schlafzimmer zu befördern und Opas Bett im Wohnzimmer aufzustellen. Sie würde dann bei Oma schlafen und Bertram hätte oben ein Zimmer für sich alleine. Er war damit einverstanden. Jetzt konnte er sich und seine Briefmarken einschließen und hatte endlich seine Ruhe *vor dem Verrückten*, wie er sagte.

„Onkel Bertram, darf ich dich mal was fragen?"

Henning hatte bereitwillig dem Onkel geholfen, die Sachen aus dem Schreibtisch nach oben zu tragen. Vorsichtig stellte er die Mappen mit den Briefmarken ab.

„Was willst du wissen, Henning?" Heute war Bertram gut drauf, er freute sich auf seine Ruhe im Schlafzimmer.

„Hast du noch Eltern?"

„Ja, meine Eltern leben bei meiner Schwester und ihrem Mann in *Brabant*."

„Und warum wohnen Opa und Oma hier bei euch im Haus?"

„Weil sich das so gehört! Die alten Eltern ziehen meistens zur Tochter, weil die sie am besten versorgen kann."

„Aber, ich glaube, du kannst Opa nicht leiden, stimmt's?"

„Wieso?"

„Weil du so hässlich zu ihm bist!"

„Sei nicht so frech, junger Mann! Ob ich ihn leiden kann oder nicht, spielt überhaupt keine Rolle. Er darf hier wohnen bis an sein Lebensende."

„Aber …"

„Schluss jetzt! Kein Wort mehr, ich bin dir keine Rechenschaft schuldig! Raus hier und lass mich in Ruhe!"

Erschrocken verließ Henning das Zimmer. Tante Olga hatte das Gespräch von unten mitgehört, Bertrams Stimme hatte laut durchs Treppenhaus geschallt. Sie zog Henning in die Küche und schloss die Tür.

„Junge, hör zu, Onkel Bertram kann nicht anders! Als Schulmeister musste er sich damals an die übliche Etikette halten und seine Schwiegereltern aufnehmen. Er konnte mit seiner eigenen Moralvorstellung nicht brechen und hat nicht damit gerechnet, dass es mal problematisch werden könnte."

„Aber Opa kann doch nichts dafür, dass er jetzt so komisch wird, oder?"

„Nein, natürlich nicht. Aber Onkel Bertram kann nicht mit verwirrten Leuten umgehen. Er kann sich nicht einfühlen in deren Zustand."

„Wieso will er denn nicht ein bisschen nett sein zu Opa?"

„Er weiß, er *sollte*, aber er kann nicht über seinen Schatten springen. Es ist traurig, aber wahr. Wir können da nichts tun, müssen das einfach akzeptieren."

„Aber er ist auch nicht nett zu dir, Tante Olga."

Olga streichelte Henning über seinen Wuschelkopf.

„Mach dir da mal keine Gedanken, mein Großer, ich werde gut damit fertig, oder sehe ich vielleicht unglücklich aus?"

Sie lachte herzlich und Henning war beruhigt.

Er verabschiedete sich und sprang auf sein Fahrrad. Opa Anton tat ihm richtig leid.

„Er kann doch schließlich auch nichts dafür", murmelte er und trat wütend in die Pedale. Mensch! Jetzt musste er sich unbedingt austoben, mal schauen, ob Freunde auf der Straße waren.

Julius im Speicherhaus

Am Abend nach dem Gespräch mit Opa im Wald und dem Essen im Pfannkuchenhäuschen rief Felicitas ihre Freundin Vonnie an und berichtete: „Erst als er uns von seinem Opa Anton erzählte, konnten wir es besser verstehen. Krass! Was so'n Mensch mit Alzheimer alles anstellt! Wir mussten echt schlucken, Opa schilderte völlig abgedrehte Sachen."

„Kannst du es jetzt akzeptieren, dass er Euthanasie haben möchte?", fragte Vonnie.

„Ja, irgendwie schon ... aber es ist trotzdem unheimlich schwer. Ich mag meinen Opa nicht verlieren und jetzt will er einfach sterben – von sich aus – echt voll grausam!"

Die Freundin hörte sie ins Telefon schluchzen: „Ach Feli, es tut mir so leid für dich."

„Weißt du Vonnie, ich blick's jetzt auch besser, warum er das mit der Würde gesagt hat."

„Was hat er denn gesagt?"

„Dass er Angst hat, sie zu verlieren. Ist mir jetzt echt klar geworden. Wenn man mir die Windeln wechseln müsste wie beim Baby, wollte ich auch sterben!"

„Ich auch!", stimmte Vonnie zu. Es schüttelte sie bei dem Gedanken.

Felicitas schnäuzte sich die Nase: „Ich sollte jetzt auflegen und schlafen gehen. Muss Morgen früh um sechs aufstehen, noch für die Mathearbeit lernen, heute kann ich nicht, es geht nichts mehr in meinen Kopf hinein."

„Okay, wir sehen uns Feli, schlaf gut."

Der nächste Morgen zeigte einen strahlenden Sommertag, nicht ein Wölkchen war über Amsterdam zu entdecken. Henning drückte auf den obersten Klingelknopf eines schmalen alten Speicherhauses.

An dieser Gracht waren die Speicherhäuser noch nicht restauriert, die Fenster mit ihren Klappläden zeigten Spuren der Verwahrlosung. Die Farbe blätterte überall ab, Griffe rosteten und manches zerbrochene Fensterglas in den oberen Stockwerken war mit Pappe und Plastikfolie zugeklebt. Immerhin die Miete war billig, das Maleratelier unterm Dach perfekt, exakt das, was Julius brauchte.

Stundenlang war Henning bereits in der Innenstadt unterwegs, Brücke rauf, Brücke runter, und jetzt hatte es ihn zu Julius hingezogen, der seit einigen Wochen hier wohnte. Er wollte mit ihm reden.

„Wer ist da?" Julius Stimme klang verzerrt aus dem Lautsprecher oberhalb der Briefkästen.

„Hier ist dein Vater, hast du Zeit für einen kurzen Besuch?"

„Selbstverständlich!" Der Türöffner summte.

Henning stieg die vier Stockwerke hoch zum Atelier. Julius öffnete die Tür. Sie begrüßten sich mit einer Umarmung.

„Hallo mein Junge."

„Hallo Papa."

„Hast du ein bisschen Zeit? Ich war seit deinem Umzug nicht mehr hier."

„Ich hab auf dich gewartet. Du gehst mir nicht aus dem Kopf. Magst du was trinken?"

„Gern! Ein Bierchen?"

Julius holte zwei Flaschen Heineken aus dem Kühlschrank und suchte nervös den Flaschenöffner. Der unangekündigte Besuch überraschte und verunsicherte ihn zugleich. Alle Emotionen kamen wieder hoch – er wusste nicht, wie er reagieren sollte.

Endlich fand er den Flaschenöffner. Zischend drängte der Bierschaum durch den Flaschenhals.

„Prost, Papa."

„Auf dein Wohl, mein Sohn."

Sie tranken im Stehen. Henning lief mit der Flasche in der Hand durchs helle Atelier und bewunderte die Bilder.

„Gefällt dir dein neuer Arbeitsplatz, Julius, bist du zufrieden?"

„Ja, sehr."

„Ich mag deine Werke. Deine Technik entwickelt sich, die jüngsten Bilder sind wirklich gut!"

„Ach, Papa, tu doch nicht so normal, das ist nicht auszuhalten!", platzte es aus Julius heraus.

„Wie soll ich mich denn verhalten?"

„Ich will, dass wir reden. Ich will sie dir ausreden, will deine idiotische Idee übermalen und eine neue Perspektive suchen. Eine Lösung, in der wir Kinder auch eine Rolle spielen und unseren Platz haben!"

„Es ist zu spät."

„Nein, es ist nicht zu spät! Noch hast du die Genehmigung der Euthanasie-Kommission nicht."

„Aber ich selbst habe mich dazu entschieden."

„Das ist mir egal! Du bist festgefahren und akzeptierst keine anderen Möglichkeiten mehr. Ich kann das nicht hinnehmen!"

Henning holte tief Luft und ließ sie langsam heraus.

„Ach, Sohnemann, ich versteh dich so gut."

„Nichts verstehst du! Überhaupt nichts! Wenn du es verstehen würdest – wenn du es nur ein *bisschen* verstehen würdest. Stattdessen reißt du mir bewusst und absichtlich das Herz aus dem Körper."

Hilflos musste Henning die Verzweiflung seines Sohnes mit ansehen. Was sollte er sagen? Was tun? Er kam nicht an ihn heran! Julius war voller Schmerz, war für kein Argument offen.

Er versuchte noch die letzte Rechtfertigung für sein selbstbestimmtes Handeln vorzubringen: „Julius, hör zu. Früher, wenn ich dir Vorhaltungen gemacht habe, hast du wiederholt zu mir gesagt, dass ich mich nicht in dein Leben einmischen soll. Zu Recht! Und was machst *du* jetzt? Ich sag es mal knallhart. Du mischst dich in mein Leben ein – in *mein* Leben und in *mein* Sterben. Ich darf nicht selbst über mich bestimmen, ob ich leben will – nein, *du* bestimmst, dass ich leben *muss*!"

Julius umklammerte seine Bierflasche mit beiden Händen so fest, dass die Knöchel weiß wurden.

„Mensch Papa, ich bin ein Egoist, ein Solotänzer auf meiner Bühne, denke nur an mich – aber ich brauche dich!", presste er mühsam heraus.

Er knallte die Bierflasche auf den Tisch, vergrub sein Gesicht in den Händen, schluchzte und schrie: „Ich hatte keine Mutter, die für mich da war, mich geliebt hat, und jetzt gehst du auch noch!"

Henning antwortete nicht, Julius Worte trafen ihn hart. Auf einmal spürte er sein Alter, ließ sich in einer Ecke des Sofas nieder. Mitfühlend schaute er seinen Sohn an.

Julius beruhigte sich langsam und setzte sich nach einer Weile neben Henning.

„Papa, es tut mir leid. Ich weiß, dass deine Mutter dir nie hat viel Wärme geben können. Und du hattest keinen Vater, der dich liebte – im Gegensatz zu mir, denn ich hatte *dich*. Du warst mir Vater und Mutter zugleich. Deswegen ist es umso schlimmer für mich, dass du mich freiwillig verlassen willst. Verstehst du das?"

„Natürlich versteh ich das und ich bin tieftraurig darüber. Aber ich habe sie mir nicht ausgesucht, diese verfluchte Krankheit!" Henning holte ein Taschentuch aus seiner Hosentasche und schnäuzte sich. Er empfand die Situation als katastrophal, war voller Schuldgefühle.

Schweigend lauschten Vater und Sohn in die Stille des hohen Raumes hinein und versuchten sich zu sammeln.

Dann stand Julius auf und setzte sich auf einen Hocker gegenüber von Henning. „Erzähl mir was über deine Mutter. Hat sie dir jemals gesagt, dass sie dich lieb hat?“

„Nein, das hat sie nie. Früher war das nicht üblich, man hat nicht über Gefühle gesprochen, zumindest in unserer Familie. Ich habe das nicht verstanden und geglaubt, dass sie mich nicht liebt. Sie hat viel mit mir geschimpft und sich wenig für mich interessiert. Heute, mit mehr Lebenserfahrung, verstehe ich es.“

„Was verstehst du?“

„Auch wenn sie mich niemals auf den Schoß gezogen und mit mir geschmust hat, war sie doch eine gute Mutter. Ich bin heute davon überzeugt, dass sie Anneliese und mich geliebt hat. Sie arbeitete Tag und Nacht für uns Kinder, beschützte uns vor dem betrunkenen Vater und stellte sich selbst immer zurück, obgleich sie ein schweres Leben zu bewältigen hatte. Ich habe mich zu jeder Zeit sicher gefühlt bei ihr.“

„Wie konnte Oma so ein Leben aushalten?“

„Ich weiß es nicht, aber meine Mutter schaffte dieses verdammte Schicksal. Sie hat alle durchgebracht, ist jedoch selber dadurch hart geworden.“

„Wie meinst du das?“

„Sie musste stark sein, schob alle Gefühle beiseite. Einfach funktionieren, das war ihr wichtig. Und sie hat funktioniert! Sogar ihre Beinamputation hat sie weggesteckt!“

„Wahnsinn! So deutlich hast du uns das niemals erzählt.“ Julius schüttelte den Kopf. „Wie kann jemand nur so stark sein, woher kommt das?“

„Vielleicht aus ihrer eigenen Kindheit in Österreich. Sie hat viel erlebt. Hat sie euch nie davon erzählt?“

Julius schüttelte verneinend den Kopf.

„Wahrscheinlich habt ihr nicht danach gefragt.“

„Stimmt.“

„Aber *ich* hab die österreichische Oma einmal selbst kennengelernt und das hat mir gereicht." …

1952

„Henning", hatte Katharina eines Tages gesagt, „ich habe nächsten Monat eine Woche Urlaub und inzwischen genügend Geld gespart. Es wird Zeit, dass ich meine Mutter besuche. Wir haben uns seit 20 Jahren nicht mehr gesehen. Du bekommst bald Schulferien, möchtest du mit mir fahren? Es ist doch deine Oma und du hast sie nie kennengelernt."

„Na klar, da bin ich dabei! Ich war noch niemals im Ausland." Henning freute sich riesig, er konnte es kaum abwarten, mit dem Zug von Amsterdam durch Deutschland nach Österreich zu fahren. Für ihn eine unvorstellbar weite Strecke.

Seine Mutter kaufte die Fahrkarten und bald ging die Reise los. Einen ganzen Tag und eine Nacht sollte sie dauern. Sie mussten vier Mal umsteigen. Henning fand das nicht schlimm, umso länger dauerte die Reise, meinte er!

Sie bekamen Sitzplätze in einem gemütlichen Abteil, sogar am Fenster. Henning wusste nicht, dass Züge so komfortabel waren! Während der Fahrt drückte er seine Nase an die Fensterscheibe. Alles, was er sah, alles, was neu für ihn war, musste er lauthals kommentieren. Die Mitreisenden schmunzelten über seine Begeisterung und zeigten ihm unterwegs interessante Sachen.

Am Rhein, als sie an der *Loreley* vorbei kamen, sangen alle zusammen: *Ich weiß nicht, was soll es bedeuten, dass ich so trauaurig bin …*, und erzählten Henning die tragische Geschichte von dem Schiffer, der dort mitsamt seinem Schiff untergegangen und ertrunken war. Verliebt hatte er dem verführerischen Gesang der wunderschönen *Loreley* zugehört.

So ging die Fahrt rasch vorbei, schneller als Henning lieb war. Sie passierten die österreichische Grenze. Jetzt war es nicht mehr weit bis zur Großmutter.

Onkel Franz, der Bruder von Mutter, holte sie in Feldkirch vom Bahnhof ab. Er war ein gesetzter älterer Herr mit Glatze, der unterkühlt auf Distanz blieb. Er benahm sich wie ein Fremder, indem er Mutter mit ausgestrecktem Arm die Hand gab. Henning fand das ziemlich seltsam – sie war doch seine Schwester!

Als sie mit dem Auto von Onkel Franz in einer ruhigen Straße anhielten, zeigte Mutter auf ein Haus an der Ecke.

„Das ist es", sagte sie zu Henning, „das Grundstück meiner Eltern."

Das Haus war groß und stand mitten in einem gewaltigen Garten. Es hatte ein spitzes Dach und kleine Fenster mit dunkelbraunen Klappläden aus Holz, wie die Speicherhäuser an den Grachten in Amsterdam. Henning war erstaunt, solche frei stehenden Häuser und riesigen Gärten hatte er in Amsterdam noch nie gesehen! Hinter dem Wohngebäude erhob sich ein steiler Berghang mit Obstbäumen, einem Misthaufen und einem Gemüsegarten. Überall liefen Ziegen und Hühner frei herum.

„Der Hang gehört bis zum Wald hoch oben zu Oma Resis Grundstück", erzählte Mutter.

Henning riss die Augen auf: „Puh! Sapperlot! Ein ganzer Berg!" Unwillkürlich hatte er Tante Olgas *sapperlot* eingesetzt.

Oma Resi stand vor ihrem Gartentor und hielt Ausschau nach ihnen. Eine in schwarz gekleidete alte Frau, klein und gekrümmt. Ihr dunkelbraun gegerbtes, faltiges Gesicht schaute ernst aus, zeigte kein bisschen Lächeln um den Mund, ihre Augen blieben kühler als kühl. Sie begrüßte ihre Tochter ebenfalls nur mit einem Händedruck. Henning sollte ihr auch die Hand geben, was er schüchtern tat.

Als sie durch die schwere Haustür in das dunkle Haus eintraten, schlug Henning ein widerlicher Knoblauchgeruch entgegen. Es wurde ihm fast schlecht. Alle Räume rochen nach Knoblauch. In der düsteren Küche entdeckte er einen Haufen geflochtener Knoblauchzöpfe über dem Kochherd. Sie hingen an Haken, einer neben dem andern.

„Mama, es stinkt hier!"

„Pst!" Mutter warf ihm einen strafenden Blick zu und legte ihren Zeigefinger über die gespitzten Lippen. Henning hielt sich unauffällig die Nasenlöcher zu. Er mochte Knoblauch, seine Mutter verwendete ihn in manchem Essen, aber dieser Gestank war zu viel.

Die Wohnung bestand aus dunklen ungelüfteten Zimmern, schwarzen Deckenbalken und Holzdielen auf dem Boden. Winzige Ladenfenster mit blickdichten Vorhängen überraschten Henning. Solche zugehängten Fenster kannte er nicht. Bei ihnen in Amsterdam konnte man vom Bürgersteig aus durch große Scheiben ins Wohnzimmer schauen, meistens von vorn bis zum Gartenfenster ans andere Ende des Raumes. In den klitzekleinen Schlafzimmern bei Oma Resi stapelten sich dicke schwere Federbettberge auf schmalen kurzen Bettgestellen. Das war Henning überhaupt nicht gewohnt, in Holland gab es Leinentücher und Wolldecken um sich zuzudecken und die Betten waren viel größer.

„Sind die Österreicher alle so klein, wie Oma Resi?", meinte er zu Mutter.

„Pst", sagte sie nochmals, „sei leise. Sie versteht zwar kein Holländisch, aber ihren Namen hört sie doch."

Oma Resi war ohnehin sauer auf Mutter, machte ihr heftige Vorwürfe, weil Henning kein Deutsch sprach.

„Warum hast net gscheid gred mit deim Kind, damit's uns versteht!"

„Er lernt im nächsten Schuljahr gscheid Deutsch. Jetzt is er noch z'jung."

„Schmarrn, die Muttersproach ist die Muttersproach und in der soll man reden", nörgelte Oma Resi weiter.

„Ja, Mutter, es tut mir leid."

Die beiden Frauen stritten häufig. Henning verstand nicht, worum es ging, und wenn er Mutter fragte, sagte sie *später.*

Er vergnügte sich im Garten und übte sich als Bergsteiger, indem er mehrmals am Tag den steilen Berghang hinterm Haus jodelnd hochstieg. Ganz oben unter den Tannen fand er eine kleine Ziege, die sich verirrt hatte. Er nahm sie auf den Arm und trug das winzige, meckernde Bündel den Hang hinunter. Oma Resi schimpfte lauthals mit Mutter – ihr Balg solle die Ziegen in Ruhe lassen, die wären nicht zum Spielen da! Und mit diesem komischen Jodeln solle er aufhören, davon würden ihre Ohren schmerzen.

Henning resignierte und zuckte die Schultern.

„Schade!", flüsterte er der Ziege ins Ohr, „ich glaube, ich mag Oma Resi nicht."

Nach fünf Tagen war der Urlaub in Feldkirch zu Ende. Onkel Franz, den sie die ganze Zeit nicht gesehen hatten, brachte sie mit seinem Auto zum Bahnhof, und nach einem kühlen Abschied bestiegen sie den Zug nach Amsterdam. Henning war nicht traurig. Oma Resi war keine nette Oma gewesen – er würde sie bestimmt nicht vermissen!

Während der Rückreise sagte er: „Mama, du hast mir nie von deiner Kinderzeit erzählt."

„Das ist eine lange Geschichte, Henning, und traurig dazu", antwortete sie.

„Ich will es trotzdem hören", meinte er und drehte sich zu ihr hin, um sie anzuschauen.

„Also gut, wenn du es unbedingt hören willst. *Ich wurde unehelich geboren*", begann sie zu erzählen, „und meine Mutter nahm mir das sehr übel. Sie schickte mich direkt nach meiner Geburt weg in eine Pflegefamilie nach *Dornbirn*. Dann heiratete sie meinen Vater und sie bekamen noch zwei Söhne, Franz und Max. Ich wurde gezwungen in der Pflegefamilie zu bleiben, sie wollten mich nicht in der eigenen Familie haben. Als ich neun Jahre alt war, brachten sie mich zu einer Tante, die eine Bäckerei in *Passau* besaß. Dort musste ich von früh bis spät in der Backstube arbeiten."

„Hast du dich deshalb mit Oma Resi gestritten? Hat sie dich weniger lieb gehabt, als ihre Söhne?"

„Da magst du recht haben. Als ich dann 15 war, holte sie mich nach Hause, nach *Feldkirch* – ich konnte jetzt als Dienstmädchen Geld verdienen und musste es ihr geben. Im Jahr darauf ist mein Bruder Max an einer Lungenentzündung gestorben, er war erst 13 Jahre alt. Meine Mutter ist heute noch unheimlich verbittert. Max war ihr Lieblingssohn und gerade er musste sterben. Viel lieber hätte sie gehabt, dass ich oder Franz gestorben wären!"

„Und was hast du dann gemacht, Mama?", wollte Henning wissen. Die Betroffenheit stand ihm ins Gesicht geschrieben.

„Als ich 19 war, bin ich ausgezogen und in die Schweiz gegangen. Dort fand ich schnell Arbeit bei einer Arztfamilie als Haushälterin und Köchin. Gut arbeiten konnte ich ja und die Leute waren nett zu mir."

„Und dann?"

„Ich war gerade 22 Jahre alt, als der Arzt unerwartet starb. Die Witwe konnte meinen Lohn nicht mehr bezahlen und ich musste mir etwas anderes suchen. In Holland fand ich Arbeit als Köchin in einem Strandhotel in *Scheveningen*. Dort lernte ich deinen Vater kennen. Er war Kellner und wie ich für die Saisonarbeit angestellt. Zwei Jahre später heirateten wir – damals trank er noch nicht so viel."

Henning schaute sie an und drückte ihre Hand.

„Nicht traurig sein, Mama, du hast ja uns, Anneliese und mich."

Sie machte ihre Hand los und lächelte.

„Mach dir keine Gedanken, Henning, ich bin drüber weg. Früher war es schlimm, ein Kind zu bekommen, wenn man nicht verheiratet war. Das war eine große Schande und insofern kann ich meine Mutter verstehen, dass sie das Kind der Schande weghaben wollte. Aber genug davon."

Sie schüttelte die traurigen Gedanken mit einer raschen Kopfbewegung fort.

„Schau mal aus dem Fenster, da liegen die Alpen, sind sie nicht wunderbar? Da könntest du jodeln! Und guck mal hier in der Tasche, Oma Resi hat lauter leckeren Proviant für uns eingepackt: Schinkenspeck, Salami und Brot, hart gekochte Eier und Ziegenkäse. Das magst du alles, oder?"

„Ja, so war das damals." Henning stand auf und stellte seine leere Bierflasche in die Küche.

„Julius, ich muss los, lass uns mal bald auf ein Bierchen in meine Eckkneipe gehen. Richtig gemütlich dort."

„Okay machen wir. Tschau Papa."

„Bis bald, Junge."

Henning wählte den ruhigeren Weg an den Grachten entlang. Auf der *Mageren Brücke*, die berühmteste weiße Zugbrücke Amsterdams, blieb er stehen und beobachtete die gackernden Enten im Wasser. Ein Ausflugsboot, übervoll mit fröhlichen Menschen, tuckerte unterhalb der Brücke durch, und weil sie extrem niedrig war, mussten die Passagiere unter großem Gelächter die Köpfe einziehen.

Das Gespräch mit Julius hatte Henning erschöpft. Lange lief er noch in Amsterdam herum.

In der Dämmerung kam er nach Hause, hungrig, hatte den ganzen Tag noch nichts gegessen. Luise saß im Wohnzimmer auf dem kleinen Sofa und strickte an seinem Schal. Er grüßte kurz, verschwand in die Küche und plünderte den Kühlschrank. Mit dem gefüllten Teller auf dem Schoß, setzte er sich neben Luise. Sie legte das Strickzeug weg und schaute ihm beim Essen zu.

„Schmeckt's, Schatz?"

„Mm, lecker."

„Was hast du heute gemacht?"

„Rumgelaufen."

„Du hattest aber einen Termin bei der Sparkasse. Der Sachbearbeiter hat hier angerufen und gefragt, wo du bleibst."

„Ich hab's total vergessen, geh morgen hin", murmelte er mit vollem Mund und grinste.

Leise klangen die Töne eines Klarinettenkonzerts aus der Stereoanlage. Mozart. Friedlich und beruhigend. Henning aß den Teller leer und stellte das Geschirr auf den kleinen Beistelltisch.

„Jetzt ein Gläschen Wein. Magst du einen roten, Luise?" Sie nickte.

Henning öffnete eine Flasche seines besten Burgunders, holte zwei Gläser und schenkte ein. Er rückte näher zu Luise und gab ihr das Glas in die Hand. Er sah sie an, fing ihren Blick auf, hielt ihn mit den Augen fest und sagte: „Zum Wohl, mein Schatz, ich bin so froh, dass ich dich habe."

Die Gläser klirrten, sie tranken.

Luise lehnte sich an Henning. Er schlang den Arm um sie und begann zu erzählen, vom Besuch bei Julius, von dessen Verzweiflung, von seiner Schuld den Kindern gegenüber.

Sie hörte still zu, die ruhige Musik im Hintergrund trug Hennings Worte in ihr Herz hinein. Tröstend strich sie über seine Hand, verstehend und mitfühlend.

„Wenn die Genehmigung von der Euthanasie-Kommission kommt, muss ich mich rasch entscheiden, Luise“, seufzte er und kuschelte sich noch näher an sie.

„Du wirst es schaffen, eine Entscheidung zu finden, Henning. Aber egal, zu was du dich entschließt, wir stehen das gemeinsam durch, ich bin bei dir“, flüsterte Luise in sein Ohr.

Henning drückte sie an sich. Sie schwiegen und lauschten der Musik. Luise nahm ihr Glas und trank noch ein Schlückchen. Da sah sie, dass Henning schlief. Er atmete schwer, röchelte. Nach einer Weile stupste sie ihn leicht an. „Henning, du schnarchst.“

Er schaute verwirrt hoch.

„Müde“, murmelte er. Es war kaum zu hören.

Ohne ein weiteres Wort stand er steif auf, ging langsam wie ein alter Mann die Treppen hoch und verschwand in sein Schlafzimmer.

„Schlafen, nicht mehr denken, das wäre schön“, hoffte er. Aber daraus wurde nichts. Sobald er im Bett lag, verhinderten die Erinnerungen, dass er einschlafen konnte …

Zwei Jahre nach dem Österreichbesuch ließ ein strenger Winter die Menschen in Amsterdam frieren, die Grachten waren pickelhart zugefroren und es schneite viel. Ganz Holland war im Eislauffieber, bereitete den berühmten *Elfstedentocht* vor. Die niederländischen Streitkräfte waren schon damit beschäftigt, Teile der Route von Schnee zu befreien. Die 200 Kilometer Strecke führte über zugefrorene Kanäle durch elf Städte in Friesland. Seit 1948, dem Jahr, in dem das letzte Eislaufspektakel stattfand, hatte es nicht mehr so hart gefroren. Henning war begeistert.

„Eine *Elfstedentocht* kann nur stattfinden, wenn die Dicke des Eises auf der gesamten Strecke mindestens 15 Zentimeter beträgt, das hat sie jetzt und es bleibt kalt", sagte er aufgeregt zu seiner Schwester. „Ich hab's grad in der Zeitung gelesen. Woll'n wir nach Friesland fahren und zuschauen?"

Anneliese schüttelte den Kopf: „Das geht nicht, Henning. Heute Abend, wenn Marius kommt und Mutter zuhause ist, sage ich dir, warum."

An diesem Abend überraschten Anneliese und Marius mit großen Plänen: Sie bereiteten sich auf einen Umzug nach Spanien vor! In Valencia gab es einen riesigen Vergnügungspark, der das ganze Jahr geöffnet war. Dort hatten sie einen Standplatz für Spielautomaten gemietet. Henning fand das irre aufregend, noch aufregender als einen *Elfstedentocht*. Wie gerne wäre er nach Spanien mitgefahren!

Marius hatte vor, sich vom Karussell zu trennen und stattdessen zehn Flipperautomaten zu kaufen. Damit könnte man mehr Geld verdienen, hoffte er. Er wollte das ganze Equipment, inklusive Wohnwagen, per Zug nach Spanien transportieren lassen.

„In dem Vergnügungspark bekommen wir einen festen Stellplatz für unser Häuschen auf Rädern mit Wasser und Stromanschluss!", erzählte Anneliese.

Als der Abschied näher rückte, waren Mutter und Henning über den bevorstehenden Wegzug der beiden sehr betrübt.

„Oh, so weit weg?", jammerte Henning. „Dann können wir uns kaum besuchen und du vergisst uns sogar!"

Anneliese war nicht weniger traurig.

„Es muss sein, Großer", erklärte sie. „Marius möchte es, er will seine Ideen umsetzen."

Sie wuschelte ihrem Bruder tröstend durch den Haarschopf.

„Und ich muss euch noch was Schönes erzählen: Marius und ich bekommen ein Baby! Für das Kind brauchen wir jetzt ein regelmäßiges Einkommen."

Das war eine erfreuliche Nachricht, obgleich Mutter und Henning richtig traurig waren, dass das Baby in Valencia zur Welt kommen würde.

Rasend schnell vergingen die letzten Tage.

„Wir schreiben uns, ja Henning, ja Mutter?", weinte Anneliese beim Abschied, „und wer weiß, vielleicht kommen wir bald zurück, wenn wir unser Brot dort nicht verdienen können."

Zwei Monate später brachte der Briefträger eine traurige Nachricht von Marius. Er schrieb, sie hätten das Baby verloren. Anneliese hatte eine Fehlgeburt erlitten, lag im Krankenhaus mit einer Nierenvergiftung, aber es ginge ihr wieder gut, sie würde bald entlassen werden. Das Flippergeschäft liefe erfolgreich, und wenn es so weiter ginge, hätten sie bald ihre Schulden bezahlt. Sie wollten auf jeden Fall vorläufig in Valencia bleiben und Anneliese würde in Kürze selbst schreiben.

Mutter und Henning lasen den Brief mehrmals und waren traurig wegen des Babys. Sie vermissten Anneliese, vor allem fehlte sie Henning. Er war sehr allein, da Mutter den ganzen Tag auf der Arbeit war. Dafür radelte er jetzt öfter zu Tante Olga und Oma, denn in der *Witte de Withstraße* ging es drunter und drüber mit Opa. Henning half den Frauen, soviel er konnte, fuhr einkaufen oder passte auf Opa auf, wenn Tante Olga etwas zu erledigen hatte …

Kopfchaos: Wo sind die Kinder?

Henning wälzte sich hin und her. Seit Stunden lag er im Bett, der Schlaf wollte ihn einfach nicht erlösen. Schon zwei Mal hatte er die Nachttischlampe angeknipst und gelesen, aber sobald er das Licht wieder ausmachte und Schlaf suchte, spielten seine Gedanken verrückt. Wie ein Feuerwerk schossen die Bilder kreuz und quer durch seinen Kopf, hier Gedankenblitze – und da – und da! Er konnte es nicht abstellen. Das Kopfchaos beherrschte ihn, ob er wollte oder nicht. Bilder aus vergangenen Jahren zeigten sich und waren schlagartig wieder weg.

Er sah Julius in seinem Atelier, die Enkel im Pfannkuchenhäuschen, Opa Anton in seiner schlimmsten Zeit und den Hausarzt, der ihm versprochen hatte, sich für ihn einzusetzen. Dann fand er ihn an seinem Sterbebett, die Tötungsspritze aufziehen …

Nein! Jetzt bloß nicht daran denken! Dann wäre es mit dem Schlaf endgültig vorbei.

„Wenn ich wie mein Vater wäre, würde ich mich besaufen, damit der Kopf im Alkoholnebel verschwindet", murmelte er halblaut. „Was für ein Glück, dass ich das niemals wollte. Die elende Kindheit hat mich vielmehr zu einem freien, selbstständig denkenden Menschen gemacht, statt zu einem getriebenen Säufer."

Er drehte sich um, griff nach dem Glas auf dem Nachtschrank, trank einen Schluck Wasser und versuchte das Chaos aus seinem Kopf zu katapultieren. Verdammt noch mal! Aufhören! Sofort!

Er musste sich schleunigst auf einen einzigen Gedanken konzentrieren, an was Fröhliches denken, an Lachen und Heiterkeit, sein Lebenselixier, seine Kraftquelle.

Er döste wieder ein, schreckte plötzlich auf und saß senkrecht im Bett.

„Die Kinder! Ich muss nach den Kindern schauen", schoss ihm durch den Kopf. Er stand auf und schlich im Dunkeln durch den schmalen Hausflur, der die Schlafzimmer miteinander verband. Leise öffnete er die Tür zum Kinderzimmer und knipste die Nachttischlampe neben dem Bett an.

Luise schreckte hoch: „Was ist denn Schatz?"

„Wo sind die Kinder?", fragte Henning verwirrt. *Luise lag in deren Bett*!

„Wo sind die Kinder?", wiederholte er bestürzt.

Luise war sofort hellwach, schlug die Decke zurück und schob ihre Beine über den Rand der Bettkante.

„Du hast geträumt, Schatz. Komm!" Sie nahm seine Hand, er folgte ihr widerstandslos in sein Schlafzimmer und legte sich hin.

„Versuch an etwas Schönes zu denken, damit du wieder einschlafen kannst", sagte sie und deckte ihn zu.

Henning fluchte, als er im Dunkeln nach dem Schalter suchte und ihn nicht auf Anhieb fand. Erneut knipste er das Licht auf dem Nachttisch an. An Schlaf war nicht zu denken. Er stand auf, zog sich etwas über und schlich in sein Arbeitszimmer, leise, um Luise nicht zu wecken. Mit einem Rest aus der Rotweinflasche setzte er sich resigniert in seinen Lehnsessel. Sofort schwirrte das Wort Alzheimer wieder in seinem Kopf herum.

Weiß der Teufel, vielleicht hatte er diese elende Krankheit von Opa Anton geerbt. War verflucht nicht einfach gewesen damals …

1956

Ein Sommer ging vorbei und ein langer kalter Winter folgte. Der Frühling in Amsterdam ließ auf sich warten, es blieb regnerisch und grau. Die Menschen sehnten sich nach Sonne, Wärme und Licht. Man könnte langsam depressiv werden, meinten sie, wenn sie sich auf der Straße unterhielten.

Seit Vater tot war, hatte Henning nicht weniger Probleme in der Schule als vorher. Er schaffte mit Ach und Krach seine Abschlussprüfung und überlegte, was er nun weiter machen sollte. Grinsend behauptete er: „Doof bleibt doof, da helfen keine Pillen."

Seine Mutter meinte, er könnte Einzelhandelskaufmann werden, oder Krankenpfleger.

„Nein, Krankenpfleger nicht, dann doch lieber Einzelhandelskaufmann", erwiderte Henning und schulterte sein Fahrrad, um es das Treppenhaus hinunterzutragen. Er war jetzt schon einige Wochen nicht mehr in der *Witte de Withstraße* gewesen, weil er so viel mit der doofen Schule zu tun gehabt hatte.

Als Olga die Tür auf sein Klingeln hin öffnete, bemerkte Henning sofort, wie schlecht sie aussah. Ihre Augen zeigten dunkle Ringe, ihr schmales Gesicht war blass, sie schien richtig durchsichtig.

„Hallo Tante Olga, wie siehst du denn aus? Geht's dir nicht gut?"

„Komm rein, Junge, ich freue mich so, dass du uns mal wieder besuchst." Sie schloss die Tür hinter ihm zu, drehte den Schlüssel zwei Mal um und steckte ihn in ihre Schürze zurück.

Henning schaute sie an: „Nun sag schon! Bist du krank?"

„Nein, nein", sie schüttelte den Kopf, „es ist nur so, dass ich keine Nacht mehr schlafen kann. Allerweil macht Opa nur Unfug. Ich bringe ihn abends ins Bett, und wenn er schläft, lege ich mich hin. Mitten in der Nacht, wenn ich gerade in tiefem Schlummer liege, steht Opa auf und stellt das Wohnzimmer auf den Kopf. Dann ist meine Nachtruhe vorbei. Gegen Morgen schläft er wieder ein, aber dann muss ich Frühstück machen für Oma und Onkel Bertram."

Sie nahm Hennings Hand und ging mit ihm in die Wohnstube. Henning erschrak. Das Zimmer hatte sich komplett verändert. Nichts war mehr an seinem Platz, alle Teppiche waren entfernt, jetzt lag nur noch das blanke Linoleum auf dem Boden.

„Ich musste alles, was er zerlegen kann, nach hinten in die Werkstatt tragen; die Lampen, die kleinen Schränkchen und Tischchen, das Radio, den Plattenspieler, die Nähmaschine, die Pflanzen vor den Fenstern. Sogar die Vorhänge musste ich abnehmen, weil er sie als Taschentuch benutzt."

Opa Anton lag angezogen auf dem Bett, Oma saß wie immer im Erker, in ihrem Ohrensessel.

„Hallo Oma, hallo Opa", grüßte Henning.

„Hallo, mein Junge", sagte Oma, „du bist ja schon wieder gewachsen. So ein großer Mann!" Sie lächelte und zeigte auf den verwaisten Platz neben ihrem Sessel. Der runde Beistelltisch fehlte.

„Leider kann ich dir keinen Keks anbieten, musste alles entfernt werden wegen Opa."

Opa begrüßte Henning nicht, er schaute ins Leere.

„Gehen wir mal in die Küche. Die Keksdose ist jetzt im Küchenschrank. Kommst du mit uns Mutter? Wir sollten etwas mit dem Jungen besprechen."

Oma zog die Gehhilfe zu sich hin und stand mühsam auf. Als sie am Küchentisch saßen, bekam er seinen Keks von Oma. Tante Olga schloss die Tür und reichte Henning ein Glas Orangenlimonade dazu. Süßer Sirup mit Wasser aufgegossen. Mm, lecker!

Sie sah ihn an: „Henning, du bist mit der Schule fertig, oder? Hast du schon Pläne, was du weiter machen willst?" Henning verdrehte die Augen und pustete mit einem tiefen Seufzer die Luft aus seinem Bauch.

„Ja, die Schule ist zu Ende, aber ich weiß noch nicht, was für einen Beruf ich lernen will. Ich denke, ich gehe erst mal ein bisschen arbeiten und Geld verdienen, damit ich zu Anneliese nach Spanien fahren kann. Die Zugfahrt ist ziemlich teuer." Er schlürfte genüsslich seine Limonade.

„Warum fragst du, Tante Olga?"

„Ich frage aus dem Grund, weil ich dringend Hilfe brauche bei Opa. Die Betreuung wächst mir über den Kopf und ich will ihn nicht in ein Pflegeheim geben."

Tante Olga erzählte, was Opa in der vergangenen Woche angestellt hatte.

„Es war kurz nach dem Frühstück. Oma war auf der Toilette und ich blieb nur zwei Minuten im Garten, um ein paar Blumen abzuschneiden. Als ich zurück ins Wohnzimmer kam, war Opa verschwunden. Wir sind ihn sofort suchen gegangen, die Nachbarn und ich haben ihn aber nirgendwo entdeckt. Dann sind wir zum Polizeibüro, haben eine Vermisstenanzeige aufgegeben. Am Abend hat die Polizei ihn dann gefunden. Opa lief verzweifelt im Dunkeln über die Parkwiese und suchte seine Pferde, erzählten die Polizisten. *Wo sind die verdammten Gäule, ich muss ihnen doch die Hufe neu beschlagen*, hätte er ständig gemurmelt. Als die Polizisten ihn fragten, wie er hieße und wo er wohne, kam nur *Meine Mutter wird mich schon finden, machen Sie sich da mal keine Sorgen!*"

Tante Olga seufzte: „Wir müssen aufpassen, dass wir von nun an nicht mehr vergessen, alle Türen abzuschließen. Jesses! Er darf nicht nochmals weglaufen."

„Wie könnte ich euch helfen, Tante Olga, ich bin doch erst gerade 15 geworden."

„Opa braucht allerweil tagsüber und auch nachts jemanden, der ständig auf ihn aufpasst. Das ist ein großes Problem. Oma und ich können nicht 24 Stunden wach bleiben."

„Und Onkel Bertram? Kann er nicht helfen?"

„Bertram *will* nicht mithelfen."

„Aber warum nicht, er ist doch dein Mann?" Henning war empört und runzelte die Stirn, seine Augen blitzten.

„Schon, aber wenn er nicht will, will er nicht. Er kann mit einem alten verwirrten Mann nicht umgehen, ist einfach hilflos. Das müssen wir akzeptieren, Henning. Es ist ja auch nicht sein Vater."

„Das finde ich blöd von ihm!" Henning warf einen bösen Blick Richtung Küchentür. „Na gut, dann eben nicht! Aber *ich* will schon helfen, wenn ich kann. Ihr müsst mir nur sagen wie."

Tante Olga und Oma schauten sich erleichtert an. Das hatten sie gehofft.

„Es wäre zuerst mal wichtig, dass Tante Olga wieder nachts schlafen kann", meinte Oma. „Könntest du die Nächte hier unten bei Opa bleiben und dich um ihn kümmern, wenn nötig?"

„Klar geht das. Ich kann ja morgens nach Hause fahren und meinen Schlaf nachholen. Kein Problem!"

„Oh, Henning, das wäre eine große Hilfe. Ich danke dir!" Tante Olga umarmte ihn. „Was bist du doch für ein guter Junge, sapperlot!"

Auch Oma drückte ihn glücklich, eine Last fiel von den beiden Frauen ab.

Tante Olga versprach erleichtert: „Wir geben dir ein großzügiges Taschengeld und zahlen deine Fahrkarte zu Anneliese, wenn du hinfährst."

„Oh, danke, aber vorläufig fahre ich nicht. Zuerst helfe ich euch, das ist mir wichtiger."

Tante Olga zog ihn an ihren Busen und gab ihm einen Kuss. Henning wurde ganz verlegen. „Oma? Ist noch was in der Keksdose? Und Tante Olga, wolltest du mir nicht gerade ein Glas Limonade einschenken?" Verschmitzt zeigte er auf das leere Glas. Die Frauen lachten. Er bekam seinen Keks und den Saft.

„Wieso sagst du immer *allerweil* und *sapperlot*, Tante Olga? Diese Worte gebraucht sonst niemand hier in der Stadt", fragte Henning.

„Die habe ich wohl mitgebracht aus meiner Zeit in der Tschechoslowakei, als ich dort drei Jahre in einem Altenpflegeheim gearbeitet habe."

„Ach so, das wusste ich gar nicht. Was du schon alles erlebt hast!"

Er fuhr nach Hause, war immer noch in Gedanken bei Opa Anton. Es war viel Verkehr auf der Straße, er achtete kaum darauf. Ein alarmierendes Bimmeln ließ ihn erschreckt in die Bremse treten. Fast hätte ihn die Straßenbahn gerammt!

Daheim erzählte er, dass er jetzt nachts bei Opa schlafen würde und Tante Olga ihm dafür ein ordentliches Taschengeld versprochen hatte.

„Das ist eine gute Lösung", lobte Mutter, „wer sonst kann den beiden Frauen besser helfen als du. Opa mag dich und hat Vertrauen zu dir. Meinen Segen hast du, und deine Ausbildung kann noch etwas warten." Sie wuschelte mit der Hand durch seinen Lockenkopf. Henning strahlte! So etwas tat sie selten!

Als Henning abends um neun Uhr seine erste Nacht bei Opa antrat, hatte Onkel Bertram schon eine Matratze für ihn auf den Wohnzimmerboden gelegt. Sie lag an der Wand im Erker, sodass Opa ihn nicht vom Bett aus sehen konnte, aber Henning trotzdem mitbekam, was Opa so anstellte, wenn er aufstand.

Die Nacht war relativ ruhig, nur einmal wachte er auf, als Opa dabei war, eine Kommode auszuräumen und alles kreuz und quer durch den Raum verstreute.

„Was suchst du, Opa?"

„Meine Kartoffeln."

„Hast du Hunger?"

Opa nickte. Henning nahm ihn mit in die Küche und sie aßen ein paar dick belegte Brote mit Leberwurst. Dann ging er mit ihm zur Toilette, brachte ihn ins Bett, deckte ihn zu und räumte die Sachen in die Kommode ein. Bevor Henning fertig war, schlief Opa schon wieder.

Um sieben Uhr kam Tante Olga die Treppe herunter und bereitete das Frühstück in der Küche zu. Henning stand auf, Opa hatte die Augen noch geschlossen. Sie hätte wie eine Tote geschlafen, erzählte Olga und ihr glückliches Gesicht strahlte. „Danke, mein lieber Junge, der Schlaf hat mir so gut getan."

Sie frühstückten und anschließend fuhr er mit dem Fahrrad nach Hause, wo er sich noch ein paar Stunden aufs Ohr legte.

Diese erste Nacht war für Henning noch glimpflich verlaufen, aber die nächsten wurden wesentlich anstrengender. Trotzdem machte er seine Sache gut und Tante Olga konnte fast immer im Bett bleiben.

Opas Zustand verschlechterte sich zusehends. Er war nun nicht mehr in der Lage, sich anzuziehen oder selbst zu essen, und war in allen Bereichen auf Hilfe angewiesen.

Manchmal war er gut drauf und redete fast normal, vor allem, wenn man ihm alte Fotos zeigte. Da kamen die eingerosteten Kindheitserinnerungen wieder hoch. Aber diese Momente wurden immer seltener. Er lebte mehr und mehr in seiner eigenen Welt. Am liebsten lag er auf Hennings Matratze im Erker, nahe bei Oma, die still in ihrem Ohrensessel saß, aus dem Fenster oder auf ihren Mann schaute.

Die Situation, vor der sie alle Angst hatten, kam schneller als sie dachten. Opa konnte seinen Stuhlgang nicht mehr kontrollieren und von einem Tag auf den anderen mussten sie erfinden und improvisieren. Tante Olga brachte ihre Erfahrung als Krankenschwester mit ein, und steckte Unmengen Mullwindeln mit Sicherheitsnadeln in Unterhosen fest. Es gab kein Badezimmer im Haus und so stellten sie eine kleine Zinkwanne mit warmem Wasser ins Wohnzimmer. Opa, der genauso verstört war wie sie, sollte sich da hineinstellen, damit sie ihn untenherum waschen konnten.

Er weigerte sich vehement und sie mussten ihm gut zureden, auf dass er sich endlich sauber machen ließ.

Von Mal zu Mal protestierte er jedoch weniger heftig, wollte wohl auch, dass die stinkende Hose entfernt wurde. Er schien sich damit abzufinden, dass er es selbst nicht mehr konnte, und ließ sich von Henning oder Tante Olga helfen.

„Jesses, schaffen wir das noch, mein Junge?“, fragte Tante Olga regelmäßig in besonders prekären Situationen, und Henning antwortete stets: „Klar schaffen wir das, Tante Olga. Mach dir keine Gedanken.“

Monatelang lief es so weiter und es gab Tage, da war die Familie der Verzweiflung nahe. Endlich gingen die Zeiten, in denen er nachts ruhelos auf und ab lief, Schränke ausräumte, sich nackt auszog, vorbei. Opa Anton erkannte niemanden mehr, sprach nicht und schlief meistens. Er nahm noch Nahrung zu sich, aß jedoch sehr wenig. Er trank nur, wenn man ihm das Glas an den Mund setzte. Dieser Zustand dauerte ein ganzes Jahr. Henning schlief jetzt wieder zuhause, aber tagsüber half er Tante Olga weiterhin.

Eines Tages presste Anton die Lippen zusammen, als Tante Olga ihm mit der Gabel zu essen gab. Auch trinken mochte er nicht mehr. Sie redeten ihm gut zu, aber Opa weigerte sich, den Mund aufzumachen.

„Er wird schon wieder essen, wenn er Hunger bekommt“, meinte Tante Olga. Aber Opa lehnte auch am nächsten und am übernächsten Tag seine Mahlzeiten und jegliche Flüssigkeit ab. Tante Olga rief den Hausarzt an und berichtete ihm von Opas Weigerung. Der Doktor kam und untersuchte ihn, konnte jedoch nichts Organisches feststellen.

„Wir müssen abwarten“, meinte er, „und bieten Sie ihm immer wieder etwas an. Mehr können Sie nicht für ihn tun.“

Eine Woche später hatte sich Opas Zustand merklich verschlechtert. Er verweigerte immer noch jegliche Nahrung und wurde zusehends schwächer. Jetzt konnte er nicht mehr aufstehen. Der Arzt kam mit dem Vorschlag, ihn in ein Krankenhaus einzuweisen, damit er durch Infusionen ernährt werden könne, aber Olga weigerte sich.

„Nein, wenn mein Vater nicht mehr leben will, dann braucht er nicht mehr zu essen und zu trinken. Er darf zuhause bleiben, bis zum Schluss."

Henning schaute besorgt: „Opa wird bald sterben, wenn er nicht trinkt, Tante Olga. Das geht jetzt schon zwei Wochen so."

„Ja, mein Junge, das kann so geschehen", erwiderte sie, „ich denke, Opa hat mit dem Leben hier auf Erden abgeschlossen, er möchte diese Welt verlassen."

„Aber ist es denn nicht schlimm, wenn man verhungert und verdurstet?"

„Nein, das ist es nicht. Ich weiß das von meiner Tätigkeit als Krankenschwester. Die Ärzte haben uns Schwestern immer gesagt: Wenn man nicht mehr trinkt, wird das Blut dick und vergiftet die Nieren. Der Körper schüttet daraufhin ein Stresshormon aus und man gerät in einen traumähnlichen Zustand, in dem man keine Durst-, Hungergefühle oder Schmerzen mehr hat."

„Aber wieso weigert sich Opa, zu essen und zu trinken? Er macht das doch nicht absichtlich?"

„Bewusst tut er das sicher nicht. Du musst das so sehen: Wenn ein neugeborenes Baby zum ersten Mal an die Brust seiner Mutter gelegt wird, weiß es instinktiv, dass es saugen muss, um zu leben. Das braucht man ihm nicht zu sagen. Und wenn einem alten Menschen am Ende seines Lebens die Kraft ausgeht, dann weiß er auch, aus einem gewissen Instinkt heraus, dass er aufhören muss mit Essen und Trinken, damit er endlich sterben kann. Das weiß ich von den Ärzten aus meiner Arbeit im Altenpflegeheim."

Henning schaute Tante Olga erleichtert an: „Und so ist das jetzt mit Opa?"

„Ja, Opa wird bald sterben und er darf das. Wir tun nichts, um das zu verhindern. Kein Krankenhaus. Wir werden nicht in seine Entscheidung eingreifen, auch wenn sie intuitiv ist. Wir lassen ihn in Würde gehen.“

Henning sagte Mutter noch am gleichen Tag Bescheid und fuhr nun gar nicht mehr nach Hause. Er wollte bei seinem Opa sein, wenn dieser starb. Langsam glitt Opa in eine Art Koma. Sein zahnloser Mund stand offen. Seine Atmung war kurz. Er war ruhig und schaute mit weit geöffneten Augen ins Leere.

„In Welten, die nur er sehen kann“, dachte Henning.

Tante Olga strich sanft Vaseline auf Opas ausgetrockneten Lippen. Oma saß am Bett und hielt seine Hand fest. Seine sehnigen Finger umklammerten jede Hand, die sich ihm bot.

Nach einem weiteren Tag und einer Nacht starb Opa, still und friedlich. Er hörte einfach auf zu atmen. Alle drei, die ihn so lange begleitet hatten, waren an seiner Seite.

„Ich glaube, ich sollte ihm jetzt die Augen schließen“, sagte Tante Olga mit erstickter Stimme. Henning weinte. Die Tränen liefen einfach so aus ihm heraus.

„Wie gut, dass Anton zuhause sterben durfte“, meinte Oma und rieb sich mit einem Taschentuch über die Augen. Das war auch für Henning ein sehr tröstlicher Gedanke und er wischte seine Tränen ab.

Kann doch jedem passieren!

„Henning kannst du bitte zum Supermarkt fahren? Es ist nichts mehr im Kühlschrank.“ Luise stand vor der offenen Kühlschranktür und überlegte, was sie kochen sollte.

„Klar! Mach mir einen Zettel. Die Sonne scheint und es ist herrliches Wetter. Ich radel mit deinem alten Fahrrad, das muss auch mal wieder bewegt werden, bevor es einrostet.“

„Hier ist der Einkaufszettel. Nimm die Fahrradtaschen mit, es gibt eine Menge zu kaufen, Kartoffel, Obst, Gemüse, Brot, Joghurt, Quark, eine Flasche Olivenöl …“

„Jaja“, unterbrach Henning, „ich weiß Bescheid, bin schon ein großer Junge, Zettel ablesen kann ich noch. Die Fahrradtaschen hängen bereits am Fahrrad und meinen Einkaufsrucksack nehme ich auch mit.“

Eine Stunde später bekam Luise einen Anruf von der Polizei: Ihr Mann hätte einen Unfall gehabt, war mit dem Fahrrad gestürzt. Sie solle sich keine Sorgen machen, denn außer Prellungen und einer dicken Beule am Kopf hätte er wohl keine Verletzungen. Er wäre jetzt im Wilhelmina-Krankenhaus und sie könne ihn abholen.

„Wie ist es denn passiert, Herr Kommissar?“, fragte Luise erschrocken.

„Er hat eine rote Ampel überfahren und ist mit einem Auto kollidiert. Der Autofahrer hat rechtzeitig angehalten und Ihr Mann konnte sein Fahrrad noch abbremsen. Er hätte eigentlich leicht absteigen können, aber er trug einen schweren Rucksack mit Lebensmitteln auf dem Rücken. Wir haben uns gewundert, warum er die Sachen dort hatte, obwohl zwei leere Fahrradtaschen am Gepäckträger hingen. Durch das Gewicht auf dem

Rücken verlor er beim Absteigen das Gleichgewicht und ist gegen das stehende Auto gefallen."

„Meine Güte! Wie geht's ihm jetzt?"

„Er scheint verwirrt, konnte uns seine Adresse nicht sagen. Wir mussten auf seinen Personalausweis schauen, den er Gott sei Dank dabei hatte. Deshalb dieser Anruf."

Luise bedankte sich und fuhr mit ihrem Auto zum Krankenhaus, wo Henning, gut gelaunt, mit einem von Olivenöl durchtränkten Rucksack voller Lebensmitteln und Glasscherben, auf sie wartete.

„Na und?", antwortete er auf ihre Vorwürfe. „Kann doch jedem passieren! Außerdem war das Fahrrad alt. Um das ist es nicht schade." Und damit war das Thema für ihn erledigt.

In der nächsten Woche besuchte Henning Dr. Visser. Dieser hielt es für erforderlich, sich regelmäßig davon zu überzeugen, dass sein Patient immer noch durch Euthanasie sterben wollte.

„Herr Landes, wie fühlen Sie sich?"

„Wie im Zirkus auf einem Hochseil tanzend, Herr Doktor. Dabei habe ich ein ziemlich flaues Gefühl im Magen, dass ich jederzeit abstürzen kann und es hängt kein Netz darunter, das mich auffängt."

„Was meinen Sie mit *jederzeit abstürzen*?"

„Dass alles zu lange dauert, ich die Kontrolle über das Ganze verliere und es irgendwann zu spät sein wird für Sterbehilfe. Ich bin ziemlich gedankenlos in letzter Zeit."

„Ist das Ihre einzige Angst?"

„Nein, es gibt noch mehr. Ich fürchte auch die Auseinandersetzungen mit meinen Kindern und Enkeln, die zum Teil heftig sind. Sie machen mir arg zu schaffen und meine Schuldgefühle werden immer größer."

„Das kann ich nachvollziehen", nickte Dr. Visser, „das ist eine normale Reaktion auf die ganze Tragödie."

Henning strich mit beiden Händen über seinen Haarschopf und schaute den Arzt an: „Darf ich überhaupt so egoistisch sein? Darf ich das meinen Kindern antun?"

Max Visser sah seinem Patienten schweigend und verständnisvoll in die Augen. Henning Landes musste diesen Prozess durchleben. Er würde selbst die Antwort finden.

Henning wandte den Blick ab und presste mühsam hervor: „Mein Gott, ich bin so froh, dass ich so bin, wie ich bin, Lebenskünstler, positiv denkend, das Leben und die Menschen liebend mit allen Facetten. Aber ich lebe auch die andere Seite, bin selbstbestimmt, eigensinnig, stur und ziemlich egoistisch und ich lass mich von nichts und niemandem verbiegen! Ich habe beide Seiten in mir, und das macht mir zu schaffen, denn ich *will* nicht sabbernd und würdelos enden!"

„Es ist Ihre ganz persönliche Entscheidung, Herr Landes, ich werde dazu nichts sagen. Jeder Mensch hat eine eigene Vorstellung davon, was Würde für ihn bedeutet. Wichtig für mich ist, dass Sie gut überlegen, was Sie tun wollen. Auch wenn es noch etwas Zeit braucht."

„Ja, ich nehme mir die Zeit und werde gut nachdenken."

Er schaute wie durch einen Nebel auf seine Schuhspitzen. Es war still im Zimmer. Durch die geschlossene Tür drangen gedämpft Wartezimmergeräusche.

Der Hausarzt reichte Henning über den Schreibtisch die Hand.

„Bleiben Sie auf dem Seil, Herr Landes, wir werden unser Bestes tun, damit Sie nicht herunterfallen."

Henning nickte dankbar: „Auf Wiedersehen, Herr Doktor, danke fürs Zuhören."

Als er durch den sommerlichen Park nach Hause lief, hörte er in der Ferne die fröhliche Musik eines Karussells. Ach ja, heute ist Kirmes, stimmt! Sogleich musste er an Anneliese und Marius denken, wie sie in

Amsterdam mit dem Kinderkarussell ihr erstes Geld verdient hatten. Und an Valencia, als er dort eimerweise Geldmünzen zählen durfte …

1958

„Jetzt wäre doch eine günstige Zeit, dass du endlich mal mit dem Zug zu Anneliese nach Spanien fährst, Henning, meinst du nicht auch?“, fragte Tante Olga, die in ihrem getüpfelten Sommerkleid aussah wie das blühende Leben. Sie hatte sich nach der schweren Pflege ihres Vaters so richtig gut erholt und war wie immer bester Laune.

Nach Opa Antons Tod hatte Henning sich zunächst etwas um seine kränkelnde Mutter gekümmert. Der Hausarzt diagnostizierte eine chronische Darmentzündung, verordnete starke gefäßverengende Medikamente gegen die Blutungen. Langsam ging es ihr besser.

Jetzt war er 17 und hatte seine Schwester seit Ewigkeiten nicht mehr gesehen. Er musste oft an sie denken und war richtig froh, dass Tante Olga von der Reise nach Valencia angefangen hatte.

„Ja, super, das mache ich bevor mir wieder etwas dazwischen kommt. Ich bin so gespannt, wie Marius und Anneliese in Valencia leben!“

Die Sehnsucht bekam Räder – Tante Olga gab ihm das Geld, wie sie es versprochen hatte. Zusammen mit seinem Ersparten würde das bestimmt reichen. Überglücklich kaufte er die Zugfahrkarte. 24 Stunden sollte die Fahrt bis Valencia dauern. Er hoffte, dass Anneliese ihn vom Bahnhof abholte, er hatte ihr geschrieben, wann der Zug ankommen würde.

In Paris musste er umsteigen, hatte zwei Stunden Aufenthalt. Ausgehungert stieg er mit dem schweren Rucksack auf den Schultern aus dem Zug. Sein gesamter Proviant, den Mutter ihm mitgegeben hatte, war bis aufs Letzte verdrückt, sein Magen knurrte. Es wimmelte von Leuten auf dem Bahnsteig. Der Geräuschpegel war gigantisch, Fetzen französischer Sprache drangen an sein Ohr. Er konnte diese Fremdsprache sprechen, das hatte er zwei Jahre lang in der Schule in Amsterdam gelernt, aber hier ratterten und schnatterten die Menschen ein Französisch, das er noch nie in seinem Leben gehört hatte. Er verstand kein Wort!

Am Ende des Bahnsteigs gab es einen Verkaufsstand für Baguettes und Pommes frites. Der Verkäufer schnitt die Baguettes auf und legte die Pommes zwischen die Brotscheiben. Ketchup mit Mayonnaise drauf und das Baguette wurde zugeklappt. Das Prachtstück erschien Henning köstlich, aber leider hatte er keine französischen Francs und konnte sich dieses wunderbare Essen nicht kaufen. Er bot dem Baguetteverkäufer holländische Gulden an, aber der winkte ab. Non, non, nichts zu machen!

Jetzt musste Henning sich unbedingt seine Suppe kochen, sonst würde er auf der Stelle verhungern, die Pommes-in-Baguette-Bude hatte ihm die letzte Beherrschung geraubt!

Weiter vorne am Bahnsteig war es ruhiger. Er suchte eine Ecke, wo er die kleine Gaskartusche aus dem Rucksack holen konnte. Den Topf und die Dose mit dem dicken Eintopf fand er auch schnell. In Windeseile brannte die Flamme, er rührte mit dem Löffel die Suppe um, bis sie warm war und einen herrlichen Duft verbreitete. Jetzt konnte er sie essen.

Die Leute, die vorbei kamen, schnupperten mit aufgeblähten Nasenflügeln und grinsten: „Bon appétit!"

„Merci beaucoup", erwiderte Henning, zwinkerte und murmelte gedämpft: „Ihr seid bestimmt neidisch auf meine leckere Suppe, ätsch!"

Als der Zug in Valencia anhielt, war er total aufgeregt. Nervös suchte er mit den Augen den Bahnsteig ab. So viele Menschen, wie sollte er da Anneliese finden?

Er schaute und schaute, die Plattform leerte sich, und plötzlich sah er sie! Anneliese hatte ihn auch entdeckt und winkte wild. Sie fielen sich in die Arme, lachten und küssten sich. Es war ein herrliches Wiedersehen für die Geschwister, die sich so nahe waren. Die hochsommerliche Hitze in Valencia war kaum auszuhalten, aber Henning spürte nichts davon, so froh war er, Anneliese zu sehen.

Mit dem Bus ging es zum Vergnügungspark, wo Marius ihn herzlich begrüßte: „Na Henning, wie geht's dir? Hattest du eine gute Reise?"

„Oh ja, Schwager, alles Spitze, ich hab viel geschlafen, da fühlte ich meinen Kohldampf nicht so."

„Du hast Hunger, Henning?" Anneliese wurde sofort aktiv. „Komm mit in den Wohnwagen, ich mach dir was."

Wie ein ausgehungerter Wolf schlang Henning drei Teller Paella in sich hinein. Jetzt ging es ihm besser, er schaute sich neugierig um: Der altbekannte Zirkuswagen war gemütlich eingerichtet. Eine neue Couch in der Ecke, einen neumodischen Kühlschrank und eine nagelneue Fernsehtruhe mit Fernseher, Radio, Plattenspieler und Tonbandgerät. Henning war hingerissen! Puh! Ein Fernseher!

„Was muss Marius reich sein", dachte er. „Das ist doch nur was für Wohlhabende!"

„Komm, ich zeig dir mal unsere neuen Spielautomaten", sagte Anneliese und nahm ihn mit nach draußen. Sie mussten eine Weile laufen, denn die Wohnwagen standen alle etwas außerhalb vom Vergnügungsgelände. Henning entdeckte die bunten Flipperautomaten schon von Weitem.

„Das sind doch eure, Anneliese, oder?" Sie nickte.

Es klingelte, schepperte, knallte und röhrte. Anneliese zeigte auf den Stand nebenan. Dort spielten sehr viel Leute. Jeder Automat war besetzt.

Henning schaute hin und entdeckte Marius, der sich mitten in einem Kreis von kleinen quadratischen Spielautomaten befand. Interessiert betrachtete Henning die Geräte genauer. Das waren ja ganz neuartige Apparate – Pesetenautomaten! Man steckte Fünfpesetenstücke hinein. Die Münzen blieben liegen, während ein Bulldozerarm immer hin und her schwenkte. Wenn man weitere Geldstücke hineinwarf, türmten diese sich auf und man hoffte, dass der Schieber einen reichlichen Batzen Peseten in das Gewinnerloch schob. Manchmal rasselte es vorne, das war für den Spieler, aber meistens rasselte es in das hintere Loch hinein. Das war dann für Marius.

„Jugamos! Una Peseta nada mas!" Das war der Marktschrei, den Marius den Spaniern zurief. (Komm spielen! Nicht mehr als eine Peseta!) Und natürlich warfen die Leute viel mehr als nur eine Peseta ein.

„Kein Wunder, dass er sich eine Fernsehtruhe kaufen kann", murmelte Henning zu Anneliese, die stolz auf ihren Marius blickte. Sie lächelte.

Henning musste Anneliese alles von zuhause erzählen. Wie es Mutter, Oma und Tante Olga ging, von Opas Sterben und was Henning beruflich weiter machen wollte. Ob er schon eine Freundin hätte – wobei er ganz verlegen wurde – und ob er schon mal ein Mädchen geküsst hatte. Da wurde sein Gesicht tiefrot.

„Anneliese, sei nicht so neugierig, so was fragt man einen Mann nicht", mahnte Marius, klopfte seinem jungen Schwager auf die Schulter und meinte: „Hast du Lust mir bei den Spielautomaten zu helfen? Sie müssen jetzt entleert und das Geld gezählt werden."

Das ließ Henning sich nicht zweimal sagen und weg war er, seiner Schwester frech winkend.

Anneliese war nicht wieder schwanger geworden nach ihrer Fehlgeburt, obwohl sie und Marius sich sehnlichst ein Baby wünschten. Henning wusste, dass sie es genoss, ihn bei sich zu haben. Aber er war kein Kind mehr. Es ging ihm durch den Kopf, dass er während seiner Erlebnisse mit Opa Anton mit seinen 17 Jahren erwachsen geworden war. Er bemerkte, dass Anneliese sich wunderte, wie positiv er sich nach dem Tod von Vater verändert hatte. Als kleines Kind hatte er Streitereien unter Kindern, wenn er mit ihnen auf der Straße spielte, nicht aushalten können. Er rannte dann davon, weinte oft verzweifelt. Später, nach Vaters Tod, war er aufgeblüht. Jetzt liebte er das Leben mit allen Sinnen.

„Das habe ich wohl Tante Olga zu verdanken", dachte er. Sie hatte ihm über die ganzen Jahre hinweg ihre positive Lebenseinstellung vorgelebt. Er war ihr unendlich dankbar dafür.

Die Zeit in Spanien raste vorbei, und bevor er es realisierte, musste er wieder zurück nach Amsterdam. Nach einem traurigen Abschied und Annelieses Versprechen, dass sie und Marius bald nachkommen wollten, rollte der Zug im Schritttempo aus dem Bahnhof von Valencia. Anneliese stand am Bahnsteig, weinte und winkte ihm mit einem weißen Taschentuch nach, bis der Zug aus ihrem Blickfeld verschwand. Henning lehnte sich auf seinem Sitz zurück, wischte sich heimlich mit dem Zeigefinger über die Augen. Er tat so, als ob ein Insekt hineingeflogen sei ...

Das Gespräch mit Dr. Visser beschäftigte Henning noch lange, nachdem er den Park verlassen hatte. Die Unruhe trieb ihn vorwärts. Er lief und lief, war müde und durstig, schaute sich um nach einem Café, um etwas zu trinken, hatte vergessen, dass er nach Hause wollte.

In den hohen Kastanienbäumen an einem Kanal zwitscherte es. Amsel? Nachtigall? Oder wie heißen die noch – Vögel?

Irgendwie war ihm die Gegend unbekannt.

„Seltsam, ich kenne Amsterdam doch wie meine Westentasche", dachte er besorgt und lief zur nächsten Ecke, um auf das Straßenschild zu schauen.

„*Transvaalkade*", las er laut. „Ist mir nicht bekannt, muss mich ziemlich verlaufen haben."

Eine Bank am Wasserrand lud ihn ein, sich hinzusetzen. Er fühlte sich erschöpft. Wo wollte er noch mal hin?

„Erst mal ein wenig ausruhen", dachte er, lehnte sich zurück und wischte sich über die Augen, wie im Zug nach dem Abschied von Anneliese. Und es dauerte nicht lange, bis er einschlief …

Sobald er von der Reise nach Valencia zurückgekehrt war, nahm er sich vor, sich um seine Ausbildung zu kümmern. Er meldet sich in der Berufsfachschule für Einzelhandel an und konnte im folgenden Monat anfangen. Die Ausbildung machte ihm Spaß.

Der Sommer in Holland war so schön wie in Spanien. Nur nicht so heiß. Henning genoss ihn. Er liebte die Mädchen und sie liebten ihn. An den Wochenenden fuhr er, immer begleitet von einigen Freundinnen, mit dem Fahrrad an den Strand. Die Mädels hatten meist einen Picknickkorb dabei und verwöhnten ihn mit leckeren Häppchen. Sie warben um ihn, verliebten sich in ihn, aber er blieb standhaft. Vergnügte sich hin und wieder mit einem kurzen One-Night-Stand, wollte jedoch niemals eine feste Freundin. Die Freiheit schien ihm ein kostbares Gut, das man nicht so schnell aufgeben sollte.

In seiner Freizeit besuchte er Tante Olga und Oma Greta so oft es ging. Onkel Bertram redete inzwischen noch weniger als früher und war beinahe zu einem starren Möbelstück mutiert.

Tante Olga fragte regelmäßig: „Hast du noch kein Mädchen kennengelernt, Henning?"

„Oh, viele, Tante Olga! Soll ich dir alle 1003 vorstellen?"

„Sapperlot! 1003! Bring sie morgen ruhig zum Tee mit, Don Giovanni, du Angeber", lachte sie schallend.

Tante Olgas Wunsch sollte bald in Erfüllung gehen.

Mit 19 lernte Henning sie kennen, Viola, seine große Liebe, die ihn von einem Augenblick auf den anderen um den Verstand brachte.

Zu der Zeit arbeitete er als Schallplattenverkäufer in einem Luxuskaufhaus, direkt neben dem königlichen Palast in Amsterdam.

Die junge Frau, ein exotischer Typ mit hüftlangem, glänzend schwarzem Haar, stöberte in den Schallplatten. Ihr bodenlanger, türkisfarbener Rock legte sich um die schlanke Figur und umschmeichelte die langen Beine. Das zarte Gesicht mit den Mandelaugen schien ihm, als komme es aus einer anderen Welt. Er beobachtete sie atemlos, und als sie den Kopf hob und er ihr verträumtes Lächeln sah, war es um ihn geschehen!

Dieser Blick! Die halb geschlossenen Augen hinter dem dichten Wimpernvorhang brachten sein Herz zum Rasen. Er hielt den Atem an und ging zaghaft einen Schritt auf sie zu. Sie zog ihn an, als hätte sie ein unsichtbares Band in der Hand, an dessen anderem Ende er zappelte. Hilflos verwirrt stand er nun direkt neben ihr.

„Kann ich Ihnen helfen?" Mit großer Anstrengung brachte er die wenigen antrainierten Worte heraus.

„Aber gerne." Der abwesende Blick hinter dem schwarzen Wimperngitter streifte sein Gesicht.

Wo mag sie mit ihren Gedanken sein, ging es ihm durch den Kopf, als er mühsam ein *Nach was schauen Sie denn?* hervorbrachte.

„Ich suche die wundervolle *Symphonie Nummer Neun von Beethoven*, mit dem einzigartigen Dirigenten *Karl Böhm*", schwärmte sie, legte die Handflächen aneinander, drückte ihre Lippen auf die Fingerspitzen und senkte den Kopf.

„Wie eine Madonna", dachte Henning. Ich halte es nicht mehr aus. Ich *muss* sie kennenlernen!"

Gemeinsam suchten sie die Schallplatte und verwickelten sich in ein anregendes Gespräch über Musik. Als der Abteilungsleiter Henning erboste Blicke zuwarf, verabredeten sie sich für den Abend am Monument auf dem *Damplatz* direkt vor dem Kaufhaus. Nach einer langen Nacht, begleitet von *Beethovens Neunter*, verliebte Viola Samarkant sich ebenfalls in Henning.

Zwei Jahre verbrachten sie jede freie Minute miteinander und hielten ihre Liebe geheim.

Mutters erste Frage war, als Henning Viola endlich mit nach Hause brachte: „Kann sie auch kochen?"

Auch in der *Witte de Withstraße* stellte er sie vor. Tante Olga war es wichtig zu wissen, ob sie Henning auch von Herzen liebte – was Viola mit einem bezaubernden Lächeln bestätigte.

Onkel Bertram riss die Augen auf, als er sie sah, sein Kinn fiel runter, während der große Aschebolle an seiner Zigarre zu Boden plumpste und zerstäubte.

„Greifen Sie ruhig zu, Sie können auch zwei nehmen", lächelte Oma Greta mit ihrem dünnen Altersstimmchen und hielt Viola die geöffnete Keksdose hin. Viola nahm schmunzelnd einen Schokoladenkeks und bedankte sich artig.

So hatte die Familie ihren Segen gegeben und bald danach heirateten sie heimlich am Strand auf der *Insel Texel*. Viola wollte es so. Sie trug einen seidenen indischen Sari mit Goldstickereien. Ihre Beine waren nackt und die Zehen hübsch rot lackiert. Der Sand unter ihren Füßen gab ihr das Gefühl geerdet zu sein und das Richtige zu tun. Henning war entzückt von ihrem Aussehen. Er war ebenfalls barfuß und trug einen naturweißen Anzug mit einem schwarzen T-Shirt darunter. Hand in Hand liefen sie nach der Trauung durch die Brandung am Strand entlang, glücklich und voller Hoffnung auf eine gemeinsame Zukunft.

Seine Mutter grollte, weil sie zur Hochzeit nicht eingeladen war. Tante Olga akzeptierte es: „Das ist eure Hochzeit, und es ist euer Recht, sie so zu gestalten, wie ihr das wollt."

Anneliese und Marius riefen aus Valencia an und wünschten alles Glück der Welt. Henning verspürte Sehnsucht nach seiner Schwester, ihre letzte Begegnung war viel zu lange her.

Viola und Henning zogen in eine sonnige Zweizimmerwohnung mit großem Balkon. Er war zwei Jahre älter, als seine gerade 19 gewordene Frau. Nach einem Jahr wurde Töchterchen Neomie geboren, ein Wunschkind. Wie glücklich sie damals gewesen waren …

Henning öffnete die Augen. Er saß immer noch auf der Bank am Wasser. Jetzt erkannte er, wo er war.

„Natürlich", dachte er und drehte sich um, „dort ist die Straße, in der ich als Kind gewohnt habe, da an der Ecke war der Laden von Mijnheer Scheppmann. Und hier auf dem Eis des Kanals bin ich Schlittschuh gelaufen mit Anneliese!"

Er schüttelte den Kopf. Wieso hatte er den Namen *Transvaalkade* nicht mehr in seiner Erinnerung? War das schon Alzheimer? Es verspürte starken Brechreiz, Panik, es fröstelte ihn.

Mit schnellen Schritten machte er sich auf den Weg nach Hause. Weglaufen, fliehen vor diesem scheußlichen Vergessen!

Mit Neomie in der Grachtenwohnung

Henning war gerade zuhause, als das Telefon läutete. Es war Neomie. Sie weinte.

„Papa, ich halt es nicht aus, kann ich mit dir reden?"

„Natürlich, Maus! Jetzt, telefonisch, oder willst du kommen?"

„Nein, nicht bei dir, komm bitte zu mir."

„Mach einen Kaffee, bin schon unterwegs."

Er fand Luise im Wohnzimmer, sie goss die Orchideen.

„Das war Neomie, Schatz, sie weint meinetwegen, ich fahr zu ihr."

Luise nickte: „Ist in Ordnung, geh nur, sie wird dich brauchen."

Henning schwang sich auf sein Fahrrad und strampelte so schnell er konnte durch den lebhaften Verkehr zu Neomies Wohnung. Am eisernen Geländer einer steilen Brücke über die Gracht kettete er sein Rad mit einer dicken Gliederkette an. Das Fahrradschloss wog zwei Kilogramm. Mittlerweile hatten viele Radfahrer solche Panzerketten.

„Mir klaut man kein Fahrrad mehr!", knurrte er und nahm vorsorglich den Sattel ab, klemmte ihn unter den Arm. Er klingelte an der Haustür des schmalen Giebelhauses und stieg durchs Treppenhaus bis in die vierte Etage.

Als sie in der hübschen Grachtenwohnung auf Neomies Sofa saßen, klang aus der Stereoanlage leise Musik von ABBA. Neomie und er liebten ABBA. Beim bewegenden Lied *The winner takes it all, the loser's standing small*, brach sich Neomies Verzweiflung Bahn: „Papa, warum? Ich komm nicht klar damit, versteh es nicht. Denkst du denn gar nicht an mich? Ich will nicht, dass du mich verlässt, einfach so!"

„Ach, Kind." Er schaute sie erschrocken an, so kannte er seine ausgeglichene Tochter nicht!

„Ich fühl mich völlig zerrissen", weinte Neomie wütend, „weil ich dich einerseits verstehe, aber es andererseits gar nicht *will*. Du sollst bei mir bleiben!"

Henning stand auf und wollte sie in den Arm nehmen, sie stieß ihn weg. „Nein, komm mir jetzt nicht so. Du sagst, dass du mich lieb hast, aber dann machst du so was. Wie passt das zusammen?"

„Ich dachte, du hast verstanden, warum ich das tun muss. Neomie!"

„Ich will es nicht verstehen!" Heftig sprang sie auf, griff unbeherrscht nach der Kaffeekanne, schenkte zitternd Kaffee nach. Die braune Brühe schwappte über und sie rannte hektisch in die Küche, um einen Lappen zu holen.

„Kind! Beruhige dich, lass uns darüber reden", beschwichtigte Henning, versuchte, soweit es ging, Ruhe zu bewahren.

„Nein! Ich will nicht reden! Ich will heulen!"

Neomie weinte, bis sie keine Tränen mehr hatte, und ließ es irgendwann zu, dass Henning sie in den Arm nahm. Mit dem Kopf an seiner Brust wurde sie langsam ruhiger.

„Geht's jetzt besser, Kleines?"

Neomie nickte: „Es tut verdammt weh, weißt du das? Du gehörst zu mir, seit ich denken kann, seit meiner Geburt. Wenn du nicht mehr da bist, werde ich mich wie amputiert fühlen."

„Liebes, glaub mir, ich weiß genau, was in dir vorgeht. Aber du bist jung und stark, du hast ein herrliches Leben vor dir, auch ohne mich."

Schweigend hielten sie sich an den Händen, fanden Halt aneinander und lauschten durch das offene Fenster dem Zwitschern der Vögel in den hohen Kastanienbäumen an der Gracht.

Gedankenverloren sagte Henning: „Ich glaube, die Liebe und die Würde sind zu groß für uns Menschen. Wir können sie im Grunde nicht verstehen. Wenn das Schicksal uns dann existenziell bedroht, scheint es mir, als handeln wir eher aus dem *Bauch* heraus, statt nach unserem Verstand."

Neomie dachte eine Weile darüber nach und versuchte sich in ihren Vater hineinzuversetzen. Sie schaute ihn an.

„Philosophierst du immer noch so viel?"

„Ich versuche es, aber es fällt mir schwer, einen Gedanken zu Ende zu denken. Krieg das nicht mehr auf die Reihe", seufzte Henning. „Es wird immer schwieriger."

Neomie lehnte sich an ihn.

„Du hast es nicht leicht gehabt in deinem Leben, nicht wahr Papa? In unserer Familie gab es dauernd Katastrophen."

„Ja, das stimmt, aber auch viele positive Erfahrungen. Denk mal an Oma Katharina, als sie, trotz amputiertem Bein, so einen Spaß im Faschingsumzug hatte. Weißt du noch? Damals warst du gerade in *New Orleans* und Oma hat dir das *Abenteuer* ausführlich am Telefon erzählt."

„Ich weiß es noch, Papa. Ich hab sie total bewundert wegen ihrer Kraft."

Henning nickte: „Ich empfinde großen Respekt vor ihr, sie hat alles für uns Kinder getan. Manch andere Mutter hätte das nicht so durchgehalten."

„So wie Viola?"

„Deine Mutter ist eine Träumerin, sie lebt in höheren Sphären."

„Sie hat uns verlassen, zurückgelassen. Freiwillig! Und jetzt gehst du auch noch."

Neomie befreite sich aus Hennings Armen.

„Komm Papa, reden wir von was anderem, bevor ich von vorn anfange mit der Heulerei."

Sie stand auf und legte eine neue CD auf.

Eine Stunde später verabschiedete Henning sich. Neomie hatte sich gefangen, sie konnten wieder gemeinsam lachen.

Er musste lange nach seinem Fahrrad suchen.

„Wo habe ich es verdammt noch mal abgestellt?", dachte er verärgert. Endlich, gefunden!

„Logisch, am Brückengeländer, wie immer!" schimpfte er erleichtert. „So schlimm ist es noch nicht mit meinem Gehirn."

Das Rad war unbeschädigt, sogar die Fahrradklingel war nach wie vor dran, jedoch die Pumpe war geklaut worden. Teufel! Er öffnete das Schloss an der dicken Kette, steckte den Sattel in die Stange zurück und stieg auf.

Auf dem Weg nach Hause begleitete ihn der Gedanke an seine Mutter, an ihre Beinamputation – das war 1964 gewesen, ein Jahr nach Neomies Geburt …

Unerwartet brach die Katastrophe über Katharina herein. Ihre Darmprobleme hatte sie mit Medikamenten in den Griff bekommen, klagte jedoch seit Wochen über heftige Schmerzen im linken Fuß. Sie zeigte Henning den Fuß, er war rotblau und dick angeschwollen.

„Wir fahren auf der Stelle zum Doktor, Mutter! Das gefällt mir nicht!"

Sie nickte mit schmerzverzerrtem Gesicht: „Du hast recht, Junge, da stimmt was nicht."

Der Hausarzt verbot ihr ab sofort die Medikamente, die sie seit Jahren nahm.

„Sie haben eine Durchblutungsstörung im Fuß. Diese Tabletten für den Darm sind gefäßverengend. Sie müssen das Medikament unverzüglich absetzen und einen Facharzt aufsuchen. Hier ist die Überweisung."

„Es tut mir leid, Frau Landes, wir werden Ihren Fuß amputieren müssen. Das Gewebe ist abgestorben", bedauerte der Gefäßspezialist im Krankenhaus. Henning war dabei, als dieses Urteil fiel, und nahm seine weinende Mutter in den Arm.

Der Arzt sprach weiter: „Wir wollen mit der Operation noch warten, und vorerst ihren Fuß in Eis legen. Erst wenn wir genau sehen, wo sich die gesunde Linie bildet, werden wir operieren. Vielleicht haben sie Glück und wir können das Knie erhalten. Ansonsten müssen wir zur Sicherheit auch den ganzen Oberschenkel mit amputieren."

Mutter nickte wie betäubt. Sie konnte überhaupt nicht abschätzen, was auf sie zukommen würde, wie das Leben weitergehen sollte.

In den nächsten sechs Wochen ging sie durch die Hölle. Die Schmerzen waren unerträglich! Der Fuß lag in einem Eiswürfelbett, das stündlich erneuert wurde. Zäh bildete sich die Linie, auf die die Ärzte warteten.

Wie häufig sie sich gesagt haben mochte, dass sie stark sein müsse, konnte Henning sich denken. Sie war unheimlich tapfer.

Bei der Operation wurden Fuß und Wade zehn Zentimeter unterhalb des Knies amputiert. Sie hätte wirklich Glück gehabt, meinten Arzt und Krankenschwester.

Die Wunde verheilte gut, und nach einem vierwöchigen Aufenthalt in der Rehabilitationsklinik, wo Mutter lernte, mit einer Beinprothese zu laufen, kam sie nach Hause. Zuerst zog sie zu Henning und Viola, bis Henning in der Nähe eine ebenerdige Wohnung gefunden hatte, die Anneliese und Marius für sie kauften. Henning transportierte ihre Möbel in das neue Zuhause, richtete es behaglich ein und Mutter versuchte, alleine zurechtzukommen. Mittlerweile erhielt sie eine kleine Rente vom Staat, und wenn sie ein Zimmer vermietete, reichte es für ihre bescheidenen Ansprüche.

Anneliese und Marius kehrten aus Spanien zurück, um in den Niederlanden ihr Spielautomatengeschäft weiter auszubauen. Anneliese half ihr im Haushalt, so oft es nötig war. Mit der Prothese konnte Mutter halbwegs laufen, und Gott sei Dank, war sie alles in allem, nicht zuletzt wegen ihres prächtigen Blumengärtchens hinterm Haus, einigermaßen zufrieden …

Henning musste die Pedale seines Fahrrads mit aller Kraft gegen den Wind durchtreten. Die Sturmböen, die häufig durch Amsterdam zogen, waren heute stark. Er schwitzte, es war noch ein gutes Stück bis nach Hause.

Schwer atmend musste er an Violas Reaktion von damals denken. Sie war enorm erleichtert gewesen, als die Schwiegermutter endlich bei ihnen auszog. Er konnte es verstehen, Viola war wieder schwanger und sowieso überfordert.

Doch was in der Zeit danach geschah, war für ihn bis heute unfassbar …

Julius, ihr zweites Kind, kam zur Welt. Neomie hatte jetzt ein Brüderchen. Viola und Henning waren sich einig; sie wollten einen Stall voll Kindern haben. Die ganze Familie freute sich mit ihnen über den Jungen.

Neomie war begeistert von ihrem Brüderchen. „Is meins", zeigte sie mit einem Speckfingerchen auf Julius, der an Violas Brust saugte. Auch als das Baby größer wurde, blieb sie lieb und zärtlich und zeigte keine Eifersucht. Sie half ihrer Mama beim Wickeln und Baden und war ihren Eltern ein richtiger Sonnenschein.

Zwei Jahre später lag erneut ein kleiner Junge in der blauen Wiege. Sie nannten ihn Sebastian. Viola zeigte zwischen den Geburten immer mehr

Verrücktheiten – wie Henning ihre Interessen abwertend bezeichnete. Sein Verständnis für Meditieren und Sinnsuche war gleich null.

Henning war glücklich mit seinen drei Sprösslingen, Viola total gestresst. Sie schaffte ihren Tagesablauf immer weniger, fand keine Zeit für ihre Träume, Musik und ihren Selbstfindungsprozess. Die Kinder nervten. Der Kindergarten, die Schule, die Kinderkrankheiten – alles war ihr zu viel, sie kam nicht mehr klar. Allmählich verlor sie die Freude an ihrer Familie. Henning machte ihr Vorwürfe.

„Viola, was ist los mit dir? Warum bist du so unzufrieden?", stöhnte er regelmäßig, versuchte sie an sich zu ziehen.

Sie drehte sich ab und senkte den Kopf.

„Ich weiß es nicht, Schatz, ich weiß es wirklich nicht."

„Was fehlt dir? Du hast doch alles, drei gesunde Kinder, eine schöne Wohnung, einen Mann, der dich liebt, der das Geld verdient. Was willst du noch?"

Wie immer stiegen dann Tränen in Violas schöne Augen. Sie lief hinaus, verkroch sich in irgendeine stille Ecke, zündete eine Kerze an und begann zu meditieren, Henning ratlos zurücklassend. Violas esoterische Anwandlungen machten ihn misstrauisch. Wohin würde das noch alles führen? Wenn er mit ihr reden wollte, zog sie sich zurück. Er konnte sich nicht durchsetzen, nicht laut diskutieren, nicht streiten. Es war wohl seine Kindheit, die ihn so konfliktscheu hatte werden lassen.

Als die Kinder vier, sechs und acht Jahre waren, verliebte Viola sich Hals über Kopf in einen braun gebrannten jungen indischen *Gott* mit einer athletischen Figur und dem exotischen Namen: Panchu Kafir. Er war für einige Wochen mit einer Tanzgruppe aus Indien nach Amsterdam gekommen. Der junge Mann gehörte nicht zu den Tänzern, war jedoch stark und für die Tournee durch Europa als Bühnenarbeiter engagiert. Sie lernten sich nach einer Vorstellung kennen und verliebten sich sofort ineinander. Panchu sprach ein gebrochenes Englisch-Gemisch. Er schaute Viola mit seinen geheimnisvollen, pechschwarzen Augen an und sie fühlte sich wie eine Siebzehnjährige. Panchu war ihr ein echter Seelenverwandter, mystisch angehaucht zwischen Buddhist und Hindu, arm wie eine Kirchenmaus, aber romantisch und erotisch.

Nach einer Woche, in der Viola blind vor Verliebtheit glaubte, ihn nun zu kennen, schliefen sie miteinander.

„I love you", flüsterte er in ihr duftendes Haar, „tust du gehen mit mir to *Goa*? It's die Paradise of World."

Viola verließ Henning und die Kinder über Nacht, nachdem sie heimlich tausend Gulden für ein Flugticket vom gemeinsamen Sparbuch abgehoben hatte. Sie schrieb noch einen Abschiedsbrief, zog leise die Haustür hinter sich zu und flog mit ihrem Liebhaber nach *Goa* an der indischen Westküste.

Henning fand den Umschlag am Morgen auf dem Küchentisch. Er las den Brief, der in Violas typisch blumiger Sprache geschrieben war. Sie erklärte darin, warum sie gehen musste. Henning wollte es nicht glauben! Bedeuteten ihre Kinder denn nichts für sie? Gar nichts? Wie konnte eine Mutter so grausam handeln? Seine Welt brach zusammen. Wie versteinert machte er den Kindern das Frühstück und rief seinen Chef an, um ihm mitzuteilen, dass er heute nicht arbeiten könne.

Die Kinder fragten nach Mama, er vertröstete sie, hoffte inständig, dass Viola es sich anders überlegen und nach Hause zurückkehren würde.

Am Abend telefonierte er mit Anneliese. Er bat um Hilfe, denn am nächsten Tag wartete die Arbeit auf ihn. Anneliese kam in der Früh und sie regelten die Kinderbetreuung für die kommenden Tage. Auch Katharina würde mithelfen und täglich das Abendessen für die Kinder und Henning kochen. Aber sie mussten zu ihr kommen, alles andere war ihr zu beschwerlich mit ihrer Behinderung. Die Familie wollte die Hoffnung nicht aufgeben, dass Viola bald zurückkam.

Henning hatte den Kindern nach Ankunft einer Postkarte von Viola die Wahrheit gesagt, damit sie nicht wiederholt nach ihrer Mutter fragten. Sie lagen alle vier auf dem Ehebett und kuschelten unter der großen Decke.

„Papa", fragte Neomie, „warum ist Mama fortgegangen? Hat sie uns nicht mehr lieb?"

„Was soll ich jetzt antworten", dachte Henning, „ich versteh es selber nicht." Er streichelte sanft über ihr Haar. „Ich weiß es nicht, Neomie. Mama hat euch sehr lieb gehabt, als sie noch hier war, und warum sie nach Indien gegangen ist, begreife ich auch nicht. Wenn ihr größer seid, fragt ihr sie am besten selbst. Vielleicht kann sie es euch erklären."

„Wenn Mama zurückkommt, haue ich sie", drohte der vierjährige Sebastian.

„Das darf man nicht!" Julius stupste seinen Bruder in den Bauch. „Mamas darf man nicht hauen, nur Brüder!" Er warf sich auf ihn und kitzelte ihn. Alle lachten.

„Was habt ihr heute erlebt, Kinder? Wer möchte anfangen?" Henning leitete das allabendliche Ritual ein und sie begannen zu erzählen. Nach einer Stunde fielen die Augen der Kleinen zu. Henning brachte sie in ihre Betten, küsste sie, sagte Gute Nacht und dass er sie lieb hatte.

„Wir dich auch, Papa."

Als Henning das Licht löschte, war er traurig und glücklich zugleich. Er schloss leise die Tür, ging an seinen Schreibtisch und schrieb Viola einen Brief voller Zorn und Vorwürfe, den er nie abschickte.

In den nächsten Wochen und Monaten brachte der Postbote viele Briefe von Viola. Seitenweise berichtete sie von dem, was sie sah und erlebte. Von Bombay und den unzähligen Armen in Indien. Von Krüppeln, bettelnden Kindern und Lappenzelten am Straßenrand, in denen Großfamilien schliefen. Von Menschenmassen in Lärm und Gewühl, zwischen Ziegen, Schweinen und heiligen Rindern. Und wie sie erstickten in Dreck und Staub.

„Es bewegt mich", erzählte sie ausschweifend, „macht mich traurig, dieses Leid und die Hoffnungslosigkeit zu beobachten. Es rührt mich zu Tränen zu sehen, wie an den Altären am Wegesrand Gläubige und Pilger Rituale der Hoffnung verrichten für Kindersegen, für Arbeit und einen Teller Linsen mit Reis, für Durchhalten und einen guten Tod."

Sie schrieb von der Sehnsucht nach ihren Kindern und bat in jedem Brief um Verzeihung. Niemals gab sie eine Absenderanschrift auf dem Briefumschlag an, damit sie zurückschreiben konnten.

Henning war wütend! Die Kinder taten ihm so leid. Er las ihnen die Briefe vor, aber am liebsten hätte er die Dinger zerrissen!

Nach zwei langen Jahren kam ein Telegramm: *Ich bin krank. Will nach Hause. Habe kein Geld. Bitte hilf mir und schicke ein Flugticket an das niederländische Konsulat in Bombay.*

Er tat, was sie verlangte, und sie flog zurück nach Amsterdam. Krank war sie nicht, jedoch desillusioniert, reumütig und voller Sehnsucht nach der Familie. Sie wollte wieder bei ihnen einziehen, doch Henning wies ihr die Tür.

„Ich bereue zutiefst. Bitte verzeih mir doch, Liebster", flehte sie.

„Nein, Viola, ich kann dir nicht verzeihen. Du hast die Kinder und mich rücksichtslos im Stich gelassen, unser Schmerz war dir egal. Was glaubst du, was wir durchgemacht haben?"

„Aber ich will es wieder gutmachen, alles tun, was ihr wollt."

Henning schüttelte vehement den Kopf: „Nein, lass es gut sein! Es ist vorbei! Du hast alles kaputtgemacht, was zwischen uns war. Ich liebe dich nicht mehr und will die Scheidung."

„Und die Kinder?" Viola heulte auf.

„Die Kinder bleiben selbstverständlich bei mir, was denkst du denn?"

„Kann ich sie bitte besuchen?"

„Nein, nicht hier. Wenn sie dich sehen wollen, werden sie dich finden. Lass mich wissen, wo du wohnen wirst."

Am selben Tag noch reichte er die Scheidung ein und nach damaligem Scheidungsrecht wurde Viola für allein schuldig befunden. Henning bekam die Kinder zugesprochen. Sie hatte nicht mal mehr das Recht sie zu sehen, wenn Henning das nicht wollte. Aber er überließ das den Kindern selbst, sie konnten ihre Mutter besuchen, so oft sie mochten.

Viola besorgte sich in der Nähe der Familie ein Zimmer, suchte Arbeit und wartete. Die Jungen wollten nichts mehr mit der Mutter zu tun haben, nur Neomie hatte noch ab und zu Kontakt zu ihr.

Henning und Sebastian

Drei Uhr nachmittags. Es klingelte.

„Papa, wie geht's dir?" Sebastian stand vor der Tür.

„Komm rein, mein Junge, ich freue mich, dich zu sehen."

„Gib mal Antwort, wie geht es dir?"

„Was soll ich sagen? Du kannst es dir wohl denken. Beschissen! Lass uns ins Arbeitszimmer gehen, Luise ist noch hinten im Garten."

„Hast du schon was von der Euthanasie-Kontroll-Kommission gehört?"

„Nein, bis jetzt noch nichts. Es ist was anderes, was mir im Moment so zusetzt."

„Was denn?"

„Komm setz dich", Henning seufzte. „Weißt du, ich mache die ganze Familie unglücklich! Fange mehr und mehr an zu zweifeln, ob ich das Richtige tue."

„Das Richtige im Hinblick auf die Familie oder auf dich, Papa?"

„Nein, wegen euch. *Ich* möchte die Sterbehilfe."

Sebastian sah Henning traurig an: „Klar ist es schrecklich für uns. Dennoch musst du tun, was für dich das Beste ist."

„Ja, sollte ich wohl. Aber es ist ein Elend. Ich wechsele die Meinung wie meine Unterhosen – jeden Tag eine andere. Das kann doch so nicht weitergehen!"

„Wir können dir die Entscheidung nicht abnehmen, Papa, das wäre zu viel verlangt!"

„Das erwarte ich auch nicht, wollte dir nur erklären, wie beschissen ich mich fühle."

Henning stand auf: „Magst du was trinken? Ein Glas Wein?"

„Gerne."

„Auf deine Gesundheit, Junge."

„Prost, Papa." Sie tranken. Eine Weile war es still. Jetzt erst hörte Sebastian, die leise Klaviermusik im Hintergrund.

Er nahm den Gesprächsfaden wieder auf und wechselte das Thema.

„In letzter Zeit denke ich häufig an früher zurück. Wie hast du das überhaupt geschafft, uns drei Kinder großzuziehen? Der Alltag muss verdammt schwer gewesen sein mit uns Banausen."

Henning schaute Sebastian überrascht an – dafür hatte der Junge sich noch nie interessiert.

Er lächelte: „Ach, manchmal war das schon schwer, aber ich bekam für die tägliche Organisation viel Hilfe von meiner Mutter und von Tante Anneliese. Ohne die beiden hätte ich es nicht geschafft, musste ja jeden Tag arbeiten gehen. Später habt *ihr* kleinere Aufgaben im Haushalt übernommen, aber das weißt du ja."

Sebastian nickte. „Daran erinnere ich mich noch genau." Dann fuhr er mit verhaltener Freude in der Stimme fort: „Und wo wir grad mal beim Thema Kinder sind, muss ich dir unbedingt noch eine Neuigkeit verraten. Wir bekommen wieder Nachwuchs, Ute ist schwanger."

Überrascht schaute Henning hoch.

„Was für eine gute Nachricht, herzlichen Glückwunsch. Das freut mich. Ein neuer Erdenbürger! Wie geht es Ute, und was sagen die Zwillinge dazu?"

„Ute geht es gut, alles ist in bester Ordnung. Die Zwillinge freuen sich *scheckig*, wie sie behaupten."

Henning lachte: „Wann ist es denn so weit?"

„Ute ist im vierten Monat."

Sie schwiegen eine Weile und es war beiden klar, an was sie dachten. Nachdenklich rieb Henning sich am Kinn und seufzte.

„Die Geburt dieses Enkelkindes werde ich nicht mehr erleben", überlegte er kaum vernehmbar, und es schnürte ihm die Kehle zu. Er schluckte.

„Ein Leben geht, ein Leben kommt", sagte er dann gefasst und legte seine Hand auf Sebastians Arm. „Es ist der natürliche Kreislauf. Leben bedeutet Hoffnung und das tröstet irgendwie."

Sebastian lächelte dankbar. „Es tut gut, dass du es so sehen kannst."

Nachdem sein Sohn gegangen war, holte Henning ein Fotoalbum aus dem Bücherschrank und setzte sich damit in seinen Lehnsessel. Es enthielt Bilder aus der Zeit, in der die Kinder noch klein waren, und beim Durchblättern erschien ein warmes Lächeln auf seinen Lippen. Neomie war auf einem Foto zehn Jahre alt. Es war im *Vondelpark* aufgenommen, die Kleinen hatten die Fahrräder dabei. Neomie trug einen wadenlangen Rock. Henning wusste das noch, weil das Teil ständig zwischen die Speichen geriet und seine Tochter sofort eine Lösung fand, indem sie den Rock hochkrempelte bis über die Knie. Mit ihrem unkomplizierten, fröhlichen Wesen machte sie ihrem Papa große Freude.

Auf demselben Bild waren Sebastian und Julius sechs und acht, kleine Raufbolde, Lausbuben in kurzen Hosen, freche Kappen auf dem Kopf und ein Grinsen im Gesicht – glückliche Zeiten.

Der chaotische Haushalt eines alleinstehenden Vaters mit drei Kindern hatte sich organisiert, alles lief wie am Schnürchen. Jeden Morgen machte Henning Frühstück und sorgte dafür, dass der Nachwuchs zur Schule kam. Sie besuchten eine Ganztagsschule, bekamen dort mittags eine Mahlzeit, und wenn um 16 Uhr Schulschluss war, wurden sie von Anneliese abgeholt, die mit ihnen spielte oder etwas unternahm.

„Wollen wir heute in den Zoo gehen, Kinder? Es gibt neue Gorillababys zu sehen, sie wurden von ihrer Mama verstoßen und sind jetzt im

Affenkindergarten", schlug Anneliese vor und hätte sich anschließend am liebsten auf die Zunge gebissen, als Julius betroffen sagte: „Von ihrer Mama verstoßen? So wie wir?"

Anneliese nahm ihn in den Arm und drückte ihn.

„Mensch, hätte ich nur den Mund gehalten", dachte sie, „immer wieder diese Ausrutscher!"

Die Affenbabys wurden gerade mit der Flasche gefüttert. Neomie war entzückt! Die Jungs fanden es interessanter, als ein Baby seine Flasche aus dem Mund nahm und es dem anderen auf den Kopf schlug. Die Kinder lachten sich halb tot.

Anneliese brachte sie zum Abendessen zu ihrer Mutter, wo Henning sich nach Feierabend ebenfalls einfand.

„Ich habe einen Gugelhupf für euch gebacken, könnt ihr mit heimnehmen", sagte Oma und lachte, als die kleine Lausebande laut *Juhu* schrie.

Nach dem Essen ging's mit Papa und dem frischen, mit Hagelzucker und Mandeln bestreuten Kuchen nach Hause auf das große Doppelbett. Anschließend stöhnte Henning die halbe Nacht über Krümel auf seiner Matratze.

Am Wochenende nahm Henning seine Kinder mit in die *Witte de Withstraße*, obwohl er wusste, dass es Onkel Bertram nicht gefiel.

Er instruierte seine kleine Bande: „Seid ruhig und lieb, ja? Nicht rennen, springen, kämpfen, schreien oder sonst was, habt ihr gehört?"

„Ja, Papa."

„Ehrenwort?"

„Ja, Papa, versprochen."

„Na dann hoffen wir mal, dass ihr es nicht vergesst. Kommt, wir fahren heute mit der Straßenbahn, es regnet."

Vor der Haustür in der *Witte de Withstraße* ging es schon los.

„Ich will klingeln", sagte Neomie.

„Nein, ich! Ich bin größer!", behauptete Sebastian.

„Stimmt doch gar nicht! Ich bin größer, außerdem bin ich älter." Julius schob seine Geschwister weg.

Neomie schrie: „*Ich* bin älter!"

Im nächsten Moment lagen sie auf dem Boden und rauften.

Henning schüttelte den Kopf, grinste und sagte: „Wisst ihr was? Ich bin der Allergrößte und der Allerälteste" und drückte auf den Klingelknopf.

„Sapperlot! Was ist denn hier los?" Tante Olga schlug die Hände zusammen, nachdem sie die Tür geöffnet hatte, und lachte schallend, als sie Hennings Kinder auf dem Boden rollen sah.

„Wie schön, dass du die Kleinen mitgebracht hast, mein Junge, jetzt gibt es endlich Leben in diesem Altenheim."

Der Besuch sollte kurz sein, Henning hatte vorsorglich wegen Onkel Bertram nur eine Stunde geplant. Oma Greta freute sich riesig und öffnete gleich die Keksdose. Jedes Kind nahm sich ein Plätzchen und zum Leidwesen aller schloss sich der geblümte Deckel wieder. Neomie schmiegte sich an Oma Gretas weite Röcke und schaute sie treuherzig an.

„Darf ich noch einen Keks, Oma Greta? Sie sind das Beste auf der Welt."

„Natürlich, Kind." Die Gebäckdose wurde nochmals geöffnet.

„Ich auch, ich auch." Schon ging er los, der Kampf um die Leckereien.

Onkel Bertram, der nach dem Tod von Opa Anton mitsamt seinen Briefmarken ins Wohnzimmer zurückgekehrt war, schaute verstört auf.

„Ruhe dahinten!", brummte er.

„Mögt ihr ein Glas Limonade?", lenkte Tante Olga ab.

„Ja...a", jubelte es. Onkel Bertram hielt sich demonstrativ die Ohren zu.

Julius war neugierig, interessiert an diesen vielen bunten Briefmarken, die über den ganzen Tisch verstreut lagen. Mit dem Glas Limonade in der Hand ging er langsam zum Schreibtisch des fanatischen Briefmarkensammlers.

„Weg da! Komm nicht näher, pass auf! Die Limonade!" Abwehrend streckte Onkel Bertram die Hände vor.

„Vorsicht! Fuchtel nicht rum, alles fliegt weg!" Seine Stimme überschlug sich.

„Er hat anscheinend Angst vor Kindern", dachte Julius und ging vorsichtshalber einen Schritt zurück.

„Jesses, Bertram, lass den Kleinen doch mal gucken!"

Tante Olga nahm Julius bei der Hand und zog ihn abermals zum Schreibtisch hin.

„Nein, die Bälger sollen hier verschwinden, das ist kein Spielplatz!" Panik klang aus Bertrams Stimme.

Henning griff ein: „Am besten setzt ihr euch zu Oma Greta im Erker auf den Boden, Kinder, sie liest euch sicher gerne eine lange, spannende Geschichte vor."

Das war eine gute Idee. Oma Greta schlug das dicke Märchenbuch mit den goldenen Buchstaben auf.

„Mögt ihr das Märchen von der Schneekönigin hören?"

„Ja...a!"

„Wisst ihr, wer das geschrieben hat?"

„Nei...n!"

„Das war Hans Christian Andersen, der hat sich viele spannende Märchen ausgedacht. Er ist vor 100 Jahren gestorben."

Der Besuch in der *Witte de Withstraße* war dank der Schneekönigin gerettet, die Stunde ging schnell um, und Onkel Bertram musste keinen Herzinfarkt mehr befürchten.

Anneliese und Henning rückten durch die Sorge um die Kinder zusammen. Sie sahen sich täglich und sprachen ab, was ihnen wichtig war und was sie den Kindern verbieten oder durchgehen lassen sollten.

Eines Tages fragte Neomie zaghaft, als sie beim Wäschezusammenlegen mit Anneliese am Küchentisch saß: „Wann bekomme ich endlich Brüste, so wie du, Tante Anneliese?"

„Ich denke bald, kleine Maus." Anneliese lächelte. „Ein bisschen Ansatz hast du ja schon."

„Ja, stimmt. Die Jungs haben mich ausgelacht, als wir gestern zusammen in der Badewanne saßen."

„Hast du dich geärgert?"

„Nein, es sind ja nur doofe Jungs. Aber ich mag das jetzt nicht mehr mit ihnen zusammen, will alleine baden."

„Richtig! Solange sie dich ärgern, wird es das Beste sein."

An diesem Abend erzählte Anneliese ihrem Bruder bei einem Glas Wein von dem Gespräch mit Neomie.

Henning musste lachen: „Ich bin froh, dass die kleine Maus so viel Vertrauen zu dir hat, Anneliese. Sie kommt bald in die Pubertät und wird dich brauchen."

„Das denke ich auch, das erste Gespräch von Frau zu Frau hat sie schon gestartet. Heutzutage kann man Gott sei Dank offen über solche Sachen sprechen."

Er stimmte ihr mit einem Nicken zu. „Dieser Tage haben wir vorm Schlafengehen über sexuelle Belästigungen gesprochen. Die Kinder brachten das Thema aus der Schule mit."

Anneliese griff nach ihrem Weinglas, trank einen Schluck und sagte: „Ich sollte dir endlich erzählen, warum ich dich damals verprügelt habe, als du vom Besuch bei Onkel Hendrick nach Hause gerannt kamst."

„Da bin ich aber mal gespannt und ganz Ohr. Erzähl schon." Auffordernd blickte Henning seine Schwester an.

„Als das indonesische Ehepaar noch bei uns wohnte, hatte der alte widerliche Kerl mehrmals versucht, mich in der Wohnung und auf dem Speicher sexuell zu belästigen. Er wagte es, mich mit zittrigen Fingern zu berühren, meine Haare zu streicheln und an meine Brüste zu fassen. Ich musste ihm immer wieder auf die Hände hauen, wenn er unter meinem Rock fummeln wollte. Wiederholt hatte er anzügliche Bemerkungen gemacht, der geile Bock! Ich war ständig auf der Flucht vor ihm. Aber ich habe es nie Mutter gesagt, weil ich mich so schämte. Onkel Hendrick hätte alles abgestritten und ich als Flittchen dagestanden."

Henning nickte zustimmend, er verstand jetzt ihre Reaktion von damals viel besser. „So eine alte Sau!", brummte er. „Ich erinnere mich noch genau, wie du mich verprügelt hast, wie ich weinend in mein Bett gekrochen bin und nicht begriff, warum. Mir war nur eines klar: Mein Popo brannte, ich war schuldig geworden und wusste nicht woran." Bei der Erinnerung daran verzog er schmerzhaft das Gesicht.

„Aber weshalb hast du mir das nicht gleich erklärt, Anneliese?"

„Du warst noch klein, das hättest du nicht verstanden. Außerdem waren sexuelle Übergriffe damals ein Tabuthema. Niemand traute sich, darüber zu sprechen. Es tut mir so leid, dass ich dich geschlagen habe, aber ich war fürchterlich erschrocken, hatte Angst um dich. Ich wollte unbedingt verhindern, dass du noch mal zu diesem Schwein hingehst."

„Das hat funktioniert, ich bin niemals mehr hingegangen, aber dachte immer, dass *ich* schuld war."

„Da siehst du, was ich angerichtet habe", seufzte Anneliese, „wie konnte ich nur so dumm sein!"

Henning strich liebevoll über ein Foto von Anneliese. Sie saß lachend auf einer Mauer und winkte in die Kamera. Ihr rotes Kleid mit dem weit schwingenden Rock passte hervorragend zu ihrem pechschwarzen Haar, das in Wellen ihr rundes Gesicht umrahmte. Seine gute Schwester! Stets wollte sie das Beste für ihn. Er blätterte weiter im Fotoalbum – ah, hier waren Bilder von Tante Olga und Oma Greta. Das war auf der Bank am kleinen Teich im Garten aufgenommen. Oma Greta war in Schwarz, die weiten Röcke hingen bis auf die Knöchel, die Bluse mit langen Ärmeln hatte einen hohen Kragen aus filigraner Spitze. Sie trug einen Hut mit breiter Krempe. Tante Olga hatte ein geblümtes helles Kleid an und einen Strohhut gegen die Sonne auf dem Kopf. Es schien ein heißer Tag gewesen zu sein, als das Foto geknipst wurde.

Im Winter 1974, der stürmisch, regnerisch und kühl war, hatte er sie kaum besucht, aber jetzt, im Sommer darauf, stand er wieder vor der Tür und klingelte.

„Hallo, Tante Olga." Henning nahm sie gleich in den Arm, als sie die Haustür öffnete. Im Vorgarten blühten die bunten Löwenmäulchen und noch während der Umarmung pflückte er ihr schnell eine Blume ab.

„Sapperlot, wen haben wir denn da, ein seltener Besuch und noch ein Blumendieb dazu!" Sie lachte herzlich und zog ihn in den dunklen Flur hinein.

„Alles ist wie immer", dachte Henning, „hier verändert sich nichts, nur die Bewohner werden älter."

Tante Olga sah blass aus, ein paar Falten mehr zierten ihr schmales Gesicht.

„Wie geht es dir, Tantchen? Und wie geht's Oma Greta?"

Sie zog ihn erst mal mit in die Küche.

„Magst du einen Kaffee?" Henning nickte.

„Oma geht es so weit gut, ist halt schon 96, aber sie schlägt sich wacker! Mir geht's auch gut, aber Onkel Bertram ist sehr krank. Lungenkrebs! Kommt wohl vom vielen Zigarren rauchen, meint der Doktor."

„Ich bin wirklich lange nicht hier gewesen", dachte er schuldbewusst. Seine neue Arbeitsstelle als Abteilungsleiter im Kaufhaus, die Kinder, der Haushalt – da blieb wenig Zeit für Besuche. Erschwerend kam noch hinzu, dass er die Kinder nicht mehr in die *Witte de Withstraße* mitbringen durfte, weil Onkel Bertram das, nach dem letzten Besuch, endgültig untersagt hatte. Die Unruhe, die drei Kinder verursachten, konnte er nicht abhaben, begründete der alte Briefmarkennarr sein Verbot.

„Lungenkrebs!" Henning schaute betroffen. „Der arme Onkel Bertram. Wie geht es ihm?"

„Sehr schlecht. Der Arzt meint, dass er Weihnachten nicht mehr erleben wird."

„So schlimm? Wo ist er jetzt?"

„Er liegt oben im Bett und schläft. Ich habe ihm gerade starke Schmerzmittel gespritzt. Er war bereits zweimal im Krankenhaus, aber sie können nichts mehr für ihn tun. Es war zu spät für eine Operation."

„Kommst du mit der Pflege zurecht, Tante Olga?" Henning schaute besorgt in ihr Gesicht, er erinnerte sich an die schwere Zeit mit Opa Anton.

„Bis jetzt geht das gut. Bertram kann noch aufstehen und selber nach unten zur Toilette gehen."

„Und Oma Greta?"

„Sie hat jetzt ihr Bett im Wohnzimmer, weil sie die Treppe nicht mehr hochgehen kann. Es ist gut geregelt so."

„Ich gehe mal zu ihr hin", meinte Henning.

Oma Greta saß wie immer in ihrem Ohrensessel im Erker.

Silberweiße Haare umrahmten ihr kleines Gesichtchen und ihre vom grauen Star benebelten Augen lächelten Henning entgegen.

„Mein Junge, dass ich dich noch mal sehe, bevor ich auf große Reise gehe!"

„Wie? Du gehst in Urlaub, Oma Greta?"

„Nein, dummer Junge", sie lachte, „meine Ausfahrt wird ohne Wiederkehr sein. So ist das, wenn man seine letzte Reise antritt."

„Du wirst noch hundert werden, da bin ich mir sicher", widersprach Henning und zog sie am Ohrläppchen.

„Bloß nicht, ich möchte in keinem Bett liegen und gepflegt werden. Wir haben das bei Anton erlebt. Und jetzt geht es Bertram so schlecht. Nein, nein, ich mache das anders. Aber genug von mir alten Frau, wie geht es dir und den Kindern? Schade, dass ich sie so wenig sehen kann. Meine Keksdose bleibt viel zu oft geschlossen."

„Na, wenn's sonst nichts ist – her damit!" Henning nahm die Zauberdose mit einem begehrlichen Lachen und stellte sie ihr auf den Schoß. Sie öffnete den Deckel und hielt ihm die Dose hin.

„Was für ein Ritual, einfach schön", dachte Henning. Er steckte sich einen doppelten Schokoladenkeks in den Mund, nahm seine Oma liebevoll ihn den Arm und drückte sie. Sie quietschte vor Freude.

Es war das letzte Mal, dass er sie lebend gesehen hatte. Als Tante Olga an einem schönen warmen Sommermorgen, kurz nachdem sie mit Oma zusammen gefrühstückt hatte, ins Wohnzimmer kam, sah sie ihre Mutter in einer seltsamen Haltung in ihrem Ohrensessel liegen. Sie lief schnell hin und stellte fest, dass sie nicht mehr atmete. Die müden Augen hatten sich für immer geschlossen und ein friedliches Lächeln lag auf dem alten, faltigen Gesicht. Oma Greta hatte ihre große Reise angetreten. Ihr waren Pflege und schwerer Todeskampf erspart geblieben, so, wie sie es geahnt hatte.

Männergespräche

Julius holte Henning ab. Sie wollten auf ein Bierchen in die Eckkneipe gehen. Es war bereits spät, Straßenlaternen verbreiteten gedämpftes Licht. Die hohen Bäume an den Amsterdamer Grachten waren bis in die Kronen beleuchtet, ebenso Brückengeländer und Schleusen. Es war ein warmer Sommerabend, die Wirte der Cafés und Kneipen stellten Bistrotische und Stühle auf die Bürgersteige.

„Sollen wir uns draußen hinsetzen?" Henning zeigte auf einen Tisch am Wasserrand.

„Wunderbar." Julius saß gerne an solchen idyllischen Plätzen, sie waren ihm Inspiration für seine Malerei.

Der Kellner kam, sie bestellten ein dunkles, belgisches Bier.

„Schön ist es hier." Henning ließ seinen Blick über die Gracht schweifen. Die Beleuchtung in den Bäumen malte goldene Flecken auf das Wasser und kleine Boote glitten geräuschlos durch das Spiegelbild, kräuselten die Wasseroberfläche, die sich nach einer Weile wieder beruhigte. Henning verlor sich ganz in diesem Bild und Julius spürte Abschiedsgedanken mit allen Fasern seiner Seele. Beide schwiegen. Sie wollten nichts Falsches sagen, keine Anklagen, keine Vorwürfe. Aber je länger das Schweigen anhielt, desto spürbarer wurde die Anspannung, die beide in sich trugen. Julius hielt es schließlich nicht mehr aus.

„Mensch, Papa, so geht das nicht, wir müssen darüber reden, und wenn's wieder eskaliert, dann ist es eben so!"

Henning nickte: „Du hast recht, Julius, aber dann sollten wir offen und ehrlich miteinander sein. Wie geht es dir jetzt mit meinem Euthanasie-Vorhaben?" Er nahm ein Schluck Bier und wischte den Schaum von den Lippen.

Kopfschüttelnd erwiderte Julius: „Wie soll es mir schon gehen! Was für eine Frage! Ich verstehe es nicht. Wie kann man denn so eine grauenhafte Entscheidung treffen und gleichzeitig so'ne Coolness an den Tag legen!"

Henning schaute ihn empört an: „Ach nein, Junge, mach mir nicht solche Vorwürfe. Du weißt genau, dass ich nicht cool bin, dass ich Gefühle habe, bisweilen mehr als mir lieb ist! Ich will dir mal was sagen. Hast du dich schon mal gefragt, warum ich so bin, wie ich bin? Warum ich mit diesem verdammten Alzheimer-Mist nicht leben will?"

Julius schüttelte den Kopf. Henning beugte sich nach vorne, damit er leise reden konnte, er wollte nicht, dass Fremde an den Nachbartischen mithörten.

„Ich will dir eine Anekdote von Opa Anton erzählen, die mir im Augenblick ständig durch den Kopf geht. Opa hatte wieder seine Hose vollgekotet und stand in der Zinkwanne mitten im Wohnzimmer. Tante Olga und ich halfen ihm. Wir zogen ihm die Hosen und Windelhosen aus. Es stank bestialisch. Oma Greta saß in ihrem Ohrensessel und beobachtete das Ganze mit Ekel im Gesicht. Sie konnte es nicht begreifen. *Anton,* sagte sie zu ihm, *kannst du nicht Bescheid sagen, bevor du in die Hose machst?* Opa wurde zornig, schrie sie an: *Das war ich nicht!*

Wer war's dann? fragte Oma zurück. Die Antwort kam wie aus der Pistole geschossen. *Die Pferdediebe!* Für ihn war die Sache damit erledigt.

Tante Olga und ich standen da, wie angegossen, wussten nichts mehr zu sagen. Omas Gesicht schien versteinert, als ob sie jetzt erst begriff, was mit Opa los war. Es war alles so entsetzlich. Verstehst du das?"

Julius nickte schweigend. Ja, das berührte ihn sehr. Er sah auf einmal seinen Vater nackt in der Zinkwanne stehen, übel riechend, in seiner Blöße den Beobachtern preisgegeben, nicht in der Lage die Situation zu erkennen, kindisches Geschwätz brabbelnd. Der Geruch, das grausame Bild, unvorstellbar, dass dieses Wahrheit werden konnte.

Henning betrachtete still seinen Sohn, gab ihm Zeit, sich zu fangen. Schön war es, hier mit Julius zu sitzen und gleichzeitig verdammt traurig. Erinnerungen drängten sich auf, die Zeit mit den Kindern, das Gassi gehen mit Julius und dem Hund, mit dem der Junge so gerne über die Wiesen tollte …

„Papa, ich fürchte, Jenny ist schwanger!" Mit dieser Neuigkeit wurde Henning überrascht, als er müde von der Arbeit nach Hause kam.

„Nein! Sag, dass das nicht wahr ist, Neomie!"

„Doch, ich glaube schon, sie wird so breit um den Bauch herum."

„Na, Hauptsache du bist nicht schwanger", grinste Henning und schaute seine 17jährige Tochter liebevoll an.

Sie besaßen Jenny, eine Cockerspanielhündin, seit zwei Jahren. Julius wollte unbedingt ein Haustier haben und sie entschieden sich gemeinsam für einen Hund. Das Tier machte ihnen viel Freude, war verspielt und pflegeleicht. Am liebsten hatte sie es, wenn man mit dem Schläger einen Tennisball über die Wiese schlug. Stundenlang konnte sie rennen, jagte hinter dem Ball her und apportierte ihn hechelnd.

Es schien, als wäre Jenny wahrhaftig schwanger. Der Bauch wurde jeden Tag runder und der Hund schwerfälliger. Eines Tages konnte man die Bewegungen der Föten mit der Hand spüren und die werdende Mutter wurde noch anhänglicher, als sie bereits war. Sie wollte den ganzen Tag gestreichelt werden, und sobald sich jemand hingesetzt hatte, legte sie sich zu dessen Füßen.

„Scheibenkleister! Da müssen eine Menge Junge drin sein", meinte Julius, „sie platzt fast."

„Hoffentlich sind sie nicht zu groß, wer weiß, wer der Vater ist." Henning war besorgt und fuhr mit dem Hund zum Tierarzt.

Nach dem Röntgen beruhigte ihn der Arzt: „Keine Sorge, sie sind nicht zu groß. Aber ich zähle sechs Stück, das ist viel für eine kleine Hündin. Bereiten sie alles für die Geburt vor, bald ist es so weit."

Neomie kaufte ein Buch über Hundegeburten und die Jungen bastelten eine große Wurfkiste. Nachdem sie Jennys Decke dort hineingelegt hatten, akzeptierte die werdende Mutter die Kiste sofort und rollte sich schwerfällig hinein.

Drei Tage später stieg Jennys Körpertemperatur und Neomie wusste aus ihrem schlauen Buch, dass jetzt die Geburt bevorstand. Am Abend bekam Jenny Wehen und die ganze Familie blieb in der Nacht bei dem Hund. Als der erste Welpe morgens um fünf geboren wurde, waren alle Geburtshelfer fix und fertig.

Das erste Junge kam mit den Pfötchen voran und Neomie musste es herausziehen, weil es sonst viel zu lange im Geburtskanal stecken geblieben wäre. Zwei Minuten höchstens schrieb das Buch vor. Geschafft!

Neomie las laut: „Und jetzt muss der Hund die Membrane um das Kleine herum aufbeißen und entfernen. Schnell Jenny, los – dein Baby will atmen!"

Die Hündin wusste, was sie zu tun hatte, befreite ihr Kind, und das Knäulchen neues Leben begann, wie eine Maus zu fiepen. Der nächste Welpe drängte sich ans Tageslicht. Jenny war beschäftigt mit Pressen.

„Im Buch steht, dass man das Neugeborene trocken reiben muss." Neomie las vor: „Und dann soll es an die Zitzen angelegt werden." Sie nahm ein Handtuch, frottierte das piepsende Bündel und schob es an Jennys Bauch.

„Jetzt lass sie doch mal erst ihre Jungen bekommen, es sollen sechs sein", mahnte Sebastian. Alle waren nervös!

Jenny hechelte wie ein Profi, sie gab ihr Bestes.

Nachdem vier Welpen das Licht der Welt erblickt hatten, ging nichts mehr, die Wehentätigkeit brach ab. Es war neun Uhr und sie frühstückten erst mal.

Neomie war bei Jenny sitzen geblieben: „Es geht ihr gar nicht gut, sie benimmt sich komisch und will nichts von ihren Babys wissen. Sie dürfen nicht bei ihr trinken."

Hebamme Neomie legte ihre Hände auf Jennys Bauch: „Ich spüre was, es bewegt sich da drin, dort sind noch welche!"

Henning rief den Tierarzt an, der sagte ihm, dass sie auf der Stelle mit Hündin und Welpen kommen sollten.

Sofort luden sie die ganze Wurfkiste samt Inhalt ins Auto und fuhren zum Tierarzt. Der untersuchte den Hund und stellte fest, dass ein Junges quer lag und nicht vorwärts rutschen konnte. Er spritze Jenny ein Wehenmittel und bei der nächsten Wehe, zog er den Welpen mit der Geburtszange heraus. Jenny heulte laut auf vor Schmerzen. Henning und die Kinder zerflossen vor Mitleid. Das Kleine war gesund und atmete sofort. Unmittelbar mit der nachfolgenden Wehe kam das sechste Hundebaby herausgeflutscht.

„Perfekt, jetzt sind alle da", sagte der Tierarzt, als er den Bauch untersucht hatte. „Das war knapp!"

Erleichtert fuhr die Familie, die sich jetzt um sechs Mitglieder vergrößert hatte, nach Hause.

Nach ein paar Stunden kam das nächste Problem: Jenny beachtete ihre Jungen nicht, sie lag teilnahmslos in der Wurfkiste und ignorierte ihren Nachwuchs total. Die Kleinen wimmerten vor Hunger, jedoch ihre Mutter wandte sich ab. Offenbar nahm sie es ihren Kindern übel, dass sie ihr solche Schmerzen bereitet hatten. Neomie öffnete ihr schlaues Buch und las nach, dass man in diesem Fall die Bäuche der Welpen mit Butter bestreichen soll.

Okay, kein Problem. Sie nahm weiche Butter, rieb die Bäuchlein richtig fett ein und ließ Jenny mit ihren Jungen in Ruhe. Nach zehn Minuten schlich sie sich leise ins Zimmer zurück. Es hatte funktioniert! Der Hund leckte mit Wonne die Butter ab. Die Kleinen lagen an ihren Zitzen und saugten sich fest.

In den nächsten drei Monaten war Leben in der Bude. Jenny war eine gute Mutter und die Welpen schienen gesund und munter. Alle, auch Anneliese, die täglich kam, um mit den tollpatschigen Vierbeinern zu spielen, hatten viel Spaß an den Fellknäueln. Mutter Katharina war mehr als verliebt in die Kleinen, setzte sich bis zu drei Welpen gleichzeitig auf ihren Schoß. Sie kam, so oft es möglich war zu Besuch und genoss die Berührung mit den weichen, anschmiegsamen Hundebabys. Henning war überrascht. Sie mochte keine Hunde, behauptete sie stets! Wahrscheinlich hatte sie ihre Meinung geändert, nachdem sie damals Bobby aufgenommen hatten.

Es war nicht schwer, geeignete Familien für die putzigen Vierbeiner zu finden. Sie bezauberten die Interessenten auf den ersten Blick. Obgleich es nicht leicht fiel, Abschied zu nehmen, erhielten die Welpen ein gutes Zuhause und Jenny hatte erneut ihr Plätzchen auf dem Sofa für sich alleine.

Mit einer müden Bewegung warf Henning sich den Pullover um die Schultern. Die Lichter an der Gracht wurden für die Nacht abgedunkelt, es saß kaum noch ein Gast an den Tischen.

„Julius, es ist spät, wollen wir nach Hause aufbrechen?“, fragte Henning. Er fröstelte, sie hatten sich sehr lange über vergangene Zeiten unterhalten.

„Klar, Papa", Julius winkte nach der Bedienung, „gehen wir ein Stück gemeinsam durch die Stadt, ich bringe dich heim. Unterwegs muss ich dir noch etwas erzählen."

Sie standen auf. Die Serviererin brachte die Rechnung. Henning wollte zahlen, fand jedoch den richtigen Geldschein nicht. Ungeduldig wühlend zwischen Scheinen und Münzen, wurde er zunehmend unsicherer, was er nun hinlegen sollte. Kurzerhand drehte er den Geldbeutel um. Der gesamte Inhalt verstreute sich inmitten von Gläsern und Flaschen über den Tisch, die Münzen kullerten auf den Boden. Julius schaute Henning erschrocken an.

„Papa, was machst du da?", flüsterte er.

„Was meinst du?", antwortete Henning besorgt. „Habe ich was falsch gemacht?" Irgendwas stimmte hier nicht, es war ihm peinlich.

Julius zählte inzwischen das Geld ab, legte es auf den Teller mit der Rechnung, hob die Münzen auf und gab Henning die restliche Geldsumme zurück. Dann machten sie sich auf den Weg.

Henning versuchte abzulenken, nur nicht über das eben Geschehene reden, und schaute seinen Sohn fragend an: „Was wolltest du mir noch erzählen, Julius?"

„Ach ja, heute Morgen musste ich an dich denken, an unseren Urlaub auf dem FKK-Campingplatz in Kroatien. Kannst du dich noch erinnern?"

„Klar kann ich mich erinnern. Ihr pubertierenden Feger habt dort nichts anderes getan, als weibliche Brüste zu vergleichen, Jung und Alt musste dafür herhalten. Neomie hat sich zu Tode geschämt für euch!", lachte Henning.

„Aber wieso kommst du jetzt darauf?"

„Na ja, ich habe heute einen neuen Akt gemalt. Und das Model ...", Julius seufzte genüsslich. „Erste Sahne, sag ich dir! So einen schönen Körper hast du noch nicht gesehen. Brüste vom Feinsten, klein, fester

Halbmond, hoher Ansatz, der Warzenhof gerade richtig und die Brustwarzen zeigten direkt nach vorne, perfekt!"

„Aha", reagierte Henning belustigt und männlich interessiert. „Also, das ist für dich perfekt? Junger Mann, glaube deinem alten Vater, es gibt noch viele andere Formen, die eine genauere Betrachtung verdient haben."

„Also hör mal, mit Brüsten kenne ich mich auch aus", erwiderte Julius gespielt empört. „Schon im 16ten Jahrhundert kannte man bereits die kleine Oleanderbrust, die pralle runde Granatapfelbrust und die Orangenbrust. Inzwischen ist noch weiteres Obst dazu gekommen: Äpfel, Birnen, Zitronen, Melonen usw. Ich hab sie alle studiert, gesehen und gezeichnet. Das will ich dir nur mal gesagt haben!"

„Und welche gefallen dir am besten?", grinste Henning.

„Na ja, privat mag ich die wohlgeformte, geschmeidige Halbmondbrust, grad so groß, dass sie in meine Hand passt. Aber bei meinen Models kann ich alle Brüste gebrauchen, sie ergänzen oft das gesamte Erscheinungsbild, passen meistens perfekt zum Körper und den Gesichtszügen."

„Hm", erwiderte Henning ernsthaft, „ich liebe große Brüste, ungefähr Zeltgröße 100, Melonenbrüste, um beim Obst zu bleiben."

Er lachte schallend, als er in Julius' Gesicht sah.

„Du, ich sag dir, nichts ist schöner, als die Nase in einen weichen, warmen, gigantischen Busen zu vergraben."

„Papa, hör auf, du veräppelst mich!", wieherte Julius.

„Nein! Lass es dir gesagt sein, du hast keine Ahnung. Aber das ist auch nicht verwunderlich bei deinen halb verhungerten Models."

Julius grinste, legte den Arm um Henning und prustete: „Mit dir ist ja kein ernsthaftes Wort mehr zu reden heute, bist wohl ein bisschen durch den Wind, oder?"

„Übergeschnappt irre und kirre. Ja, du hast recht!"

Er wurde nachdenklich: „Aber eine Spur von Wahrheit steckt doch darin, denn als Kind schon habe ich meinen Kopf auf Annelieses Brust legen dürfen. Mensch, was hat mich das getröstet."

„Ja, mich auch", erwiderte Julius. „Anneliese war immer bereit uns auf den Schoß zu ziehen und zu kuscheln."

„Bitte jetzt nichts mehr von Anneliese, mein Sohn. Das macht mich traurig. Heute möchte ich besser schlafen, denn die Nacht gestern war verheerend. Es ging mir viel zu viel durch den Kopf."

Julius drückte Hennings Arm. „Klar, das verstehe ich."

Mittlerweile waren sie vor Luises Haus angekommen, kein Licht brannte mehr.

„Sie ist bestimmt schon im Bett", dachte Henning und suchte seinen Haustürschlüssel in sämtlichen Taschen seiner Kleidung.

„Verdammt, wo habe ich die Schlüssel?"

Julius klopfte Hennings Hosentaschen ab. „Da sind sie doch!"

Henning konnte kaum das Schlüsselloch finden, schlagartig war er entsetzlich müde. Julius half ihm, drehte den Schlüssel im Zylinderschloss um, öffnete die Haustür und verabschiedete sich.

Fünf Minuten später lag Henning im Bett und schloss die Augen. Schlafen … schlafen und vergessen.

Mein Gott! Wann kam endlich der erlösende Schlaf?

Die Vergangenheit ließ ihn nicht los, kroch in sein Hirn, setzte sich fest, zeigte Anneliese, als sie die schlimme Nachricht bekam. Es war im Jahr 1981 …

Anneliese hatte gerade geduscht und beim Abseifen eine verhärtete Stelle in ihrer linken Brust entdeckt. Sie erschrak, die Verhärtung war nicht klein.

Hektisch war sie aus der Dusche gestiegen und hatte sich schnell abgetrocknet. Mit entblößtem Oberkörper betrachtete sie sich im Spiegel. Sorgfältig tastete sie tief in das weiche Gewebe hinein. Es war ein Knoten! Sie spürte ihn genau zwischen Zeige- und Mittelfinger. Sie wollte es nicht glauben, zog sich etwas über und lief ins Schlafzimmer.

„Marius, hier ist was Komisches. Fühl mal, spürst du das?" Marius ertastete vorsichtig die Stelle, auf die Anneliese zeigte.

„Ja, da ist ein Knoten. Du musst sofort zum Arzt."

Anneliese schaute ihn erschrocken an.

„Das kann genauso gut harmlos sein. Mach dich nicht verrückt", sagte Marius beruhigend, sie in den Arm nehmend.

Sie nickte. Nein, sie würde sich nicht verrückt machen, es war bestimmt nichts Schlimmes. Eine Bekannte hatte ebenfalls einen großen Knoten in der Brust gehabt, und im Nachhinein hatte sich herausgestellt, dass es Fettgewebe war. Warum sollte es bei ihr anders sein?

Schweigend deckte Anneliese den Frühstückstisch, sie brachte kaum einen Bissen herunter. Angst stand im Raum, saß mit am Tisch.

Sie machte sofort einen Termin, konnte am Nachmittag in die Sprechstunde kommen. Marius begleitete sie. Der Hausarzt schaute sich die Brust an und überwies Anneliese weiter zu einem Spezialisten ins Krankenhaus.

Der Facharzt entnahm zwei Gewebeproben, um sie untersuchen zu lassen. Anneliese sollte in einer Woche wiederkommen …

„Mein Gott", dachte Henning, „wie lang mag ihr damals diese Woche erschienen sein, wie oft mag sie in den Nächten vor Angst wach gelegen haben …"

Endlich war die quälende Wartezeit vorbei. Anneliese und Marius fanden sich im Sprechzimmer des Arztes ein.

„Leider Gottes habe ich eine unerfreuliche Nachricht für Sie", bedauerte dieser und blätterte in seinen Unterlagen. „Sie müssen operiert werden. Der Knoten wird entfernt, möglicherweise auch die ganze Brust."

„Ist es …", Anneliese konnte das Wort nicht aussprechen, hielt krampfhaft Marius Hand fest.

„Ja, es tut mir leid, der Tumor ist bösartig. Ich ordne sofort einen OP-Termin für Sie an. Wir sollten nicht warten und Zeit vergeuden.

Während der Operation und nach einem Schnelltest wurde die Brust komplett entfernt, die Lymphknoten aus der Achselhöhle zur Untersuchung ins Labor geschickt. Dort fand man ebenfalls Krebszellen. Anneliese und Marius waren am Boden zerstört.

Henning erinnerte sich noch genau, was er zu ihr gesagt hatte nach der Operation.

„Kopf hoch Anneliese. Du schaffst es! Was sagt Mutter immer zu uns, wenn's ganz schlimm wird? Du musst stark sein!"

Sie hatte zustimmend genickt.

„Tante Olga hat das heute auch erwähnt, sie war vorhin hier und hat gemeint, dass ich es annehmen soll und damit leben lernen muss."

Anneliese unterzog sich tapfer der Chemotherapie und der Bestrahlung. Ein Jahr lang Schmerzen und Angst. Die ganze Familie sorgte sich um sie und machte ihr Mut.

Anneliese war stark. Sie erholte sich und versuchte das Fehlen ihrer Brust zu akzeptieren. Sie ging sogar wieder in die öffentliche Sauna mit Marius. Am Anfang musste sie sich enorm überwinden, hielt sich krampfhaft ein Handtuch vor, jedoch dann sagte sie: „Wer gucken will, soll's tun. Es ist mir egal. Ich bin ich."

Nächtliches Telefonat mit Marius

Henning knipste die Nachttischlampe an und warf einen müden Blick auf den Wecker. Er schüttelte den Kopf und setzte sich auf den Bettrand. „Drei Uhr morgens und an Schlaf nicht zu denken. Tagsüber döse ich dauernd ein und nachts geistere ich durch das Haus“, murrte er.

Ohne nachzudenken, griff er zum Telefon auf dem Nachtschrank und wählte Marius Nummer. Er musste lange warten, bis Marius verschlafen den Hörer abhob.

„Hallo.“

„Hallo Marius, hier ist Henning. Ich wollte mich mal wieder melden. Hast du einen Augenblick Zeit?“

„Ist was passiert?“, erschrak Marius.

„Nein, nein, ich hab dir nur kurz was zu erzählen.“

Marius schaute auf den Wecker.

„Henning, es ist drei Uhr in der Nacht!“

„Ja, ich weiß, aber ich konnte nicht schlafen.“

„Na gut, dann erzähle“, seufzte Marius, jetzt war er eh wach.

„Ich hoffe, du sitzt gerade?“, fragte Henning.

„Ich liege im Bett.“

„Ah, das ist gut. Ich war nämlich beim Neurologen und der hat gemeint, dass ich Alzheimer habe. Noch im Anfangsstadium.“ Er wartete auf Antwort, aber es dauerte, bis Marius‘ Stimme erneut durch den Hörer klang.

„Henning, … ähm, das hast du mir schon erzählt.“

Henning versuchte, sein Erschrecken zu verbergen.

„Wirklich? Weiß ich gar nicht mehr. Und jetzt rufe ich dich an, mitten in der Nacht, um dir das zu sagen! Bin ich blöd!“

„Ist nicht schlimm, mach ein Pflaster drauf." Marius lachte. Henning reagierte nicht darauf, redete weiter.

„Es ist mir alles so peinlich, aber ich musste vorhin an Anneliese denken und an dich. Da habe ich einfach zum Hörer gegriffen, obwohl es Nacht ist und du natürlich fest geschlafen hast." Verzweifelt fuhr er fort: „Vielleicht ist mein Tag- und Nachtrhythmus schon im Eimer, oder mein Verstand verabschiedet sich partiell."

Marius Antwort beruhigte ihn ein Stück weit.

„Fahr mal wieder runter und mach dir nicht so viele Gedanken. Aber wenn wir jetzt doch am Quasseln sind, wie geht es dir? Erzähl mal."

Henning holte tief Luft.

„Na ja, das kannst du dir denken. Aber da ist noch etwas, das du wissen solltest. Ich – also ich habe um Sterbehilfe gebeten. Zurzeit wird das geprüft, aber wenn es positiv entschieden wird, will ich, mit Hilfe des Hausarztes, freiwillig über die letzte Brücke gehen."

Marius schwieg eine Weile.

„Gut, dass ich liege, mein Freund, das hätte mich sonst umgehauen. Mehr als heftig. Damit muss ich erst mal klar kommen."

„Kannst du meinen Entschluss nachvollziehen, Marius?" Henning hörte selbst die Anspannung in seiner Stimme.

Die Antwort seines Schwagers klang gepresst. „Natürlich verstehe ich dich. Gerade *du*, der selbstbestimmteste Mensch, den ich kenne. Allein der Gedanke daran!"

„Ja, du sagst es. Das Schlimme ist nur, wenn die Sterbehilfe genehmigt wird, muss sie bald erfolgen. Man kann dann nicht mehr warten, denn wenn die Demenz voll ausbricht, habe ich meine Selbstbestimmung schon verloren – dann wird kein Arzt in den Niederlanden mir noch die Spritze setzen."

In der Leitung herrschte Schweigen. Nervös fragte Henning nach: „Marius? Bist du noch dran?"

Die Rückmeldung kam schleppend. „Ja, entschuldige, aber das musste ich erst mal verdauen. Was für eine abscheuliche Situation, Henning, das tut mir echt leid. Was sagen denn Luise, deine Kinder und Enkel dazu?"

„Das kannst du dir wohl denken. Sie sind verzweifelt und die Kinder versuchen, es mir auszureden. Wollen mich pflegen, windeln, füttern und bis zum Tod versorgen. Sie versprechen mir alles, damit ich den Plan fallen lasse. Ich bereite ihnen entsetzlichen Kummer mit meiner Entscheidung, aber gottverdammt, ich kann nicht anders."

Henning bemerkte, dass seine Stimme die Festigkeit verlor, brachte sie mühsam wieder unter Kontrolle. Marius Antwort half ihm. „Du musst tun, was für dich das Richtige ist. Und wenn du dich entschlossen hast zu sterben, dann haben wir das alle zu akzeptieren. Es ist *dein* Leben, und nur *du* bestimmst darüber."

Unwillkürlich nickte Henning in den Telefonhörer. Wie recht sein Schwager hatte.

Marius Stimme drang erneut an sein Ohr. „Hast du dich denn endgültig für die Sterbehilfe entschieden, Henning?"

„Nein, noch nicht. In meinem Inneren wütet ein Sturm. Es ist wahrhaftig nicht so einfach, mitten in diesem schönen Leben freiwillig sterben zu wollen." Er seufzte: „Gott sei Dank, habe ich Luise an meiner Seite, sie ist mir eine große Stütze."

„Das freut mich, aber dein Zweifeln kann ich gut nachvollziehen, Schwager. Wer hat keine Angst vorm Sterben."

Die Antwort von Marius gab Henning den Mut, Dinge auszusprechen, die er bisher versucht hatte, nur mit sich selbst auszumachen.

„Ich stecke in einem Zwiespalt, und ich habe Schiss. Weiterleben wie bislang werde ich bald nicht mehr können mit dieser verdammten Krankheit. Aber was im Tod passiert, weiß ich auch nicht. Und wie ist das im Jenseits? Kann ich da selbstbestimmt weiter existieren? Was erwartet mich? Sitze ich auf Wolke sieben und spiele Harfe? Obwohl noch nie irgendjemand zurückgekommen ist und genau erzählt hat, wie es wirklich ist, riskiere ich es einfach, auf diesem komplizierten Instrument spielen zu müssen!"

Das Lachen seines Schwagers schaffte ihm Erleichterung: „Du und Harfe spielen, bloß nicht! Aber sag mal, Henning, hast du nie darüber nachgedacht oder dir jemals eine Vorstellung vom Jenseits gemacht?"

„Doch, natürlich, ich denke häufig drüber nach. Aber jetzt, wo ich selbst in diesem Dilemma stecke, bekomme ich Zweifel. Auf einmal ist es nicht mehr so einfach, und ich beneide die Menschen, die Trost in ihrem Glauben finden und sich eine gute, friedliche Jenseitsvorstellung aufgebaut haben. Das ist sicherlich sehr hilfreich und wirkt gegen die Angst."

„Ich kann dich gut verstehen, mein Lieber, und ich wünsche dir viel Kraft für deine Entscheidung."

Eine Zeit lang war es still in der Leitung. Es war Marius, der das Gespräch wieder aufnahm.

„Wie geht's der Familie sonst, Henning? Ich habe schon lange nichts mehr von ihnen gehört. Wäre es nicht eine Idee, wenn ihr mich am Wochenende besuchen würdet? Es soll gutes Wetter bleiben, wir könnten grillen."

„Das wäre schön, Marius, vielleicht ... werde mit den Kindern reden. Ich melde mich bald wieder, okay?"

„Einverstanden, Schwager. Halt die Ohren steif, ja? Ach und noch eins: Wenn du mich brauchst, auch mitten in der Nacht, ich bin da!"

Henning legte den Telefonhörer auf, das Gespräch hatte ihn erschöpft. Leise stand er auf, um sich in der Küche einen Kaffee zu kochen. Luise hörte ihn rumoren. Seitdem Henning seine Kinder nachts in ihrem Bett gesucht hatte, ließ sie ihre Schlafzimmertür offen stehen. Ihre Sinne waren hellwach. Sie stand auf und ging die Treppe hinunter. Henning schmierte gerade Brote und schenkte sich eine große Tasse Kaffee ein.

„Hast du Hunger, Schatz?“, fragte Luise.

„Ja, ich kann nicht schlafen.“

„Soll ich ein bisschen bei dir sitzen bleiben?“

„Nein, geh ruhig wieder ins Bett, ich verzieh mich in mein Arbeitszimmer.“ Er nahm die Kaffeekanne, seine Tasse und den Teller mit Broten. „Dort fühle ich mich zurzeit am wohlsten, kann mich in Erinnerungen vergraben und darüber nachdenken, was mein Leben ausgemacht hat!“

Luise nickte verständnisvoll und stieg mühsam die Treppenstufen wieder hoch, während Henning durch die Tür in sein Arbeitszimmer verschwand.

Er ging zum Bücherschrank, griff sich ein weiteres Fotoalbum, schlug es auf.

„Auf diesen Bildern sind die Kinder schon ein Stück älter“, dachte er. Sein Blick blieb an einer Aufnahme hängen, auf der alle drei zu sehen waren. Auf dem Foto schauten Neomies klare blaue Augen neugierig in die Welt. Sie musste auf dem Schnappschuss ungefähr 22 Jahre alt sein.

Wenn Neomie lachte und ihre goldblonden Locken nach hinten warf, konnte ihr kaum jemand widerstehen. Selbstbewusst, clever und fleißig scharte sie eine Menge Freunde um sich. Jeden Tag strampelte sie mit dem Fahrrad zehn Kilometer weit zur Uni, an der sie Agrarwissenschaften studierte. Ihr Traumstudium, sie hoffte, in der Forschung eine Stelle zu finden. Beziehungen zu Männern gab es genug, aber sie scheute sich, eine feste Partnerschaft einzugehen. Henning wusste, dass das negative Beispiel von ihm und Viola der Grund war. Neomie war traumatisiert durch Violas Flucht.

Manchmal besuchte sie ihre Mutter aus Mitleid, damit der Kontakt nicht ganz abriss. Viola hatte inzwischen ein Seminar als *Heilerin* durchlaufen, um damit ihren Lebensunterhalt zu verdienen. Sie war genau so schön wie früher, lebte immer noch in anderen Sphären und war ständig auf der Suche nach dem Sinn des Lebens. Ihre Existenz bewegte sich am Rande der Armut.

Ab und zu versuchte sie Kontakt mit den Jungen aufzunehmen, aber das blieb erfolglos. Die Söhne antworteten nicht auf ihre Briefe.

„Kannst du nicht ein gutes Wort für mich bei deinen Brüdern einlegen, Neomie?", fragte sie regelmäßig.

Und ihre Tochter erwiderte ebenso regelmäßig: „Nein, das tue ich nicht, Viola." Das Wort *Mama* kam ihr nicht über die Lippen.

Julius war zwanzig auf dem Foto. Nachdem er sein Abitur mit Ach und Krach bestanden hatte, wollte er jedoch nicht studieren, sondern sein Leben der Kunst widmen. Malen war seine große Leidenschaft. Seit Henning zurückdenken konnte, hatte Julius gemalt und das, was er sah und fühlte, unmittelbar auf die Leinwand gebannt. Um seine Technik zu verbessern, belegte er Kurse an der Kunstakademie. Der Lehrer fand seine Bilder außergewöhnlich interessant. Sein Schüler besäße ein begnadetes Talent, meinte er, und solle fleißig an sich arbeiten.

Es war schwer für Julius, den Lebensunterhalt mit seiner Kunst zu verdienen. Henning unterstützte ihn mit regelmäßigen Zuwendungen. Eine Freundin hatte er Henning noch nie vorgestellt, er war eher der Typ Einzelgänger, und über seine Zwischendurch-Beziehungen zu Mädchen, sprach er nicht.

Der Dritte auf dem Foto, Sebastian, war achtzehn und gerade mit dem Abitur fertig. Sein Traumberuf war Betriebswirt, er hatte sich an verschiedenen Universitäten beworben. Er war der Ernsthafteste von den Dreien.

Mit seinen glatten braunen Haaren, der hohen Stirn, der Brille und dem runden Gesicht, machte er den Eindruck eines Mannes, der weiß, was er will. Eine feste Freundin hatte er zumindest schon. Ute Nenner, ein Nachbarmädchen aus der Straße und Grundschullehrerin. Ihre Eltern kamen aus Deutschland. Seit sie ihm das rote Schäufelchen aus dem Sandkasten geklaut hatte, kannten sie sich, waren Kumpel und Freunde. Später kam die Liebe hinzu. Für die beiden war klar: Wenn Sebastian eine sichere Stelle gefunden hatte, würden sie heiraten und viele Kinder haben …

Mit einer fahrigen Bewegung strich Henning sich über die Stirn. Seine Tasse war leer, es schüttete Kaffee nach. Weitere Fotos zeigten fröhliche, bunte Bilder.

Es war der 30. April 1985, *Königinnentag* in den Niederlanden. Alle Holländer kleideten sich an diesem Nationalfeiertag in Orange. Auf den Fotos hatten auch Henning und die Kinder ihre orangefarbenen Sachen angezogen. Und Tante Olga … wie sah denn die aus! Henning lachte …

Amsterdam verwandelte sich für diesen Festtag jedes Jahr in eine bunt beflaggte Hochburg. Vor dem königlichen Palast wurde eine Kirmes aufgebaut. Mit Paraden, Straßenfesten, Konzerten und dem *Oranjebitter*, einem orangefarbenen Likör, feierte man den Geburtstag der Königin.

In allen Straßen gab es Flohmärkte. Auf den Bürgersteigen stapelten sich Krimskrams, Kunst und Kitsch, Gegenstände, die die Menschen an diesem Tag frei verkaufen durften, ohne Standgebühr oder Steuer dafür bezahlen zu müssen.

Am *Königinnentag* befand sich ganz Holland auf der Straße. Auch in dem Jahr war das so.

Oma Katharina, die sonst meistens dabei war, konnte diesmal nicht mitkommen. Das Gehen mit der Beinprothese fiel ihr immer schwerer.

„Das iss a blede Gschicht", jammerte sie und verfiel vor lauter Frust wieder ins Österreichische.

Auch Tante Olga war das Laufen zu beschwerlich, sie war ja auch schon 75. Nach dem Tod von Bertram war sie unternehmenslustig geworden, freute sich über jeden neuen Tag und hatte mal wieder eine prima Idee. Sie verkleidete sich in orange, zog einen wadenlangen Rock, orangefarbene Wollstrümpfe, halbhohe Schnürstiefel und eine Strickjacke aus verblichener orangeroter Wolle an. Verwegen setzte sie sich einen bunten Hut mit großer roter Feder auf und hatte einen Mordsspaß, als sie sich im Spiegel betrachtete.

„Sapperlot! Das ist mal königstreu!"

Anschließend stellte sie die Sachen, die sie loswerden wollte, auf einen Tisch, der auf dem Bürgersteig vor ihrer Haustür stand und machte ihren eigenen Flohmarktstand auf.

Henning und die Kinder schlenderten in der *Witte de Withstraße* bei ihr vorbei.

„Huhu, Überraschung!" grinste Neomie, und Tante Olga schaute entzückt in die fröhlich lachenden Gesichter.

„Tante Olga, du siehst klasse aus!", rief Sebastian.

Die alte Dame drehte stolz eine Pirouette hinter dem Flohmarkttisch.

„Gibt's hier was Gescheites zu kaufen, gnädige Frau?", fragte Henning grinsend. „Was haben Sie denn so alles?"

„Na, dann schauen Sie mal, mein Herr, lauter kostbare Sachen. Für Sie mach ich einen Schnäppchenpreis", parierte sie flink.

„Oh, was seh ich denn da?" Henning entdeckte eine hübsche, runde Keksdose mit kleinen bunten Blümchen auf dem Deckel, nahm sie in die Hand und betrachtete sie.

„Ist das nicht die Zauberdose von Oma Greta?", fragte er überrascht.

„Doch, das ist sie. Willst du sie haben?"

„Ja, die würde ich gerne kaufen, es hängen so viele Erinnerungen daran."

„Na dann warte mal kurz." Tante Olga verschwand mit der Keksdose in ihrer Wohnung, kam nach wenigen Minuten zurück.

„So, jetzt kannst du sie mitnehmen. Sie ist gefüllt und wird euch mit Liebe geschenkt, und wenn Oma Greta uns von da oben zuschaut, freut sie sich bestimmt diebisch."

„Mm…," Julius öffnete den runden Deckel und leckte sich die Lippen. „Schokoladenkekse!"

Begehrlich grapschten viele Hände in die Dose.

„Danke, Tante Olga und tschüss, bis bald."

Mit vollem Mund zogen die Naschkatzen weiter, denn am Ende der Straße, auf dem Markplatz, würde gleich ein Konzert ihrer Lieblingsband stattfinden. Das Wetter war toll, die Sonne schien vom Himmel. Es war mal wieder ein wunderbarer *Königinnentag*!

Schmunzelnd klappte Henning das Fotoalbum zu und erschrak, als Luise die Tür seines Arbeitszimmers ein Stück weit öffnete.

„Schatz, was ist los? Die ganze Nacht bist du aufgeblieben und mit mir frühstücken wolltest du auch nicht. Komm doch in die Küche, das Essen ist gleich fertig!"

„Jetzt nicht, Luise, ich hab zu tun."

„Henning, du hast seitdem du auf bist nichts mehr gegessen und es ist schon fast Mittag. Hast du keinen Hunger?"

Er schüttelte den Kopf: „Nein, ich möchte nichts essen, gehe gleich ins Bett, bin müde wie ein Hund."

„Aber es ist mitten am Tag, dann schläfst du heute Nacht wieder nicht", entgegnete Luise.

„Ich muss jetzt ins Bett! Lass mich schlafen, wenn die Zeit zum Schlafen gekommen ist. So ist das Leben eben." Luise zog verständnislos die Augenbrauen hoch.

„Morgen ist der Termin bei Dr. Visser. Gehst du mit?", lenkte sie ab.

Henning verneinte, etwas kurz angebunden: „Er will nur mit den Angehörigen reden."

„Gut." Luise sagte noch *Schlaf schön* und schloss die Tür.

Die Familie spricht mit dem Arzt

Am nächsten Tag, an dem ein grauer, dicker Nebel durch die Straßen Amsterdams waberte, fand am Nachmittag das Arztgespräch mit Hennings Familienangehörigen statt.

„Ich habe Sie eingeladen, zu mir zu kommen. Sie wissen warum?" Max Visser begrüßte sie, bot ihnen etwas zu trinken und einen Sitzplatz an.

„Ja, unser Vater hat uns informiert", sagte Sebastian.

„Ihr Vater hat mich um Sterbehilfe gebeten. Er hat mir seine Argumente glaubwürdig vermittelt. Wenn die Sorgfaltskriterien erfüllt sind, werde ich seiner Bitte Folge leisten und ihm helfen. Jedoch würde ich gerne von Ihnen allen eine Meinung dazu hören. Wie ist der Gedanke für Sie? Können Sie das akzeptieren, was er vorhat?"

„Es sollte jeder von uns für sich sprechen." Sebastian schaute seine Geschwister fragend an. „Und wenn es für euch in Ordnung ist, fange ich gleich an."

Alle nickten. Die Arzthelferin brachte Kaffee. Das entspannte die Situation etwas.

Sebastian holte tief Luft: „Also, wenn Vater es so will, bin ich einverstanden. Ich würde aber auch liebend gerne mit meinen Geschwistern zusammen für ihn sorgen und ihn später pflegen. Ich weiß, dass wir das können."

Der Arzt ergänzte: „Sie brauchen das nicht alleine zu tun, es gibt Unterstützung, z.B. Beratungsstellen der Alzheimer Gesellschaft oder Selbsthilfegruppen für Alzheimerpatienten und ihre Angehörigen. Außerdem haben wir die Krankenschwestern der Sozialstation, die stundenweise ins Haus kommen. Und letztendlich gibt es inzwischen Tagespflege und gute Heime für Betroffenen mit Demenz, ich kenne da einige."

„Wir haben darüber gesprochen", erwiderte Sebastian, „aber unser Vater will absolut nicht von uns gepflegt werden. Ich möchte das respektieren, denn jeder Mensch hat das Recht, sein Leben und sein Sterben zu bestimmen, so wie es für ihn wichtig und richtig ist. Meine Zustimmung hat er."

Dr. Visser nickte, wandte den Kopf und schaute Neomie fragend an.

„Ich liebe meinen Vater, und weil ich ihn liebe, will ich nicht, dass er leidet. Ich muss ihn loslassen, er darf gehen ... aber ich werde ihn unendlich vermissen."

Sie begann zu weinen. Sebastian legte seinen Arm um ihre Schultern. Auch Luise hatte Tränen in den Augen. Als Dr. Visser sie anschaute, konnte sie nur mit Mühe sprechen.

„Ich kann's nachvollziehen, Herr Doktor, er hat wahnsinnige Angst, seine Würde zu verlieren. Ich stehe zu ihm, egal wie er sich entscheidet."

„Und Sie, Herr Landes?" Der Arzt schaute Julius an, der die ganze Zeit mit gesenkten Schultern auf dem Stuhl saß.

Ruckartig hob dieser den Kopf und presste mit schmerzverzerrtem Gesicht hervor: „Ich will es nicht! Ich möchte, dass Vater lebt, solange es geht. Das können noch viele Jahre sein. Warum muss alles so schnell gehen? Es würde auch reichen, dass er sterben darf, wenn das Gehirn die Kontrolle über die Körperfunktionen verliert. Dass er in einer noch guten körperlichen und geistigen Verfassung getötet wird, *kann* und *will* ich nicht begreifen!" Tränen schossen in seine Augen.

Der Arzt sah ihn bekümmert an: „Ich verstehe Sie, Herr Landes, das ist wirklich eine verdammt schwierige Situation. Eigentlich unbegreiflich, aber die Vorschriften besagen, dass ein Patient, der um Sterbehilfe bittet, im Vollbesitz seiner Entscheidungsfähigkeit sein *muss*, ansonsten wird es keine Euthanasie geben."

„Ja, ich weiß das. Und trotzdem will ich es nicht. Es ist ein unvorstellbarer Gedanke für mich, dass er schon in wenigen Wochen tot ist!"

„Sei doch dankbar, dass es hier in den Niederlanden überhaupt die Möglichkeit für Sterbehilfe gibt", mischte Sebastian sich ein. „In vielen Ländern auf der Welt müssen die Menschen ihr unerträgliches Leiden aushalten, ob sie wollen oder nicht!"

„Ich weiß das alles", rief Julius verzweifelt, „aber vielleicht wäre es mir lieber, wir würden in einem anderen Staat leben. In einem Land, wo aktive Sterbehilfe verboten ist. Dann hätte Papa keine Wahl. Die Entscheidung würde ihm abgenommen werden."

„Dann wird er sich das Leben wahrscheinlich auf irgendeine Art selber nehmen. Sich vor den Zug werfen oder in den Kopf schießen. Wäre dir das lieber, Julius?" Sebastian fragte es ganz leise.

Julius sprang mit einem erstickten Schrei auf, lief zur Tür und rief, aus dem Zimmer stürzend: „Sorry, aber ich muss raus hier, ich kann's nicht mehr hören! Wie edel ihr alle seid. So voller Verständnis! Ich will, dass er lebt! Ich will ihn nicht verlieren! Ich gehe jetzt, es wird mich niemand umstimmen. Auf Wiedersehen alle miteinander!" Er knallte die Tür hinter sich zu und verschwand aus der Arztpraxis.

Betroffen schauten die Zurückgebliebenen einander an.

„Julius wird damit nicht fertig, das ist sehr schlimm für ihn", sagte Sebastian bedrückt.

„Und für uns alle", ergänzte Neomie, „wir werden uns um ihn kümmern müssen in den nächsten Wochen."

„Ja", nickte Dr. Visser, „das sollten Sie. Er hat Ihre Unterstützung unbedingt nötig. Eine Familie, die zusammenhält, ist wichtig."

Bei diesem grauen Nebelwetter hatte Henning keine Lust auf stundenlange Wanderungen durch die Stadt. Zuerst machte er sich über den Schreibtisch her, Papierkram, unerledigte Sachen, es gab einiges zu tun. Aber er schob die Unterlagen unentschlossen hin und her, wusste nicht so recht, was er tun sollte, konnte sich nicht ins Gedächtnis rufen, was erledigt werden musste.

Er versuchte, sich zu konzentrieren. Dennoch schweiften seine Gedanken immer wieder ab. Wenn er es recht bedachte, funktionierte sein Kopf trotzdem doch richtig gut. Er war fähig sich an kleinste Details zu erinnern, die ewig zurücklagen. Zum Beispiel an Mutters Umzug in das Seniorenheim. Oder zwei Jahre später, die vernichtende Nachricht für Anneliese.

„Henning, ich brauche deine Hilfe." Seine Mutter verzog schmerzhaft das Gesicht. „Ich kann kaum noch laufen mit dem künstlichen Bein. Mein Stumpf reibt sich ständig wund in dem ledernen Köcher der Prothese. A blede Gschicht. Ich schmeiß das Ding weg!"

„Dann müssen wir was dagegen tun, Mama."

Henning besorgte ihr einen leichten Rollstuhl, der sich gut lenken ließ. Leider war ihr schmales Reihenhäuschen denkbar ungeeignet für Rollstuhlfahrer. Der Hausgang und die Türen waren zu eng, sie kam damit nicht mal gescheit auf die Toilette. Es blieb nichts anderes übrig, als dass Mutter erneut umziehen musste, und sie entschied, in eine betreute Seniorenwohnanlage zu gehen. Sie fanden ein schönes Pflegeheim am Rande der Stadt. Zu dem Komplex gehörten kleine Reihenhäuschen mitten in einem parkähnlichen Garten. Mutter bekam eine hübsche ebenerdige Wohnung in einem der Häuschen, speziell für Rollstuhlfahrer, mit Blumengärtchen vor und hinter dem Haus und netten Nachbarn. Henning beobachtete mit Freude, dass sie sich hier wohlfühlte. Sie war in der Lage sich selbst zu versorgen, sogar zu kochen, wenn sie wollte. Mit dem Rollstuhl aus der Wohnungstür herauszukommen und durch den Garten zu fahren war bequem möglich. Sie konnte mit Leichtigkeit ins große Haupthaus rollen und an allen Aktivitäten teilnehmen.

„Was Besseres hätten wir nicht finden können", sagte sie zu Henning und Anneliese, als sie zusammen an den Rosenbeeten im Garten entlang spazierten.

Es gingen zwei Jahre ins Land. Das Spielautomatengeschäft von Anneliese und Marius lief auch in Holland hervorragend, sie verdienten gut und waren zufrieden. Anneliese kümmerte sich um Mutter und half Marius die Münzen aus den Automaten zu zählen.

Henning wusste, dass das Thema Krebs beharrlich anwesend war. Zuerst dreimonatlich und dann halbjährlich musste Anneliese zur Kontrolluntersuchung ins Krankenhaus. Die Tage bis zum Ergebnis waren jedes Mal von Angst überschattet, doch bis jetzt hatten sie immer aufatmen können.

Diesmal war es anders. Der Arzt machte ein bedenkliches Gesicht, als er ihnen einen Platz vor dem Schreibtisch anbot. Anneliese hielt die Luft an, sie ahnte Schreckliches.

„Es tut mir furchtbar leid, Frau Haverkamp, ich habe eine schlechte Nachricht."

Sie schaute ihn erschrocken an und brachte kein Wort heraus.

„Wir haben mehrere Tumore in ihrer Lunge und in der Wirbelsäule gefunden. Das sieht nach Metastasen aus, aber zur Sicherheit werden wir Gewebeproben entnehmen, bevor wir mit einer Therapie anfangen."

Anneliese war unter Schock und begann zu zittern.

Marius nahm sie fest in den Arm: „Was nun, Herr Doktor, wie geht's weiter?" Er war genauso erschrocken, aber er musste in diesem Moment für Anneliese denken und handeln.

„Kommen Sie morgen mit ihrer Frau in die Klinik. Wir werden die Proben entnehmen. Sie soll ein paar Tage hier bleiben, bis das Ergebnis da ist."

Anneliese widersprach nicht, sie fuhren nach Hause und riefen Henning an, der es als Erster erfahren sollte.

Als der Rest der Familie die erschütternde Nachricht hörte, waren alle sehr betroffen. Sie trösteten Anneliese, die wie versteinert schien und unaufhörlich murmelte: „Ich wusste es, dass er zurückkommt, ich wusste es die ganze Zeit!“

Das Ergebnis der Gewebeproben bestätigte den Verdacht. Der Brustkrebs hatte gestreut, es waren Metastasen.

Anneliese stimmte einer Chemotherapie zu, mit der sofort begonnen wurde.

Nach sechs Monaten schienen die Tumore etwas kleiner geworden zu sein. Das gab Hoffnung! Anneliese war voller Zuversicht. Nach einer nochmaligen Chemo waren sie fast verschwunden, dafür hatten sich jetzt in den Hüften neue Metastasen gebildet. Die Chemos machten sie krank, sie fühlte sich immer elender.

Nach einem Jahr kam die vernichtende Meldung, dass man Gehirnmetastasen entdeckt hatte. Neun Stück!

„Wir können jetzt nur noch den Kopf bestrahlen, damit sie keine Schmerzen haben werden“, bedauerte der Arzt.

Anneliese begriff, dass sie bald sterben würde.

Für Katharina war die Nachricht, dass es schlecht um Anneliese stand, ein Schock.

„Das ist nicht gerecht“, weinte sie leise, „eine Mutter sollte nie ihr Kind überleben. Ich alte Frau müsste zuerst gehen.“

Damit sie nicht ständig an ihre Tochter dachte und weinte, lenkte sie sich ab, indem sie kleine Aufgaben in der Pflegeabteilung der Seniorenanlage übernahm.

Sie fuhr mit ihrem Rollstuhl die Gänge auf und ab, half dort, wo sie gebraucht wurde und fütterte die bettlägerigen Alten, die nicht mehr selbst essen konnten, mit einem Pudding oder Joghurt. Sie versorgte deren Kanarienvögel und goss Zimmerpflanzen. Manchmal backte sie in der Stationsküche einen Apfelkuchen für das Pflegepersonal oder schälte Kartoffeln für die Köchin.

Anneliese konnte keine Minute mehr alleine sein, weil bei ihr unerwartet massive Schwindelattacken auftraten. Sie bekam Angst und war schon einige Male böse gestürzt, denn die unangenehmen Drehschwindel zogen ihr einfach die Beine weg.

Am liebsten hatte sie Marius oder Henning ständig in ihrer Nähe. Der Hausarzt besuchte Anneliese jeden Tag und sie sprach von sich aus das Thema Euthanasie an.

„Ich will nicht leiden, Herr Doktor. Wenn es so weit ist, geben Sie mir dann eine Spritze?"

„Wenn Sie sich das gut überlegt haben und das wirklich möchten, Frau Haverkamp, dann mache ich das selbstverständlich. Aber ich brauche etwas Schriftliches, am besten mit der Hand geschrieben, mit Datum, Ort und Unterschrift. Ich muss anschließend noch einen weiteren Arzt schicken, der ebenfalls mit Ihnen darüber redet, ja? Ich bin dazu verpflichtet."

Anneliese schrieb ihre Patientenverfügung, und nach dem Gespräch mit dem zweiten Arzt fühlte sie sich einigermaßen beruhigt.

Bei Marius und Henning stieß Anneliese mit ihrem Entschluss auf volles Verständnis. Sie sollte nicht unerträglich leiden müssen, keine Schmerzen haben. Sie wollten nur das Beste für sie. Anneliese durfte selbstbestimmt und in Würde sterben, wenn sie das so wünschte.

Die Tumore im Kopf wurden mehrmals bestrahlt und sie verlor innerhalb weniger Tage alle ihre wundervollen Locken. Anneliese weinte verzweifelt. Das war ein schlimmer Verlust für sie.

Als Nächstes trat eine Lähmung des Unterkörpers auf, sie war nicht mehr fähig zu laufen. Die Krankenschwester, die nun häufiger am Tag kam, musste ihr einen Katheter legen.

Marius und Henning stellten ein bequemes Pflegebett ins Wohnzimmer. Damit Anneliese nicht alleine blieb, lösten sie das Problem, indem Marius tagsüber für sie da war. Er konnte das Geschäft an seine Mitarbeiter delegieren. Henning wachte über ihre Nächte, weil es sein Beruf und die Familie nicht anders zuließen.

Vom Bett aus konnte sie durch das große Fenster auf ihren geliebten Garten blicken. Am liebsten schaute sie den Amseln beim Baden zu.

„Schau mal Marius, die eine Amsel wird nicht fertig mit dem Planschen. Sie besetzt die ganze Zeit das Vogelbad. Es stehen schon mehrere wartende Amsel daneben, aber sie fängt immer wieder von vorne an."

„Hm, ist sicher eine Frau", behauptete er todernst und Anneliese musste so lachen, dass sie sich verschluckte.

Die Metastasen im Gehirn zerstörten nach und nach ihre Körperfunktionen. Sie hatte keine Schmerzen, aber die Lähmungen verstärkten sich und bald konnte sie unterhalb des Kopfes fast nichts mehr bewegen, nur noch den rechten Arm. Durch die unterstützenden Medikamente nahm sie unvorstellbar schnell an Körpergewicht zu und wurde sehr schwer. Man musste jetzt zu zweit sein, um sie zu drehen und zu lagern.

Henning reichte seinen Jahresurlaub ein und half Marius nun auch tagsüber. Er kochte ihre Lieblingsgerichte und sie erklärte vom Bett aus genau, wie er sie zubereiten sollte. Am liebsten mochte sie ihre winterliche Erbsensuppe, obwohl es Hochsommer war und alle Leute schwitzten.

„Ach Henning, noch einmal … die schmeckt so köstlich", bettelte sie zwinkernd.

„Bist du verrückt, es sind 30 Grad draußen. Mir bricht der Schweiß schon aus, wenn ich bloß daran denke", neckte er sie und machte sich schmunzelnd an die Arbeit.

„Mm, schmeckt die gut", schwärmte Anneliese, als sie sich mühsam mit dem Löffel das Essen in den Mund schob.

„Hast du da etwas Besonderes hineingetan, kleiner Bruder?"

„Ja", grinste er, „ganz viel Liebe."

An Nachmittag kam Tante Olga zu Besuch. Anneliese freute sich, denn sie hatte sie seit Wochen nicht mehr gesehen.

Tante Olga nahm einen Stuhl und setzte sich ans Bett.

„Na, mein Kind, hast du Lust auf einen kleinen Besuch von deiner alten Tante?"

„Ich bin so froh, dass du da bist, Tante Olga", sagte Anneliese und suchte nach Olgas Hand.

„Weißt du, du darfst nicht erschrecken, aber bald bin ich nicht mehr hier."

Olga nickte und drückte Annelieses Finger: „Hast du Angst, mein Kind?"

„Ja, große Angst. Glaubst du an Gott, Tante Olga?"

„Auf jeden Fall. Ich glaube fest an einen Herrgott und ich weiß, dass er für dich und für alle Menschen da oben ist, obwohl viele es noch nicht wissen."

„Hast du keine Angst vor dem Tod?", brachte Anneliese mühsam heraus.

„Nur ein wenig vor dem Sterben selbst. Aber vor dem Tod habe ich keinerlei Furcht, denn ich weiß, dass Gott seine beiden Händen zu einer Schale öffnet und alle Sterbenden behutsam auffängt, auch dich." Olga streichelte Annelieses Arm. Ihre Nichte hatte die Augen geschlossen.

„Bist du müde, Liebes, soll ich gehen?"

„Ach nein, bleib noch ein bisschen. Weißt du, Marius hat mir empfohlen, dass ich mir ein tröstendes Gottesbild vorstellen soll. Das fällt mir schwer. Aber du sagst so schöne Sachen, die tun mir gut. Ich werde darüber nachdenken, was du soeben gesagt hast. Das ist so ein beruhigendes Bild, die großen Hände, die einen auffangen."

Annelieses Zustand verschlechterte sich rapide. Die Schwindelanfälle nahmen zu, auch im Liegen. Sie wollte, dass ständig jemand an ihrem Bett saß.

„Ich möchte die Kinder sehen, Henning. Kannst du sie bitte kommen lassen?"

An diesem Abend nahm Anneliese Abschied von ihren Pflegekindern. Die drei saßen nebeneinander auf dem Sofa dicht neben ihrem Bett. Mit flapsigen Bemerkungen und kleinen Anekdoten versuchten sie die Tränen zurückzuhalten. Es funktionierte, bis Anneliese müde wurde.

„Ihr müsst jetzt gehen", sagte sie gefasst, „gebt mir noch einen Kuss und geht schnell. Vielleicht sehen wir uns im Himmel wieder."

Später, als Henning bei ihr saß, fragte sie mit geschlossenen Augen nach einer schweren, beängstigenden Schwindelattacke: „Henning, was glaubst du, wie es im Jenseits aussieht?"

„Ich weiß es nicht, Anneliese, was vermutest du?" Er nahm ihre Hand.

„Ich befürchte, da ist nichts. Nur ein schwarzes Loch, da wird man hineingezogen und ist einfach weg." Anneliese weinte ein bisschen. Mitfühlend streichelte Henning sie.

„Sag, was glaubst du?", wiederholte sie erneut.

Er schwieg eine Weile. Was sollte er ihr sagen, er wusste doch auch nicht, wie das Jenseits aussah. Gleichwohl antwortete er dann mit zuversichtlicher Stimme: „Weißt du, ich glaube, dass ich nach meinem Tod dahin gehe, wo ich vor meiner Geburt herkam, also zu meinem Ursprung zurück, das könnte meine wirkliche Heimat sein. Ich weiß zwar nicht, wie es dort aussieht, aber ich bin davon überzeugt, dass es gut und friedlich ist, und dass ich dorthin gehöre. Wir werden nicht verloren gehen, Anneliese."

„Das ist ein schöner Gedanke, Henning. Tante Olga hat mir auch so was Wunderbares gesagt", murmelte sie und schloss die Augen.

Zehn Minuten später kam die Frage: „Henning, glaubst du an Gott?"

Er wollte ehrlich sein: „Nein, nicht in der Form, wie religiöse Menschen das tun. Ich bin nicht religiös."

„Ich auch nicht, aber ich glaube an *Maria*, irgendwie, ich weiß nicht. Denkst du, dass sie da oben ist?"

„Ich bin mir sicher, dass sie für dich da oben ist, Schwesterchen. Du musst keine Angst haben. Alles wird gut", tröstete er und schluckte mühsam.

„Henning, kannst du für mich beten?"

„Ich bin nicht perfekt darin, aber ich kann's versuchen, Anneliese."

„Bitte, wenn du es versuchen willst, bete zu *Maria* für mich."

„Soll ich laut beten oder leise für mich?"

„Leise bitte."

Sie schlief ein bisschen, und als sie aufwachte, wurde sie plötzlich ganz unruhig.

„Henning, meinst du nicht, dass ich bald den Hausarzt kommen lassen soll, damit er mir die Spritze gibt?"

Henning erschrak: „Wieso? Warum fragst du das?"

„Ich meine, es wird jetzt sehr belastend für euch, mich zu pflegen. Ich kann mich nicht bewegen, werde immer schwerer und kann nicht mehr mithelfen. Ihr müsst es sagen, wann er kommen soll."

„Bist du still! Es ist keine Last für uns!", schimpfte er. „Du allein bestimmst, wann es für dich unerträglich wird, nicht wir!"

„Ja, ich dachte nur."

In den folgenden Tagen und Nächten fing sie immer wieder davon an: „Marius, Henning, was meint ihr, ist es *jetzt* so weit? Soll der Arzt kommen oder nicht? Wird es euch nicht zu viel?"

„Anneliese, du sollst es selber entscheiden, wann es für dich genug ist. Wir können dir nicht dabei helfen, das musst du doch verstehen!"

„Aber ich *kann* mich nicht entscheiden! Ich fürchte mich davor, euch zur Last zu fallen. Der Gedanke daran ist unerträglich", weinte sie.

Sie konnte nicht mehr! Henning nahm sie in den Arm und wischte ihr die Tränen ab.

Es war schrecklich für die beiden Männer, mitzuerleben, wie Anneliese unter diesem Wahnsinnsdruck litt. Bei einem kurzen gemeinsamen Spaziergang, während eine Krankenschwester Anneliese versorgte, redeten sie darüber.

„So habe ich mir das nicht vorgestellt", meinte Marius traurig. „Anneliese kann sich absolut nicht entschließen, wann sie die Spritze bekommen soll. Sie ist gar nicht in der Lage dazu. Gott sei Dank hat sie keine Schmerzen, nur Angst, aber das macht es nicht weniger schwierig."

„Es ist der reinste Stress für sie", antwortete Henning, „und ich muss dir ehrlich sagen, dass es mir im Moment total schlecht geht mit diesem niederländischen Euthanasiegesetz."

„Wieso?"

„Na ja, dadurch ist es doch so, dass der Zeitpunkt des Todes nicht mehr vom natürlichen Verlauf eines *normalen* Sterbens bestimmt wird, sondern der Patient muss selber entscheiden, wann es soweit sein soll. Zusätzlich zu der Tatsache, dass er ohnehin seine letzte Reise antreten wird, kommt dieser Stress für ihn noch dazu. Ich habe deutlich das Gefühl, dass Anneliese sich innerlich überhaupt nicht auf ihr Sterben vorbereiten und loslassen kann."

„Das ist nachvollziehbar, so hab ich das noch nicht gesehen." Marius schwieg betroffen.

Henning sah ihn an und fuhr fort: „Sie ist wie angstbesessen, den Zeitpunkt für Euthanasie nicht richtig zu wählen. Sie kann keine Entscheidung fällen, wann sie sterben soll. Sie ist gar nicht in der Lage dazu! Ein unerträglicher Druck liegt auf ihr. Und das nur, weil die aktive Sterbehilfe hier in Holland möglich ist! Das ist doch grausam, oder?"

„Ich glaube nicht, dass es das Euthanasiegesetz alleine ist", sagte Marius, „ich denke eher, dass es ihre schreckliche Angst ist: Sie hängt natürlich an ihrem Leben und muss es freiwillig weggeben, durch eigenen Entschluss! Und *sie selbst* muss den Zeitpunkt bestimmen!"

Henning nickte betrübt: „Ja, das ist möglich. Grausam! Sie schiebt die Last mit der Pflege in den Vordergrund und klammert sich in Wirklichkeit an ihr letztes bisschen Leben. Doch wer sind wir, dass wir das werten wollen? Wer fürchtet sich nicht vor dem Tod?"

Sie spazierten schweigend und tief in Gedanken versunken nach Hause und lösten die Krankenschwester ab.

Als Anneliese am nächsten Abend erneut davon anfing, weinte sie hoffnungslos: „Warum hilft mir denn keiner? Bitte bestimmt ihr jetzt für mich, ich kann nicht mehr."

Die Männer schauten sich an, nahmen Annelieses Hände und versprachen, sobald sie bemerken würden, dass sie sehr leidet, den Arzt zu rufen, der sie dann erlösen sollte. Sie nickte dankbar, entspannte sich und schloss die Augen.

In der Nacht bekam Anneliese heftige Panikattacken, rief um Hilfe, schrie nach Mama und Papa. Sie war verwirrt, gab kein Zeichen, dass sie verstand, was Henning und Marius zu ihr sagten. Sie ließ sich nicht beruhigen.

Noch einen Tag und eine Nacht warteten sie ab, aber es wurde immer schlimmer. Man konnte sie nichts mehr fragen, sie antwortete nicht.

Am nächsten Morgen, als sie immer noch in einem Angstzustand und nicht ansprechbar war, entschieden Henning und Marius für sie, riefen den Arzt an, der so schnell kam, wie er konnte. Er legte einen Infusionszugang mit einem starken Schlafmittel, das sie nach kurzer Zeit von ihrer

Angst erlöste. Dann spritze er ein tödliches Gemisch in die Kanüle und innerhalb weniger Minuten starb sie, sanft und ruhig.

„Haben wir es richtig gemacht? Sie hatte doch eigentlich keine Schmerzen?" Traurig fragte Henning den Arzt, als sie in Annelieses entspanntes, friedliches Gesicht sahen.

„Sie haben alles richtig gemacht", nickte dieser, „Angst kann auch unerträgliches Leiden sein."

Noch am Abend ging Henning zu seiner Mutter und danach zu Olga in die *Witte de Withstraße*, um zu berichten, dass Anneliese gestorben war. Katharina war traurig, jedoch gefasst. Sie hatte sich darauf vorbereitet und wollte stark sein.

Henning erzählte wie Annelieses letzte Tage gewesen waren und wie friedlich sie gestorben war. Mutter weinte still vor sich hin. „Weißt du, Junge, heut seh ich erst, was Anneliese schon als Kind geleistet hat. Ohne ihre Hilfe hätte ich dich nicht großziehen können. Eigentlich durfte sie selbst nie Kind sein, musste früh die Rolle eines Erwachsenen übernehmen. Deine Schwester war ein gutes Mädchen."

Sie ließ es zu, dass Henning sie in den Arm nahm. Das gemeinsame Trauern half ihnen.

Als er bei Tante Olga klingelte, öffnete sie sofort die Tür, so, als ob sie auf ihn gewartet hatte. Sie nahm ihn an der Hand und zog ihn ins Wohnzimmer. Henning erzählte mit Tränen in den Augen. Olga sagte nichts, zog ihn in ihre Arme und ließ ihn weinen.

Henning schlug die Augen auf. „Wo bin ich?“, dachte er und fand sich im Lehnsessel in seinem Arbeitszimmer wieder, er weinte. Der Schmerz um seine Schwester füllte den Raum.

Seufzend stand er auf. „Ach, Anneliese, morgen gehe ich zum Friedhof, wenn ich dran denke.“ …

Die Erlaubnis

Zwei Wochen nach dem Besuch der Familie beim Hausarzt wurde Henning in die Sprechstunde zum zweiten Arzt, dem Spezialisten für Euthanasie, bestellt. Luise begleitete ihn. Inzwischen war er recht froh, dass seine Frau die stützende und in sich ruhende Begleiterin an seiner Seite war.

Auch in diesem Gespräch musste er beweisen, dass er unerträglich litt bei dem Gedanken, seine Würde zu verlieren. Er wich nicht von seinem Wunsch zu sterben ab, war sogar entschlossener als je zuvor, denn er spürte, dass die Zeit drängte. Die Furcht, dass die Kontrolle über sein Denken verschwand, wuchs von Tag zu Tag. Er wurde so langsam, so unkonzentriert und vergesslich! Oftmals verließ er das Haus und wusste an der nächsten Ecke schon nicht mehr, wo er eigentlich hin wollte. Ebenso erschreckend für ihn war die Tatsache, dass er kürzlich, als er mit Julius ein Bierchen trinken war, den ganzen Geldbeutel auf den Tisch ausgeleert hatte. Wenn der Junge ihm nicht geholfen hätte … mein Gott! Er schämte sich!

Das positive Gutachten des Spezialisten für Euthanasie zog in den folgenden Wochen den Besuch beim Gerontologen und dem Psychologen nach sich. Luise war immer dabei. Sie gab ihm die Sicherheit, dass er nicht irgendwo orientierungslos herumirrte und die Termine verpasste. Henning wurde intensiv auf seine Urteilsfähigkeit geprüft, und auch hier war das Ergebnis für ihn positiv.

In der anschließenden Besprechung kamen die Verantwortlichen der Euthanasie-Kommission zu dem Schluss, der Patient leide tatsächlich *unerträglich*. Er sei sich darüber im Klaren, dass er im Verlauf der Krankheit die Kontrolle über sein Leben verlieren würde. Für ihn sei das gleichbedeutend mit einem Zustand der Würdelosigkeit.

„Wir geben die Erlaubnis, Herr Landes, und werden Ihren Hausarzt dementsprechend informieren", las er in dem Brief, den sie ihm eine Woche später schickten.

Die Erlaubnis! Endlich, zwölf Wochen nach der Diagnose. Erstaunt registrierte er, dass er ganz ruhig blieb. Nicht einmal sein Herz schlug schneller als vorher. Er spürte nur Erleichterung, dankbare Erleichterung.

Nachdenklich machte er sich auf den Weg zu Luise, die mit den Rosen beschäftigt war. Er zeigte ihr den Brief. Sie ließen sich hinterm Haus auf der Terrassenbank nieder. Luise setzte ihre Lesebrille auf und vertiefte sich in das amtliche Schreiben. Henning wandte sich dem Garten zu.

„Die Buchsbaumsträucher müssten mal wieder geschnitten werden", dachte er, „die grünen Kugeln geraten zu groß."

Luise hatte zu Ende gelesen. Sie legte ihre Brille auf den Tisch, zog das Tischtuch gerade und schwieg.

„Nun, was sagst du?" Fragend sah Henning sie an.

„Ich kann meine Gefühle schlecht beschreiben, sie sind so verworren. Einerseits freue ich mich für dich und andererseits bin ich unsagbar traurig."

Sie räusperte sich, schluckte einen Kloß im Hals weg.

„Aber ich muss dich unbedingt noch etwas fragen, bevor du dich endgültig entscheidest. Mich quälen oft Schuldgefühle, weil ich dich nicht betreuen kann. Und eine neue mögliche Lösung ist mir eingefallen."

Henning schaute sie mit fragendem Blick an. Luise schob nervös die Blumenvase auf dem Tischtuch hin und her.

„Wenn ich deine spätere Pflege, falls sie denn nötig ist, ausschließlich mit professioneller Hilfe hier im Haus organisieren und bezahlen würde, würdest du dich dann für das Leben entscheiden?"

Henning dachte keine Sekunde nach: „Luise, ich will nicht, dass du dir Vorwürfe machst. Das ist falsch. Pflege durch die Kinder, häusliche, fachmännische, oder überhaupt eine Pflege, kommt für mich nicht infrage. Dagegen sträubt sich alles in mir. Kannst du das verstehen?"

„Natürlich. Ob ich handeln würde wie du, weiß ich nicht, aber wenn es für dich so richtig ist, dann schaffen wir das. Ich bin bei dir."

Henning nahm sie in den Arm und küsste sie zärtlich auf den Mund.

„Übrigens", sagte er, „ich möchte die Genehmigung der Kontrollkommission noch nicht den Kindern mitteilen. Will es eine Weile für mich behalten. In den nächsten Tagen muss ich sehr intensiv nachdenken. Also sei so lieb und rede nicht darüber. Wenn ich mich endgültig entschlossen und den Zeitpunkt meines Sterbens festgelegt habe, werde ich es ihnen selbst sagen."

Luise nickte: „Selbstverständlich, Schatz."

Henning stand auf. „So, und jetzt mach ich einen langen Spaziergang. Du brauchst mit dem Abendessen nicht auf mich zu warten."

Nach seinem Gefühl für Luise gefragt, hätte Henning das Wort *Liebe* wohl mit Zuneigung, Wärme und Respekt umschrieben. Erotik und Sex spielten keine Rolle, aber der Austausch von Zärtlichkeit war die Essenz ihrer Beziehung. Es war gut, dass sie an seiner Seite war.

Auf der Südseite der *Amstel* kam er nahe an Sebastians Haus vorbei. Bei seinem Anblick, musste er an die Hochzeit kurz nach Annelieses Tod denken. Das lag beinahe achtzehn Jahre zurück ...

In diesem Winter überraschte Sebastian mit der Ankündigung, dass er und Ute im Frühjahr heiraten wollten. Er hätte seit einem Jahr eine feste Anstellung in einem Industrieunternehmen und verdiente nicht schlecht.

Nun hatten sie ein Grundstück im Auge, das sie kaufen wollten. Ihr größter Traum war es, ein Haus darauf zu bauen, mit viel Eigenleistung, um Geld zu sparen.

„Du kannst uns helfen, Papa: Beton mischen, Sand schippen, Schubkarren fahren, Dach decken, Teppichboden verlegen und natürlich alle Zimmer tapezieren", bot Sebastian lachend an.

„Ich helfe gerne, indem ich finanziell etwas beisteuere", versprach Henning dem glücklichen Pärchen. „Als Bauhelfer bin ich allerdings eine völlige Fehlbesetzung. Ihr kennt ja meine zwei linken Hände. Aber da liegen ein paar *überflüssige* Gulden auf meinem Sparkonto", fügte er augenzwinkernd hinzu, „die geb ich euch mit Vergnügen."

Jubelnd fielen die Zwei ihm um den Hals.

„Und ich möchte die Hochzeit ausrichten", bot Marius an, „und will kein Nein hören, sonst gibt es Ärger mit mir!"

Alle lachten und die Männer wurden stürmisch geknuddelt.

Auch Tante Olga freute sich: „Sapperlot! Wie die Zeit vergeht, gerade eben noch habt ihr bei Oma Greta in die Keksdose gelangt, wenn sie nicht hingeguckt hat."

„Das kann ich heute auch noch", lachte Sebastian, „her mit den leckeren Plätzchen!"

Oma Katharina backte einen Gugelhupf, um ihrer Freude Ausdruck zu verleihen und lud das Pärchen ein, den Kuchen bei ihr zu vernaschen. Natürlich mit einem Haferl guten Bohnenkaffee!

Es war eine bewegende Hochzeitsfeier. Ute und Sebastian heirateten in der Kirche, in der auch Anneliese und Marius den Bund fürs Leben geschlossen hatten. Ute schritt in ihrem weißen Brautkleid den gleichen Weg wie damals Anneliese und kniete am Marienaltar nieder. Marius und Henning hatten Mühe, ihre Gefühle unter Kontrolle zu bringen, sie vermissten Anneliese, sie hätte hier dabei sein sollen!

Oma Katharina stand mit ihrem Rollstuhl vorne in der Nähe des Brautpaares und rieb sich mit einem Taschentuch die Augen. Tante Olga saß neben ihr in der Kirchenbank und drückte ihre Hand.

„Freud und Leid liegen so nah beieinander", flüsterte sie, „und beides gehört zum Leben." Katharina nickte und erwiderte den Händedruck ihrer Schwägerin.

Die anschließende Feier fand in einem romantischen Jagdschlösschen im Wald statt. Marius hatte sich mit der Auswahl des Ortes viel Mühe gegeben. Es wurde ein rauschendes Fest, mit Tanz, Musik und wunderbarem Essen. Alle Freunde und Familienmitglieder waren gekommen. Die Hochzeitstorte und eine launige Rede von Henning waren die Krönung, und als das Brautpaar um Mitternacht in seine Gemächer verschwand, wurden es über und über mit Reiskörnern beworfen.

„Viele, viele Reiskörnchen, für unzählige glückliche Augenblicke im Leben. Jedes Körnchen soll ein Symbol sein, für einen kleinen glücklichen Moment in einer hoffentlich langen Ehe", hatte Tante Olga gerufen. Alle applaudierten …

„Ist so'ne Sache mit der Erinnerung", sinnierte Henning, während er den langen Weg an der *Amstel* entlang nach Hause lief. Doch irgendwie wollte der Weg heute nicht enden. Verwundert blieb er stehen. Wo war die weiße Brücke? Da musste er doch drüber! Entsetzt registrierte er, dass er sich wieder verlaufen hatte. Müde ließ er sich in das Gras am Ufer fallen.

„Verdammt", murmelte er halblaut, „ich kann mich in allen Einzelheiten an die uralten Geschichten erinnern, aber den Weg nach Hause vergesse ich. Mein Gott, wie soll das noch weiter gehen?" Er schloss die Augen und sah plötzlich Neomie vor sich. Mit ihr war er damals die *Bloemengracht* entlang geschlendert …

Mai 1993. Die graubraunen Bäume an den Grachten öffneten innerhalb weniger Tage ihre Blüten- und Blätterknospen, brachten reine Freude in die verregnete graue Stadt. Die voll besetzten Tische vor den Grachtenkneipen bogen sich unter der Last von Kaffeetassen, Cappuccino und frischgebackenem Apfelkuchen, garniert mit großen Klecksen süßer Sahne.

Die Menschen auf den Bänken an der Kade hielten ihr blasses Wintergesicht in die Sonne. Manche schlürften dort ihren Kaffee, den sie sich in der Kneipe an der Ecke geholt hatten, sie wollten einfach nahe am Wasser sitzen.

Henning und Neomie spazierten die von Giebelhäusern gesäumte *Bloemengracht* entlang. Die schmalen, prächtigen Gebäude lehnten sich aneinander, streckten ihre schmucken Giebel in den Himmel.

„Ich habe eine Überraschung für dich." Neomie nahm ihn an der Hand und zog ihn über die Brücke zur anderen Seite der *Bloemengracht* hin.

„Was denn?" Henning konnte seine Neugier kaum zügeln.

„Schau Papa", Neomie zeigte nach oben, „siehst du das Haus mit dem Glockengiebel, die oberste Wohnung im vierten Stock? Die hab ich gemietet."

„Echt?" Henning schaute sie überrascht an. „Die liegt ja toll, und was für eine herrliche Aussicht auf die Gracht!"

„Ich bin auch total glücklich. So was hab ich lange gesucht, war mir aber immer zu teuer. Jetzt bin ich beruflich an der Uni ein bisschen aufgestiegen und kann sie mir endlich leisten."

„Das ist wirklich eine Überraschung, Geheimniskrämerin! Wann ziehst du ein?"

„In drei Wochen."

„So bald schon? Brauchst du Hilfe? Ich habe zwar immer noch zwei linke Hände, aber Kisten kann ich tragen."

„Na klar brauche ich Hilfe, soviel wie geht. Ich lasse den Umzug zwar durch Profis erledigen, aber das Drumherum braucht Unterstützung."

„Hast du die Jungs und Ute schon gefragt?"

„Nein, aber das mache ich heute noch, ich rufe sie an."

Julius, Sebastian und Ute sagten sofort zu. Am Umzugstag waren alle sehr gespannt, denn ein Einzug in eine schmale Grachtenwohnung war ein Ereignis. Es war völlig unmöglich, mit sperrigen Möbeln die engen und steilen Treppen hochzusteigen, deshalb gab es dafür eine ganz besondere Vorrichtung. Aus dem Giebel ragte ein dicker Holzbalken, der sogenannte *Hijsbalk,* heraus. Das Umzugsgut musste an dem Stahlhaken, der dort eingelassen war, hochgezogen und durch die Fenster ins Haus gehievt werden.

Neomies neue Wohnung war sehr schmal, hatte aber eine große Fensteröffnung zum Giebel hin. Ein Flaschenzug wurde am Hijsbalk eingehängt. Es war spannend, am geöffneten Fenster zu stehen und zu beobachten, wie nacheinander das Klavier, der Schreibtisch, der Fernseher, die Couch, der Bücherschrank, der Tisch, die Stühle und der Kühlschrank hochgehievt wurden. Mit einem Haken zog ein Umzugsmann das jeweilige Möbelstück zu sich heran und holte es vorsichtig durch die Öffnung in die Wohnung hinein.

„Jetzt weiß ich, warum die Grachtenhäuser so nach vorne geneigt sind, dass man meinen kann, sie fallen bald um!" Julius hängte sich weit aus dem Fenster und zeigte mit der Hand hinunter, als gerade der Kühlschrank hochgezogen wurde.

„Warum?“, fragte Neomie und zog die Augenbrauen hoch.

„Damit die einzelnen Teile nicht gegen die Hauswand prallen“, erklärte Julius grinsend.

„Richtig! Das ist genau der Grund!“ Henning klopfte seinem Sohn auf die Schulter. „Und ich bin heilfroh, dass auch die schweren Umzugskisten hochgezogen werden. Das wäre bei den steilen Treppen eine Hundsarbeit geworden.“

Er lachte: „Ich mache mich lieber nützlich, indem ich gleich Kaffee koche und Kuchen besorge. Darin bin ich nämlich Experte!“

Die neuen Räume waren hell und großzügig geschnitten. Das Haus war zwar nur vier Meter breit, aber dafür 25 Meter tief. Neomie hatte die ganze Tiefe zur Verfügung, da sie die oberste Wohnung gemietet hatte. Die unteren waren durch das Treppenhaus in der Mitte geteilt, in Vorderhaus und Hinterhaus.

Nachdem alles installiert, angeschlossen, ausgepackt und eingeräumt war, lud Neomie ihre Familie zu einem Abendessen in das Fischrestaurant im gegenüberliegenden Speicherhaus ein.

Sie hatte einen Tisch reserviert und die ausgehungerte Gesellschaft nahm fröhlich Platz. Das Essen war hervorragend, der Fisch fangfrisch, der Tag konnte nicht besser enden. Als Dessert und Kaffee serviert wurden, lief Henning zu Hochform auf.

„Hab ich euch schon mal die Geschichte von dem Fischbiss erzählt, den ich in Thailand erleiden musste?“

Die Anderen schüttelten heftig die Köpfe und blickten ihn erwartungsvoll an.

„Na gut, dann wird's Zeit. Hört zu!

Blut ist damals geflossen, nämlich meins, ehrlich! Nicht dass ihr glaubt, ich flunkere euch etwas vor. Es ist eine wahre Geschichte. Und es wird Tote geben."

„Wirklich, Papa?" Julius schaute ungläubig.

„Versprochen!" Er räusperte sich bedeutungsvoll. „Wie ihr wisst, war ich vor etlichen Jahren in Urlaub in Thailand. Ich wollte dort auch schnorcheln und düste mit dem Schnellboot in irrwitziger Fahrt zu der Insel *Koh Raya* im Pazifik.

Auf dieser winzigen Insel gibt es keine Straßen oder Autos. Also holten die Leute vom Resort ein paar Briten, Italiener und mich mit einem roten Traktor vom Strand ab."

„Echt, Papa? Mit einem richtigen Trecker?" Sebastian staunte.

„Ja klar, mit einem richtigen Ackerschlepper. Die Insel hatte überhaupt keine Infrastruktur."

„Was war mit dem Fischbiss?" Neomie wurde ungeduldig. Traktoren waren nicht so ihr Ding.

„Okay, also, es war wunderbar dort in dem Resort. Es gab Geckos in der Dusche und Warane im Garten. Aber das Tollste war: Man konnte unmittelbar an der Unterkunft schnorcheln. Die Fische schwammen fast bis an den Sandstrand! Ich schnorchelte den ganzen Tag und war hellauf begeistert."

Henning erzählte weiter: „Am nächsten Morgen setzte ich meine Taucherbrille wieder auf, steckte das Mundstück vom Schnorchel zwischen die Zähne und versenkte meinen Kopf in das türkisene Wasser der Bucht. Ich trieb über traumschöne Korallen und Fische in den buntesten Farben und Mustern. Auch ein orangefarbener Clownfisch war dabei und leuchtete wie die Nachttischlampe von Neomie."

Henning warf einen lachenden Blick auf seine Tochter. Sie lachte zurück: „Los, erzähl weiter, wann wird es endlich dramatisch?"

„Jaja, nicht so ungeduldig, junge Frau. Also, ich trieb auf dem Wasser. Allerdings schwamm ich diesmal viel zu weit aufs offene Meer hinaus und vergaß regelrecht, wo ich war. Riesige Fischschwärme umkreisten mich, wie im Aquarium! Ich lag ganz ruhig auf der Wasseroberfläche, Arme und Beine ausgebreitet, sah nach unten und blickte fasziniert in eine andere Welt.

Kennt ihr den Kinofilm *Der weiße Hai*? Nun, so ungefähr sah meine plötzliche Begegnung aus. Mein rosafarbener Angreifer war ein bisschen kleiner als der weiße Hai aus dem Film, etwa so groß wie mein Arm, aber genauso aggressiv wie das Filmmonster.

Aus heiterem Himmel, oder besser gesagt aus heiterem Gewässer, fiel dieser Fisch über mich her. Ein riesengroßes Maul mit messerscharfen Zähnen schnappte nach mir und erwischte meinen Mittelfinger. Richtige Fetzen Haut zog er mir ab, es blutete rote Schlieren in den Pazifik. Wahrscheinlich glaubte er, dass mein Finger Futter war. Es kann auch sein, dass das Monster einfach nur einen schlechten Charakter hatte.

Ich dachte: Verdammt, nix wie weg hier! Beim Betrachten meiner zerfetzten Haut, aus der mein Lebenssaft ins Wasser floss, musste ich an echte Haifische denken, die ja angeblich Blut riechen können! Und ich schwamm praktisch in meinem eigenen!

Nicht, dass ihr glaubt, ich hatte Angst, aber als Haifischmahlzeit wollte ich dann doch nicht enden. Endlich war ich am Strand und die nette Bedienung vom Strandkiosk klebte mir ein tröstendes Pflaster auf meinen fast zum Fischfutter degradierten Finger.

Am Abend war ich natürlich der Held vom Resort. Ich musste immer wieder meine hochgestreckte Hand, mit dem nach innen gebogenen Mittelfinger zeigen. *Fünf Halbe für die Jungs vom Sägewerk* sagte ich dann und das war der Brüller für die lustigen Briten und Italiener.

Und was den Toten angeht, der hieß *Red Snapper* und lag ausgeweidet auf dem Grill. Diesen köstlichen, alles fressenden Schnappfisch ließen wir uns dann zum Abendessen schmecken. Wer weiß, vielleicht war er sogar ein Schwarmbruder meines Angreifers."

Schallendes Gelächter klang durch das vornehme Restaurant. Die Leute an den Nachbartischen schauten irritiert auf.

„Pst, beherrscht euch", mahnte Henning schmunzelnd.

„Ach, Papa, dann sollst du so etwas auch nicht erzählen. Köstlich! Zum Totlachen!" Sie konnten einfach nicht aufhören.

„Kommt", sagte Henning, „lasst uns die Rechnung zahlen und dann gehen wir noch in die Kneipe an der Ecke. Dort darf man lustig sein!"

Henning schrak auf und öffnete die Augen. Die laute Sirene einer Ambulanz hatte ihn aus seiner Erinnerung geholt. Zu seiner Überraschung befand er sich am Ufer eines Flusses.

„Die aktive Sterbehilfe ist genehmigt", schoss es ihm durch den Kopf, „ich muss nach Hause."

Er richtete sich mühsam auf und versuchte sich zu orientieren. Links oder rechts dem Wasser entlang? Er beschloss den Weg nach links einzuschlagen. Vollkommen orientierungslos lief er weiter und suchte die kobaltblaue Haustür.

Nach einem langen Marsch stand er auf einmal wieder vor dem Friedhofstor.

„Ach ja, Tante Olga, sie liegt ja hier." ...

Durchgeboxt

Henning setzte sich todmüde auf die Bank vor Olgas Grab, endlich, lange hatte er nach der Grabstelle suchen müssen. Er stützte seinen Kopf in die Hände. Die Ruhe und die Stille auf dem Friedhof taten ihm wohl. Niemand fragte ihn, niemand sprach mit ihm, niemand wollte was von ihm; hier konnte er bei sich sein und seinen wirren Gedanken nachgehen.

„Jetzt hab ich die Erlaubnis, Tante Olga, es weiß noch keiner außer Luise. Ich wollte nach Hause, aber jetzt bin ich hier."

Er hob den Kopf und schaute kurz nach oben. Am Himmel zogen Regenwolken auf. Sein Blick wanderte über den Grabstein und den ausgetrockneten Boden.

„Ich hab's durchgeboxt", sprach er weiter, „hab sie überzeugt, dass ich unerträglich leide. Sie haben mich ernst genommen, haben begriffen, dass ich meine Würde nicht verlieren will und es respektiert."

Henning schwieg und beobachtete, wie eine kleine Maus durch die trockenen Blätter raschelte, um nach Essbarem zu suchen.

„Wenn ich demnächst zu Doktor Visser gehe und alles mit ihm bespreche, kann ich nicht mehr zurück. Und dann muss ich meine Entscheidung den Kindern mitteilen! Oh, gütiger Himmel, Tante Olga! Ich frage mich, was du dazu sagen würdest. Und weißt du was? Ich glaube, du würdest derselben Meinung sein wie Luise. Sie ist ein Stück weit wie du."

Henning hob einen kleinen Ast auf und spielte mit den Blättern. Zupfte eins nach dem andern ab.

Während er die filigrane Struktur eines frisch entrollten Blättchens betrachtete, stahl sich ein Lächeln in sein Gesicht. Dieser Ast war ein treffendes Symbol für seine Nachkommen; er war das Holz, aus dem sich alles entwickelt hatte, die großen Blätter stellten seine Kinder dar und die kleinen die Enkel. Und jetzt kam noch ein neues Kindchen!

Er verschränkte seine Hände ineinander und drückte sie an seine Brust. Seine Enkelkinder. Unglaublich, was war das vor 15 Jahren für ein Gefühl gewesen, als er erfahren hatte, dass er zum ersten Mal Opa wurde …

Es hatte geklingelt. Henning stellte seine Kaffeetasse auf den Küchentisch und schlenderte zur Haustür.

„Hoch soll er leben, hoch soll er leben, drei Mal hoch. Hipp-hipp-hipp-Hurra! Hurra! Hurra!"

Julius, Neomie, Sebastian und Ute standen auf dem Bürgersteig und grölten aus voller Brust. Henning wurde heute 52, und da es Sonntag war, kamen die Gratulanten bereits zum Frühstück.

„Seid ihr verrückt, mitten in der Nacht zu kommen! Ihr weckt die ganze Nachbarschaft auf und ich hätte auch noch schlafen können", schimpfte er lachend.

„Na und? Dann hätten wir dir die Füße gekitzelt und die Nase zugehalten, wie früher!"

„Untersteht euch, Lausbande! Kommt rein, ich mach einen Kaffee."

Kichernd liefen sie in die Küche und setzten sich an den großen runden Tisch. Henning griff nach dem Wasserkocher.

„Habt ihr ein Geburtstagsgeschenk für mich? Ich sehe da ein großes Paket in Sebastians Arm", stellte er neugierig fest.

Neomie drückte ihn auf einen Stuhl.

„Wir haben viele Geschenke. Nein! Finger weg! Setz dich erst mal hin. Zuerst bekommst du Sebastians und Utes Überraschung, dann meine, und anschließend passt die von Julius wie die Faust aufs Auge."

„Aber der Kaffee", protestierte Henning.

„Nein, jetzt gibst du Ruhe und bleibst sitzen." Neomie runzelte gekonnt die Stirn.

„So alt und noch so widerspenstig!", seufzte sie.

„Ich bin nicht alt!"

„Du wirst dich noch wundern", brummelte Julius in sein Künstlerbärtchen, was er seit einigen Wochen wachsen ließ.

Sebastian überreichte Henning feierlich ein großes weiches Paket in rotem Papier.

„Also Papa, herzlichen Glückwunsch noch mal, und das hier wollen Ute und ich dir schenken."

„Nanu, was kann das sein", witzelte Henning, „ein Kissen habe ich doch schon?" Gespannt packte er das Bündel vorsichtig aus. Zum Vorschein kamen zwei große Stofftiere, weiße Klapperstörche mit rotem Schnabel und langen roten Beinen. Fragend schaute Henning seine Kinder an. Ihre Gesichter zeigten ein breites Lachen. Langsam dämmerte es ihm. Würde er tatsächlich ...?

Sebastian und Ute sahen in seiner Mimik, dass er es begriffen hatte.

„Ja", nickten sie, „du wirst Opa. Du wirst sogar Opaopa. Wir bekommen Zwillinge!"

Henning sprang mit einem lauten Jubelschrei auf. Er tanzte durch die Küche und klatschte in die Hände. Dann umarmte er Ute und Sebastian.

„Oh, fantastisch. Opa wollte ich schon immer werden und jetzt auch noch Opaopa, das ist wirklich ein großes Geschenk. Danke euch, danke! Wann ist es so weit? Ich kann's kaum erwarten!"

„Ich bin im dritten Monat", sagte Ute und freute sich über die rührend kindliche Begeisterung ihres Schwiegervaters.

„So, und jetzt packst du mein Geschenk aus.“ Neomie drückte ihm ihr Päckchen in die Hand.

„Oh, ein Buch“, staunte Henning, „ich hab doch einen Schrank voller Bücher.“

„Aber nicht so eins“, schmunzelte Neomie.

Er packte es aus und las den Titel vor: „Wie wickle ich mein Enkelkind? Eine Anleitung für werdende Großeltern.“

Er lachte: „Babys wickeln kann ich schon, das mach ich mit links!“

Ein schallendes Gelächter brach aus.

„Ja, ja, gerade du, ein Opaopa, der zwei linke Hände hat. Du machst das dann doppelt linkshändig, oder? Die armen Würmchen!“

„Und jetzt das dritte Geschenk. Pack aus, Papa.“ Julius drücke ihm eine eingewickelte, eiskalte Flasche in die Hand.

„Eine Flasche ist immer gut, her damit!“ Henning riss ungeduldig das Papier ab.

„Wow! Champagner! Und was für einer! Mit diesem köstlichen Tropfen stoßen wir jetzt auf die tolle Nachricht an, holt die Gläser, wir haben was zu feiern!“

Henning fand in die Wirklichkeit zurück und erhob sich von der Bank an Olgas Grab. Er fühlte sich überraschend frisch und ausgeruht.

„Jetzt aber heim!“ Er verspürte Hunger, ein gutes Gefühl. Dieses Mal war der Weg nach Hause kein Problem.

Beim Anblick Hennings schnaufte Luise tief durch. Sie hatte sich Sorgen gemacht, weil er den ganzen Tag unterwegs gewesen war.

„Morgen Abend habe ich einen Termin bei Dr. Visser“, seufzte er, nachdem er gegessen hatte, „da sollte ich ausgeschlafen sein. Ich gehe besser ins Bett.“

„Soll ich dich zum Arzt begleiten, oder gehst du alleine?“, fragte Luise.

„Ich fahr mit dem Fahrrad, ist ja nicht weit. Meinen Hausarzt werde ich wohl noch finden.“

Wie und wann, Herr Doktor?

Dr. Visser hatte Henning zum abschließenden Gespräch in seine Praxis gebeten. Die Sorgfaltskriterien der Kontroll-Kommission waren erfüllt, er wollte ihm nun die medizinische Fachbeurteilung des Gremiums erläutern und alles Weitere besprechen.

Die tägliche Sprechstunde war beendet, Henning saß alleine im Wartezimmer, nervös in irgendwelchen Zeitschriften blätternd, ohne wirklich ein Wort wahrzunehmen. Er blickte erleichtert auf, als Dr. Visser ihn holte.

„Kommen Sie mit, Herr Landes?"

Sie begrüßten sich mit einem Händedruck. Hennings Gesicht zeigte Anspannung und Unsicherheit. Er fröstelte.

Sie setzten sich an den Schreibtisch und der Hausarzt las ihm langsam die medizinischen Begründungen vor. Forschend sah er anschließend in Hennings Gesicht und erklärte: „Es steht Ihrem Freitod nun nichts mehr im Wege, Herr Landes. Wir haben die offizielle Genehmigung."

Henning nickte und fragte leise: „Wann und wie, Herr Doktor?"

Dr. Visser schaute ihn mit ernstem Blick an.

„Sie bestimmen den Zeitpunkt und ich bestimme die Art und Weise. Ich kann Sie bei Ihrem Freitod begleiten, aber ich werde Ihnen nicht das todbringende Gift per Injektion verabreichen, sondern Sie sollen es selber zu sich nehmen. Das bedeutet: Es wird eine Hilfe zur Selbsttötung. Ich bringe ein Barbituratgemisch mit, Sie lösen es in einem Glas Wasser auf und trinken den tödlichen Inhalt aus."

Das war eine herbe Enttäuschung für Henning, denn er hatte sich den Tod doch so einfach durch eine Injektion vorgestellt. „Und warum muss ich das Zeug dann trinken?" Hennings Miene verfinsterte sich.

„Ich gebe Injektionen nur bei Patienten, die selber nicht mehr in der Lage sind, die aufgelöste Substanz zu sich zu nehmen."

„Werde ich dann leiden müssen, Schmerzen bekommen?"

„Nein, wenn Sie den Cocktail ausgetrunken haben, werden Sie nach einigen Minuten in einen komatösen Tiefschlaf fallen und diese Welt ruhig und schmerzfrei verlassen."

„Das ist gut", seufzte Henning erleichtert, „so können wir es machen. Aber ich muss noch etwas darüber nachdenken, will absolut sicher sein. Ich werde Sie anrufen, Herr Doktor, wenn ich so weit bin."

„Warten Sie nicht zu lange, Herr Landes. Nicht, dass die Kommission mir hinterher Vorwürfe macht, weil die Demenz schon zu weit fortgeschritten und Ihr freier Wille nicht mehr zu beweisen ist."

„Nein, das werde ich ganz sicher nicht", Henning schüttelte energisch den Kopf, „ich weiß, dass es höchste Zeit wird! Vergangene Woche wusste ich nicht mal mehr den Weg nach Hause, hatte einen totalen Blackout. Ich musste mehrmals auf meinem Personalausweis nachlesen, wie die Straße heißt, in der ich wohne und jemanden nach dem Weg fragen."

Der mitfühlende Blick des Arztes ruhte auf ihm.

„Herr Landes, denken Sie immer daran, Sie können jederzeit, auch noch im allerletzten Moment, Ihren Entschluss zurücknehmen. Ohne Begründung!"

Henning nickte erleichtert: „Das ist gut zu wissen. Danke, Herr Doktor, ich danke Ihnen sehr."

Inzwischen war die Sonne untergegangen und färbte den Himmel überm Horizont in ein blasses Rosarot. Er befreite sein Fahrrad, das an eine Straßenlaterne angebunden war, von der dicken Kette. Erleichtert stellte er fest, dass er es heute sofort gefunden hatte.

„So schlimm kann's noch *nicht* sein", dachte er und stieg auf.

Er wählte den Fahrradweg durch den *Vondelpark*, die grüne Lunge Amsterdams. Diesen Weg war er oft mit seinen Enkeln geradelt. Hier hatte er ihnen das Fahrradfahren beigebracht, war mit gekrümmtem Rücken, ihre kleinen Räder festhaltend, außer Atem hinter ihnen her gehechelt.

Unwillkürlich dachte er an den Tag ihrer Geburt zurück …

Es war kurz vor Weihnachten. Utes Babybauch wuchs zu einer runden Kugel heran. Henning fühlte mit der Hand, wie seine Enkelkinder strampelten, er empfand jetzt schon eine große Liebe für sie.

Der Anruf kam morgens um acht Uhr. Sebastians Stimme klang aufgeregt: „Wir sind in der Klinik, Papa. Die Wehen haben heute Nacht um eins eingesetzt. Es geht schon richtig los, ich muss jetzt wieder zur Ute, sie hält sich tapfer."

„Viel Glück, Junge, möchtest du, dass ich komme?"

„Nein, nicht nötig, Utes Mutter ist hier. Ich rufe dich an, sobald es geht, ja?"

„Okay mein Sohn, ich denke an euch und drücke die Daumen."

Nach vier Stunden klingelte das Telefon erneut.

„Herzlichen Glückwunsch, Opaopa, deine Enkelkinder sind gesund und munter auf die Welt gekommen. Es ist ein Pärchen und sie lassen dich lieb grüßen." Sebastians Stimme überschlug sich vor Glückseligkeit.

„Oh, wunderbar! Ganz wunderbar! Ist alles gut gegangen? Wie geht es Ute?"

„Ute ist fix und fertig, hat aber alles gut überstanden. Wir haben sie gerade auf unser Zimmer geschoben. Du weißt ja, dass ich auch ein paar

Tage hier bleibe und mit ihr und den Babys in einem Familienzimmer schlafen kann?"

„Nein, das wusste ich nicht, das ist ein prima Gedanke. Wann kann ich euch besuchen?"

„Komm am späten Nachmittag, wenn Ute ein bisschen geschlafen hat, ja? Zimmer 115."

Mit einem riesigen Strauß gelber Rosen in der Hand klopfte Henning an die Zimmertür und drückte die Türklinke vorsichtig herunter. Sein Herz schlug heftig vor Aufregung.

In einem der beiden Betten lag die glückliche Mutter und strahlte ihn an. In den Armen kuschelte sie die Zwillinge, links und rechts winzige rosa Köpfchen, bedeckt mit zartem Flaum. Sebastian stand am Fenster und filmte die Szene mit der Videokamera. Sie hielt fest, wie Opaopa zum ersten Mal seine Enkelkinder sah und sie in den Arm nahm.

„Tante Olga, du bist gestern Großtante geworden, die Zwillinge sind geboren!"

Schon am nächsten Tag stürmte Henning in Olgas Zimmer hinein. „Es ist ein Pärchen und alle sind gesund und munter."

Vier Wochen vor Neomies Umzug hatte man Tante Olga dauerhaft in das Pflegeheim aufnehmen müssen. Bei einem Sturz von der steilen Treppe in ihrem Haus hatte sie eine komplizierte Rückenfraktur erlitten. Trotz Operation und einer langen Reha konnte sie nicht mehr laufen und alleine leben.

„Da kann man nur herzlich gratulieren, lieber Opaopa, was musst du stolz sein! Sapperlot!"

„Ja, es ist ein unglaubliches Gefühl, fast noch schöner, als wenn man Papa wird."

„Leider kann ich da nicht mitreden. Hatte ja keine Kinder, aber ich freue mich sehr für euch und hoffe, dass Ute bald wieder auf den Beinen ist und die Babys gesund aufwachsen."

Henning nickte: „Das ist das Wichtigste, ich werde es Ute ausrichten. Und wie geht's dir, liebe Tante?"

„Gut, mein Junge, ich kann nicht klagen. Aber wenn ich, so wie heute Morgen, die verwirrten alten Leutchen da draußen im Aufenthaltsraum höre, wie sie rufen, dass sie nach Hause müssen, um für die Familie zu kochen, dann denke ich: Was bin ich froh, dass ich noch allerweil alles beisammen hab da oben!" Sie tippte sich leicht an die Stirn.

Henning schüttelte sich. „So verwirrt zu sein ist doch schrecklich, oder?"

Olga wiegte den Kopf hin und her. „Ich weiß nicht, ob das so schrecklich ist. Kommt darauf an, ob man es selber noch mitbekommt, dass da was nicht stimmt. Dennoch ist es schwer zu verstehen, dass alte Menschen sich komplett zurück in ihre frühere Lebenssituation versetzen, obwohl es lange vorbei ist."

Nachdenklich fuhr sie fort: „Mir ist vorhin, bei dem Wort *Zwillinge* ein Erlebnis aus meinem Leben vor dem Zweiten Weltkrieg eingefallen.

Ich hatte damals eine Nachbarin, die alte Frau Finke. Eine freundliche Frau, die gern redete. Wenn wir uns auf der Straße begegneten, erzählte sie mir nur von einer einzigen Sache: Von der Entbindung und dem Tod ihrer Zwillinge.

Sie berichtete stets das Gleiche: vom Ersten Weltkrieg und wie bitterkalt es gewesen war. Es gab keine Kohlen oder Holz zum Heizen. Die Geburt hatte sich entsetzlich zugetragen. Die Hebamme kam sehr spät. Auf dem Küchentisch hatte Frau Finke entbunden, und einige Stunden danach starben sie, die Kinder – wegen der Kälte, so sagte sie. Immer wieder erzählte die alte Frau ausführlich von diesem Trauma und ich hörte ihr zu und tröstete sie.

Als Frau Finke 85 Jahr alt war, konnte sie nicht mehr alleine zuhause bleiben, da sie sehr vergesslich wurde. Sie kam ins städtische Pflegeheim. Ich besuchte sie regelmäßig, sie hatte niemanden sonst und sie tat mir so leid. Die betagte Frau baute schnell ab und sprach immer weniger. Seit Langem erzählte sie nichts mehr von dem schrecklichen Ereignis, aber sie freute sich über meine Besuche und erkannte mich stets als Person ihres Vertrauens.

Für das Pflegepersonal war sie eine bequeme Bewohnerin. Immer zufrieden und fügsam. Alle mochten sie. Lethargisch wanderte sie Tag für Tag über die Gänge des Heimes – stets auf der Suche …

Eines Tages, als ich sie besuchen wollte, kam sie mir im langen Flur ganz aufgeregt entgegen und erzählte mir, dass sie schwanger sei.

Jesses! Ich hielt die Luft an, wie sollte ich um Gottes Willen reagieren?

„Sind Sie sicher, Frau Finke?", brachte ich endlich heraus.

„Ja, ich bin ganz sicher."

„Frau Finke, Sie sind 85 Jahre alt!"

„Ja, ich weiß."

Was sollte ich bloß sagen? Ziemlich hilflos suchte ich nach Worten.

„Aber, Sie wissen doch, dass man, um schwanger zu werden, einen Mann braucht?"

Die alte Frau schwieg. Ich sah, wie sie ihr Gedächtnis durchwühlte, um hierfür eine Erklärung zu finden.

„Manchmal braucht man *keinen* Mann", sagte sie bestimmt, „das geht auch so!"

Mir war klar, dass ich sie ernst nehmen musste.

„Freuen Sie sich, Frau Finke?"

„Ja, ich freue mich sehr, aber ich habe auch Angst!"

„Wovor haben Sie denn Angst?"

„Ich weiß nicht …", sie seufzte, „ich weiß nicht, was noch wird."

Eine Woche später war ich wieder bei ihr und hoffte, dass sie alles vergessen hatte. Aber nein! Sie knüpfte an das erste Gespräch an, redete erneut von ihrer Angst.

„Wissen Sie, ich weiß nicht, ob man in diesem Haus gut behandelt wird. Das ist doch ein Altenheim hier! Hat das Personal auch eine Ausbildung für Säuglingspflege und so?"

Ich beruhigte sie, wusste ich doch von ihren verstorbenen Zwillingen.

„Klar, alle hier haben diese Ausbildung!", behauptete ich einfach.

Auch dem Pflegepersonal war die Geschichte inzwischen zu Ohren gekommen. Man zog sie damit auf. Ich bat deshalb um ein Gespräch mit ihnen und erzählte von dem Trauma der betagten Dame. Wir suchten nach einer Lösung und so kam mir die Idee, eine Babypuppe zu kaufen. Ich könnte es ja mal probieren, meinten die Schwestern schulterzuckend.

Ich machte mich auf die Suche und fand eine Puppe, die aussah wie ein neugeborener Säugling. Ich kaufte sie und wickelte sie in ein Tuch.

Als ich am nächsten Tag im Pflegeheim den Gang entlang ging, kam mir Frau Finke wie immer entgegen und zog mich sofort in die Ecke. Wir saßen uns gegenüber. Die Puppe eingewickelt auf meinem Schoß.

„Was haben Sie denn da?", fragte sie neugierig.

Ich sagte nichts, sondern wickelte nur das Köpfchen und die Händchen aus dem Tuch heraus.

Ihre Augen wurden groß, der Mund ging auf und ein Strahlen erhellte plötzlich ihr Gesicht und den ganzen Raum.

„Oh! Es ist schon da?" Sie beugte sich sachte vor und nahm mir vorsichtig das Bündel aus dem Arm.

Ein Seufzer und ein zärtliches Lächeln begleiteten erleichtert nochmals den Satz: „Gott sei Dank! Es ist schon da!"

Sie drückte das Köpfchen an ihre Brust, wickelte es behutsam wieder ein und hielt die Puppe ganz fest – um sie nicht mehr loszulassen.

Und nie wieder sprach sie ein Wort über ihre Schwangerschaft!"

Henning schaute betroffen. „Das ist ja eine rührende Geschichte. Ich finde, das hast du gut gemacht, Tante Olga."

„Ich war selbst überrascht, und das Phänomen mit der Babypuppe ging eigentlich noch weiter. Als Frau Finke starb, haben die anderen Greisinnen die Puppe sofort adoptiert."

„Die meisten alten Frauen waren wohl Mütter und wollten dieses Wohlgefühl, noch mal ein Baby im Arm zu liebkosen, genießen", meinte Henning.

„Sicherlich. Heute haben die verwirrten Alten oft Kuscheltiere im Bett. Auch bejahrte Menschen brauchen Zärtlichkeit und Körperkontakt, man vergisst das oft", nickte Olga. Henning ließ sich das nicht zweimal sagen, stand auf und nahm sie fest in den Arm.

Olga strahlte: „Héhé, deshalb hab ich das nicht gesagt, du alter Schmuser!" Grinsend lief er zur Tür.

„Raus mit dir, du Lausbub", lachte sie und winkte, bis er die Tür hinter sich geschlossen hatte.

Im Rosenpavillon

Henning hatte nach dem schweren Gespräch mit dem Arzt noch keine Lust, weiter nach Hause zu fahren, er machte einen Umweg durch den Rosenpavillon am Rande des *Vondelparks*. Diese Anlage war ein Ort, zu der er eine besondere Beziehung hatte. Die Anordnung der Rosenbögen und der plätschernden Brunnen faszinierten ihn. Viele Kletterrosen waren üppig aufgegangen und die Sträucher protzten verschwenderisch mit ihrer Blütenfülle.

Er setzte sich auf eine Bank.

„Dieses Jahr schenkt uns einen herrlichen Rosensommer“, dachte er. „Nichts ist erfroren in den kalten Frühlingsnächten, und alle noch so kleinen Knospen werden sich in den nächsten Wochen öffnen.“ Plötzlich wurde ihm klar, dass er es nicht mehr erleben und es einen Henning Landes nicht mehr geben würde, nur noch die Erinnerung an ihn.

Er verspürte eine leichte Übelkeit im Bauch und versuchte sich abzulenken. Vor ihm auf der Wiese spielten Kinder, sie tollten herum, pflückten Butterblumen.

Wiederum musste er an seine Enkelkinder denken. Zwei offene, fröhliche Kinder, die bald als Erwachsene ihren Weg gehen würden. Er liebte sie sehr. Sie hatten so viele schöne Dinge gemeinsam erlebt. Er hatte sie gern um sich, jede Minute, die er mit ihnen verbringen konnte, war ein Geschenk.

Die Babys wuchsen und gediehen. Henning besuchte sie so oft es ging. Er genoss es, die Kinder dabei zu beobachten, wie sie die Welt entdeckten, wie sie täglich dazu lernten. Er nahm sie mit in den Garten und setzte sie auf die Wiese. Sie bestaunten die Gänseblümchen, grapschten unbeholfen mit ihren Fingerchen danach.

„Nicht abreißen, bloß streicheln. Schau Opaopa macht es vor", mahnte er liebevoll und die Kleinen streichelten vorsichtig die filigranen Blütenblätter. Er liebte das immerwährende Staunen in den großen Augen und das begeisterte Glucksen.

Sie waren ganz verrückt nach ihrem Opaopa, und er ließ sich gern von ihnen auf der Nase herumtanzen. Manchmal sogar im wahrsten Sinne des Wortes, dann lag er rücklings auf dem Boden und die Knuddelbärchen krabbelten über sein Gesicht.

Als sie fast zwei Jahre alt waren, durften sie ab und zu bei ihm übernachten. Ute und Sebastian konnten dafür mal eine Nacht richtig durchschlafen, sich erholen von ihrem Babystress.

Wenn die Enkel bei Henning schliefen, stellte er am Abend die zwei Reisebettchen in das Kinderzimmer neben sein Schlafzimmer und legte die schläfrigen Wuschelköpfe nach einer ausgedehnten Bilderbuchstunde ins Bett.

Als sie älter wurden, hatte er mit ihnen einmal pro Jahr in den Sommerferien eine Segeltour in Friesland gemacht. Abenteuer erlebt! Einmal hatte ein männlicher Schwan sie angegriffen, weil er unbedingt seine Jungen beschützen wollte. Mit geöffnetem Schnabel flatterte er fauchend hinter dem Segelboot her und verjagte die unbekannte Bedrohung aus seinem Revier.

Die Enkelkinder sagten jedes Mal, wenn die Woche vorüber war: „Opa, nächstes Jahr segeln wir wieder, ja?" …

Henning stöhnte auf, nahm den Druck in seiner Brust schmerzhaft war. Nun war nichts mehr mit Segeln. Mit Wehmut und aufkeimender Angst registrierte er, dass diese Zeit mit den Enkeln endgültig vorbei war und der Abschied bedrohlich näher rückte. Noch einmal sah er in vollem Bewusstsein die zwei Seiten der Medaille, die seine Entscheidung in sich barg: das Recht auf Selbstbestimmung und Würde für ihn, aber auch den Schmerz der anderen, den er ihnen zufügte. Er versteckte sein Gesicht in den Händen. Hier im Park konnte er weinen, seiner Verzweiflung Raum geben.

Schwer atmend radelte er durch den *Vondelpark* nach Hause. Heute Abend würde er Neomie anrufen und sie zum Essen einladen. Vielleicht zu dem Chinesen, bei dem sie schon mal gegessen haben? Es war lange her, 1995 oder ein Jahr später, er wusste es nicht mehr genau.

Ach ja, so war's! Damals hatte sie *ihn* eingeladen …

„Papa, ich möchte mit dir Essen gehen, muss dir was erzählen."

„Was gibts denn?"

„Das erzähle ich dir heute Abend."

„Ich will's aber jetzt wissen!"

„Sei mal nicht so neugierig, das ist ja schlimm mit dir!"

„Du Geheimniskrämerin, du machst es mal wieder sehr spannend."

Henning freute sich auf das Essen mit seiner Tochter. Sie machten das öfter. Nie gab es schönere und intensivere Gespräche zwischen ihnen beiden, als in diesen Stunden der Zweisamkeit. Er überlegte: Neomie war jetzt 32, hartnäckig ungebunden, aber sie wollte es so. Ihr Lehramt an der Uni machte ihr Spaß, die Studenten mochten sie. Jetzt war er sehr gespannt, was seine Tochter ihm zu erzählen hatte.

Sie trafen sich in einer Nische im chinesischen Restaurant. Gedämmtes Licht ließ die Bemalung an Decken und Wänden lebendig werden. In riesigen Aquarien zwischen den Tischgruppen schwammen prächtige, bunte Fische. Man munkelte in Amsterdam, dass die chinesische Mafia vor Ort sei, wenn sich eine bestimmte Fischart im Becken tummelte.

„Guten Tag, ich blinge ihnen die Speisekalte." Die chinesische Bedienung, die kein r sagen konnte, verneigte sich: „Blauchen Sie etwas zu tlinken? Einen Apelitif, vielleicht?"

Henning und Neomie studierten die Speisekarte und bestellten. Henning natürlich wie immer ein saftiges *Chop Suey* mit Hühnerfleisch. Sein Lieblingsgericht.

„Ich nehme heute mal was Neues", kündigte Neomie an, „vielleicht was richtig Scharfes? Hier! *Ente Kung Pao*."

„Was ist das?"

„Ente mit Bambus und Gemüse, aber scharf gewürzt."

Die Bestellung wurde notiert: „Danke, bitte, ich blinge Essen sofolt."

„Darauf warten wir nicht", murmelte Henning zu Neomie, „du erzählst mir jetzt auch *sofolt* was so wichtig ist!"

Er zwinkerte ihr zu, wissend, dass sie seine Art, die chinesische Bedienung nachzuahmen, lustig fand.

Sie lachte: „Okay, du freches, neugieriges Wesen, aber plumps nicht vom Stuhl!"

„Ach Gottchen, so schlimm?"

„Also, pass auf, ich habe ein Lehramt angeboten bekommen an einer Universität in *New Orleans*!" Neomie schwieg, sie sah, dass Hennings Augen sich weiteten.

„Wirst du annehmen?", fragte er stockend.

„Ich denke schon, das Gehalt ist umwerfend und der Job sagt mir auch zu. Und natürlich *New Orleans*, da wollte ich immer mal hin."

Henning schluckte: „Amerika ist weit weg. Wir werden uns lange nicht sehen."

Neomie legte ihre Hand auf seinen Arm. „Erst mal würde ich einen Arbeitsvertrag für drei Jahre bekommen und danach schauen wir weiter. Du kommst mich natürlich besuchen, und ich werde bestimmt häufiger nach Amsterdam fliegen. Außerdem gibt es ein Telefon."

Henning nickte, versuchte zuversichtlich zu klingen.

„Du hast ja recht, aber ich muss mich noch an den Gedanken gewöhnen. Du warst immer in meiner Nähe, seit du auf der Welt bist. Auf jeden Fall freue ich mich für dich, es ist eine große Chance für deinen weiteren beruflichen Aufstieg. Außerdem ist es sicherlich eine tolle Erfahrung in *New Orleans* zu leben. Die solltest du nicht sausen lassen nur wegen deines alten Vaters. Wann musst du abreisen, Neomie?"

„In sechs Wochen."

„Oh, so bald schon!" Henning schluckte. „Was machst du mit deiner Wohnung?"

„Am besten untervermieten, dafür gibt es genug Interessenten in Amsterdam. Könntest du dich um die Vermietung kümmern in der Zeit, wo ich weg bin?"

„Natürlich, das kann ich tun."

„Ich werde dich vermissen, Papa."

„Ich dich auch mein Schatz, aber jetzt genug geheult, das Essen kommt, ich habe einen *Bälenhungel*."

Todmüde hatte Henning nach langer Irrfahrt den Weg nach Hause gefunden. Er war zu erschöpft, das Fahrrad in den Schuppen zu bringen und lehnte es an die Hauswand, was Luise gar nicht mochte. Leise, damit sie ihn nicht bemerkte, schlich er zu seinem Schlafzimmer hoch, zog sich aus und legte sich sofort ins Bett.

Der Mond schien durch das Fenster und zeichnete mit diffusem Licht die Konturen der Schlafzimmermöbel nach. Seit Stunden wälzte Henning sich schlaflos zwischen den Laken. Verärgert stand er auf, ging zur Toilette und danach in die Küche.

„Irgendetwas essen", dachte er. „Kühlschrank, mal schauen, ob was drin ist."

Er wühlte in den vielen Lebensmitteln, Flaschen und Verpackungen, schob Joghurtbecher zur Seite und lagerte schließlich den gesamten Inhalt auf dem Küchentisch.

Als Luise plötzlich die Küchentür aufstieß und rief: „Was machst du da Henning?", fuhr er erschrocken zusammen und reagierte grantig: „Nichts! Was soll ich schon machen?"

Luise fragte leise: „Suchst du was Bestimmtes?"

„Ja, die runde Zauberkeksdose, die mit den Blümchen, ich kann sie nicht finden."

„Wir haben keine Keksdose mit Blümchen im Kühlschrank, Schatz. Du hast eine in deinem Arbeitszimmer."

Henning stutzte, versuchte es mit einer Ausrede: „Weiß ich doch, wollte nur wissen, ob du es auch weißt."

Abrupt drehte er sich um und ging in sein Schlafzimmer zurück. Luise betrachtete voller Unruhe seinen gebeugten Rücken. Ihr bisher so starker Mann schien ihr verwirrt, traurig und hilflos.

Walnusskuchen und viele Fragen

Es läutete auf dem Schreibtisch im Arbeitszimmer. Feli war am Telefon.

„Opa, Alex und ich wollen dich nachher besuchen. Bist du zuhause?"

„Klar bin ich da. Ich freue mich. Luise schickt mich ohnehin gleich zum Bäcker für Brot, dann bringe ich uns einen leckeren Kuchen mit. Was wollt ihr haben?"

„Walnusskuchen wäre super!"

„Geht in Ordnung, einen Walnusskuchen für die Dame. Bis gleich, Liebes."

„Wo ist denn das Brot, Henning?", fragte Luise, als er mit dem Kuchen vom Bäcker kam.

„Welches Brot?"

„Du solltest doch Brot mitbringen."

„Hast du das gesagt?"

„Jawohl."

„Oh, tut mir leid, Schatz, hab ich nicht gehört. Ich geh nachher noch mal", versicherte er, um es im gleichen Moment erneut zu vergessen.

Am Nachmittag erschienen die Zwillinge. Luise brühte Tee auf, schnitt den Kuchen an und deckte den Tisch im Wohnzimmer.

„Ich lass euch allein, muss noch zum Bäcker fahren, Brot holen", lächelte sie freundlich, blinzelte ihrem Mann zu und schloss die Tür hinter sich. Henning schaute ihr schuldbewusst nach.

„Opa, hast du schon gehört, wir bekommen ein Baby!", fiel Felicitas mit der Tür ins Haus.

„Was? Du bist schwanger?", nahm er sie auf den Arm.

„Nein, *ich* doch nicht! *Mama*!", empörte sich Feli.

Henning lachte. „Ja, ich hab's mitbekommen. Und wie findet ihr das?"

„Geil! Ein Geschwisterchen, das wird lustig."

Vorsichtig legte er jedem ein großes Stück Kuchen auf den Teller.

„Was hättet ihr gern? Einen Jungen oder ein Mädchen?"

„Einen Jungen", sagte Alex.

„Nein, ein Mädchen", erwiderte Feli.

„Na dann", schmunzelte Henning, „wenn ihr Glück habt, bekommt die Mama nochmals Zwillinge. Für jeden von euch ein Knuffelchen."

„Lecker, Opa, geiler Kuchen", murmelte Alex mit vollem Mund.

„Hast du deiner Schwester zu verdanken, die weiß, was gut ist!"

„Da kannste Gift drauf nehmen!", behauptete Feli und schob sich noch ein Stück auf den Teller. Plötzlich legte sie die Kuchengabel aus der Hand.

„Opa darf ich dich was fragen?"

„Natürlich. Was hast du auf dem Herzen?"

Feli gab sich einen Ruck: „Das Zeug, was man bei der Euthanasie gespritzt bekommt, ist das Gift?"

Henning überlegte. Er wollte nichts Falsches sagen. „Ich weiß es nicht genau, mein Kind. Der Hausarzt sagt, es ist ein Barbituratgemisch, ein Schlafmittel in Überdosierung. Aber ich bekomme es nicht gespritzt, sondern muss es als Pulver selber in Wasser auflösen und dann trinken."

Die Kinder schauten erschrocken.

„Wird es wehtun?", presste Felicitas hervor.

„Der Hausarzt sagt *Nein*. Er behauptet, dass man innerhalb weniger Minuten stirbt. Ich hoffe, es stimmt. Aber er muss es ja wissen, hat es sicher schon oft gemacht."

„Ach Opa, du redest so cool darüber, hast du denn keine Angst davor?" Alex sah ihn entsetzt an.

„Ich tue nur so cool, Alex, ansonsten würde ich wahrscheinlich die Fassung verlieren. Natürlich habe ich Angst zu sterben, wer hat das nicht? Aber weißt du, die Angst vor dem Leben, das jetzt auf mich zukäme, ist noch viel größer! Sterben muss ich ohnehin in absehbarer Zeit, bin ja schon 68, aber leben mit Alzheimer, das *muss* ich nicht!"

Henning lächelte die beiden aufmunternd an. Jetzt war es genug und Zeit, die Kinder vom Thema abzulenken. Er stand auf und begann das Geschirr abzuräumen. Die Zwillinge hatten kein Krümelchen Kuchen übrig gelassen.

„Meine Mutter konnte wunderbaren österreichischen Walnusskuchen backen. Den hättet ihr mal essen sollen!", schwärmte Henning. „Ihr ward zwei Jahre alt, als Oma Katharina starb. Könnt ihr euch überhaupt noch an sie erinnern?"

„Nein ich nicht, schade", meinte Alex und Feli stimmte ihm kopfnickend zu.

Sie halfen Henning, die Tassen und Teller in die Küche zu tragen.

„Wir müssen jetzt gehen, Opa, die Hausaufgaben ..."

„Oh, dann aber rasch! Tschau ihr Lieben, danke, dass ihr mich besucht habt."

Als er allein war, ließ er sich in seinen Lehnstuhl fallen. Der Besuch seiner Enkel hatte ihn angestrengt und gleichzeitig froh gemacht. „Die Kinder und ihr Walnusskuchen", dachte er schmunzelnd. Katharina hatte ihn auch so geliebt. Er hatte ihr einen zum Geburtstag geschenkt, damals ...

Im gleichen Jahr, als Neomie nach *New Orleans* zog, feierte seine Mutter ihren 87sten Geburtstag. Henning überreichte ihr mit großer Gebärde einen Walnusskuchen und nahm lachend ihre Hand.

„Hast du einen Wunsch, Mama? Etwas was du gerne tun möchtest oder sehen willst? Du bist ja jetzt wieder mobil."

Sie überlegte eine Weile und schaute verschmitzt ihren Sohn an. „Ja, ich habe wirklich einen Wunsch, einen närrischen."

„Welchen denn?" Er schmunzelte.

„Ich war noch niemals bei einem Faschingsumzug, hab ihn mir oft im Fernsehen angeschaut. Den würde ich gerne noch mal in echt sehen. Das ist ein verrückter Wunsch, ich weiß, ist ja nicht möglich."

Der Schalk in Hennings Augen blitzte auf. „Hm, warum soll das nicht möglich sein? Alles geht, wenn man will, sagst du doch immer. In vier Wochen ist Fasching. Ich habe Freunde in *Bergen op Zoom*, das liegt in *Brabant* und ist eine Faschingshochburg. So weit entfernt von Amsterdam ist das nicht. Höchstens anderthalb Stunden Autofahrt. Schaffst du das?"

„Klar! Wenn ich bei den Leuten auf die Toilette gehen kann, bevor wir zum Umzug aufbrechen, würde das klappen."

Henning lachte: „Da schau sich einer meiner Mutter an. Sie plant bereits. Na, dann will ich mal dafür sorgen, dass dein Wunsch in Erfüllung geht."

Vier Wochen später ging es los. Henning hatte sein Auto extra gewaschen und holte seine Mutter aus dem Seniorenheim ab. Julius und Sebastian fuhren mit. Es war kalt, aber die Sonne versuchte ihr Bestes. Er hatte vorsorglich eine dicke Wolldecke ins Auto gelegt. Nach langer Fahrt kamen sie in *Bergen op Zoom* bei den Freunden an und Katharina konnte das *stille Örtchen* besuchen.

Es war Zeit für den Umzug. Das Geburtstagskind wurde liebevoll in die Decke gepackt. Mit einer warmen Jacke an, das bunte Kopftuch unterm Kinn festgeknotet und die Handschuhe angezogen, konnte es endlich losgehen.

„Komm, Oma, setz das hier mal auf. Wo hast du deine rote Clownsnase?" Julius drückte ihr einen hübschen Karnevalshut auf den Kopf und

Oma lachte. Sebastian rieb ihr mit Rouge rosa Bäckchen auf die Wangen; das mochte sie gern, dann fühlte sie sich besonders hübsch.

„Toll siehst du aus, Mama, jetzt geht's los!", lächelte Henning und genoss es, seine Mutter so fröhlich zu sehen.

Um zwei Uhr sollte der Umzug beginnen, die Bürgersteige waren bereits schwarz vor Menschen.

„Es hat einen großen Vorteil mit einem Rollstuhl durch die Menschenmasse zu fahren", dachte Henning. Die Leute gingen alle brav zur Seite und ließen Mutter vorbei bis an den Bürgersteigrand, wo sie die beste Aussicht hatte.

Mit Täterätätä und viel Getöse rumpelte der Umzug unmittelbar an ihr vorüber. Bunt geschmückte Wagen, Musikkapellen, Big Bands und Funkenmariechen folgten. Es gab Karnevalsgruppen mit traditionellen Holzmasken, Hexen, Geister, Bären und alte Weiber, die selbst gebackenen Kuchen verteilten.

Ein altes, krumm gebeugtes Weib kam auf die lachende Frau im Rollstuhl zu und bot ihr Zwetschgenkuchen an. Oma strahlte und biss mit Wonne in das saftige Kuchenstück hinein.

Dann kamen die Zigeuner zu ihr hin, sie musste ein Schnäpschen trinken. Alle um sie herum johlten, aber sie hielt sich tapfer und schüttete den Klaren grinsend hinunter. Die bunten Clowns, lustig geschminkt, brachten ihr Schokoladenbonbons und eine Blume.

Katharinas Gesicht leuchtete vor Glück. Henning war froh, dass er sie hierher gebracht hatte. Er machte Fotos, über die sie sich später sicherlich freuen würde.

Der Höhepunkt für das Geburtstagskind waren die Hexen mit den geschnitzten Holzmasken. Sie sahen schrecklich aus, hatten lange rote Röcke, bunte Schürzen, Strohschuhe an und riesige Besen in den Händen. Mit ihnen fegten sie alles weg, was im Weg war. Die Zuschauer waren dauernd ihrem Schabernack ausgesetzt. Junge Mädchen wurden über die Hexenschultern geworfen und fortgeschleppt, Kindern, die nicht aufpassten, die Mützen geklaut und dann entdeckte eine Hexe die lachende alte Frau im Rollstuhl. Sie schlich, den Besen schwingend, auf sie zu und blickte ihr mit der Fratze ins Gesicht. Katharina lachte und zog an der krummen Nase mit der Warze oben drauf.

Die Hexe stellte sich hinter ihr Gefährt, nahm die Schiebegriffe in die Hände, schaute Henning an und flüsterte hinter der Maske: „Kann ich sie mitnehmen?"

Der nickte überrascht und sofort ging es los. Die schaurige Gestalt schob den Rollstuhl bis zur Mitte der Straße und rannte mit dem Teil im Slalom durch die Parade. Katharina kreischte und hielt sich krampfhaft an den Lehnen fest. Die Hexe stützte sich auf die Griffe, warf die Beine hinter dem Rollstuhl schwungvoll in die Höhe und mit wehenden Röcken war sie – inklusive Oma – verschwunden. Sie flitzte mit Riesensprüngen hunderte von Metern kreuz und quer durch den Umzug. Die Leute am Rande der Straße johlten vor Begeisterung! Oma quiekte wie ein Spanferkel, aber vor Vergnügen, denn die wilde Hexe sprang immer weiter.

Nach fünf Minuten brachte sie den Rollstuhl zurück und schob ihre Maske hoch. Es war ein Mann, der nun die lachende, närrische Oma drückte.

Henning machte Fotos von ihrem glücklichen Gesicht. Sie war außer Atem vom Schreien, fix und fertig vor Aufregung. Sebastian und Julius umarmten sie.

„Oma, das hast du genial gemacht! Du bist ja eine echte Faschingsverrückte! Schade, dass Neomie das nicht gesehen hat."

Auf der Rückfahrt schlief Oma im Auto wie ein Baby, todmüde, aber freudestrahlend, dieses Abenteuer noch erlebt zu haben.

Eine Woche später brachte Henning die gelungenen Fotos ins Seniorenheim, alle waren perfekt geworden. Stolz fuhr seine Mutter ihre Runden durch die Pflegeabteilung, die Bilder auf dem Schoß, und zeigte die

Schnappschüsse den Mitbewohnern und dem Pflegepersonal. Sie fühlte sich wie im Traum, war der Mittelpunkt, die Heldin, und alle bewunderten sie für so viel Mut, Abenteuerlust und Verrücktheit.

Der Babybauch

An diesem Nachmittag trieb die innere Unruhe Henning wieder aus dem Haus. Als er durch Amsterdams Straßen irrte, dachte er auf einmal an Ute.

„Ich muss sie unbedingt besuchen", murmelte er und machte sich spontan auf den Weg. Über viele Umwege fand er endlich das Haus. Er klingelte an der Haustür und Ute öffnete.

„Ah, Papa Henning, was für eine schöne Überraschung." Sie umarmte ihn und ließ ihn ein.

„Bist du allein, Ute?"

„Ja, die Kinder sind im Schwimmbad bei dem schönen Wetter und Sebastian ist noch auf der Arbeit. Ich bin jetzt in Mutterschutz, sonst wäre ich um diese Zeit auch nicht daheim. Magst du etwas trinken? Ich habe eben eine Kanne Tee aufgebrüht. Wir können draußen sitzen."

„Tee ist prima", sagte Henning und schaute sich nach einer Sitzgelegenheit um. Er war müde. Die Terrassentür zum Garten stand weit offen. Die weichen Kissen einer gemütlichen Sitzecke luden ihn ein, es sich bequem zu machen.

Als Ute mit Tassen und Teller auf die Terrasse kam und fragte: „Magst du ein Stückchen Kuchen zum Tee?", bekam sie keine Antwort. Henning war im Sessel eingenickt.

Ute war besorgt, ließ ihn aber schlafen. Sie breitete eine leichte Decke über seine Knie und setzte sich ihm gegenüber mit einem Buch auf die kleine Doppelcouch. So wartete sie, bis er nach einer guten Stunde die Augen aufschlug und verwirrt um sich schaute.

„Oh, habe ich geschlafen?"

Ute nickte und schmunzelte: „Wie ein Baby."

Grinsend stand Henning auf und setzte sich neben Ute auf die Couch.

„Darf ich?", fragte er und legte, ohne die Antwort abzuwarten, seine Hände auf Utes schon recht dicken Babybauch. Er tätschelte die Rundung liebevoll und murmelte: „Na, ihr Zwei, geht es euch gut in Mamas Bauch? Wird es nicht langsam zu eng da drinnen? Nicht so dolle strampeln, ja?"

Ute erschrak. Ihr war klar, dass er gerade die Zwillinge gemeint hatte. Anscheinend befand er sich in der Vergangenheit, 15 Jahre zurück.

Sie korrigierte nichts, sondern nahm seine Händen in die ihren und drückte sie fest.

„Alles ist in Ordnung, Opaopa, deinen Enkeln geht es sehr gut."

Als sie später ihrem Mann und den Kindern von Hennings Verwirrung erzählte, musste Ute weinen. Sebastian erschrak. Er war gerade dabei, ihre Füße zu massieren, etwas, das sie beide sonst sehr genießen konnten. Seine Hände ruhten, als er seine Frau traurig anblickte.

Auch die Zwillinge schauten verstört. War Opa jetzt völlig durch den Wind?

Auf dem Weg nach Hause fühlte Henning sich richtig gut.

„Sebastian hat die ideale Frau gekriegt", dachte er zufrieden. „Ute stellt sich dem Leben, ist für Mann und Kinder da und hat für jeden ein freundliches Wort. Eigentlich ist sie genauso ein Stehaufweibchen wie Olga eins war." …

Es war Zeit, sich wieder bei Olga im Pflegeheim blicken zu lassen. Henning hatte damals ordentlich zu tun mit seinen Besuchen bei den alten Damen.

Seine Tante hatte einen neuen, leichteren Rollstuhl bekommen und nannte diesen *Meinen großen Freund*.

Er bewunderte sie. „Du machst aus allem das Beste, ein echtes Stehaufweibchen bist du."

Das schwarze Gefährt stand direkt am Bett und Henning setzte sich hinein.

„Hm, sitzt sich gut, so einen hätte ich auch gern."

„Allerweil musst du Quatsch machen, du Lausebengel", drohte sie mit dem Zeigefinger, „zeig mir lieber, was du da in der Hand hast."

„Ich habe mittlerweile deine Wohnung in der *Witte de Withstraße* aufgelöst und die wichtigsten Sachen aussortiert. Wir gehen bald alles zusammen durch und schauen mal, was entsorgt werden kann. Aber etwas Wertvolles bringe ich dir heute schon mit." Er legte ein Fotoalbum mit Bildern aus ihrer Jugend auf das Bett. Sie klatschte in die Hände, begann sogleich zu blättern.

„Guck mal Henning, hier bin ich mit Oma Greta und Opa Anton. Da bin ich vier Jahre alt. Schau, meine langen Zöpfe und die Schleife im Haar! Und das Baby hier ist dein Vater, da war ich schon zehn!"

„Hübsch siehst du da aus, fast so hübsch wie heute", grinste er verschmitzt.

„Ach du alter Schmeichler, eine alte Frau so auf den Arm zu nehmen." Sie boxte ihn und lachte.

„Wo hast du damals noch gearbeitet, Tante Olga?"

„Ich bin immer Krankenschwester gewesen. Auch während der Kriegszeit. Drei Jahre lang war ich in Prag in einem Altenheim für Arme und in meiner Zeit in Amsterdam verdiente ich mein Geld vorwiegend im städtischen Pflegeheim."

„Das war bestimmt nicht leicht, oder?"

„Nein, es war eine schwere Arbeit. Denk dir mal, es gab in den Heimen nur ein Badezimmer mit einer einzigen Badewanne für all diese Menschen.

Sie konnten größtenteils nur im Bett gewaschen werden. Wegwerfwindeln gab es damals nicht, wir mussten uns mit Mullwindeln und Tüchern behelfen. Aber etwas Gutes hatte die Zeit, diese künstliche Ernährung durch den Schlauch gab es nicht für die Bewohner." Sie lehnte sich nachdenklich zurück. „Die alten Menschen durften allesamt auf natürlicher Weise sterben und wurden nicht jahrelang zwanghaft am Leben gehalten."

„Schrecklich! Und so unwürdig", sagte Henning ganz leise. „Deswegen durfte Opa Anton bei dir sterben, als er nicht mehr essen wollte? Jetzt verstehe ich."

„Ja genau. Ich habe damals viel mit verkalkten und verwirrten Patienten gearbeitet.

Kannst du dich noch erinnern, dass Opa Anton, als er mal weggelaufen war und von der Polizei aufgegriffen wurde, behauptet hat, dass seine Mutter ihn bestimmt finden wird?"

Henning nickte: „Ja, das weiß ich noch."

„Ich habe Ähnliches mal mit einer Patientin erlebt."

Henning setzte sich bequem hin, während Olga zu erzählen begann.

„Ich war damals noch in der Ausbildung in einem katholischen Pflegeheim am Stadtrand von Amsterdam und arbeitete in einer Abteilung mit Schwester Selina zusammen, eine Ordensfrau in weißem Habit. Sie war 76 Jahre und ihr halbes Leben in dem Altenpflegeheim tätig. Die Nonnen mussten arbeiten, solange sie konnten, und durften erst ins Mutterhaus, wenn sie selbst pflegebedürftig waren.

Eines Tages schob Schwester Selina den Rollstuhl einer älteren Dame in eine Ecke der großen Halle.

„So, Frau Dekker, hier stelle ich dich hin", sagte sie, „an diesem Platz kannst du schön aus dem Fenster schauen. Es hat geschneit heute Nacht!"

Die alte Nonne war eine echte Institution, ohne sie lief nichts. Sie pflegte die betagten Menschen, als wären es ihre Kinder. Deswegen sprach sie die 80 bis 100-Jährigen auch mit dem Du an. Das war für sie selbstverständlich!

„Ist alles in Ordnung, Frau Dekker, oder brauchst du noch etwas?", vergewisserte sie sich.

„Es ist alles in Ordnung, Schwester. Bald kommt mein Bruder, ich warte hier auf ihn."

Die Greisin im Rollstuhl umklammerte mit beiden Händen ihre braune Handtasche und drückte sie an ihren Körper.

„Mein Bruder holt mich ab, wissen Sie? Er hat es versprochen! Wir fahren dann zu den Eltern, die warten auf uns!"

„Aber, Frau Dekker!", widersprach Schwester Selina ungeduldig, „ich habe es dir so oft gesagt. Dein Bruder ist im Himmel!"

„Was? Mein Bruder ist gestorben? Oh, nein!"

„Bereits vor 12 Jahren!"

„Mein Bruder ist tot!", weinte die alte Frau. „Schon so lange und niemand hat es mir gesagt!"

„Ich erkläre es dir jeden Tag hundert Mal, Frau Dekker!"

„Nein! Ich weiß nichts davon. Oh Gott, mein armer Bruder! Wissen es denn Papa und Mama?"

„Die sind doch auch längst tot, meine Liebe. Nun denk mal nach. Du bist bereits 89 Jahre alt. Wie alt müssten denn deine Eltern jetzt sein!" Schwester Selina schüttelte verzweifelt den Kopf. Wie oft hatten sie den gleichen Dialog geführt. Und sie wusste genau, wenn sie in einer halben Stunde wieder hier vorbei käme, ginge die Geschichte von vorne los. Das war so ermüdend!

Vor Kummer gekrümmt saß Frau Dekker weinend vor dem Fenster mit der schönen Aussicht und trauerte um ihren gerade erst verstorbenen Bruder und um die Eltern.

Schwester Selina streichelte ihr sanft über die weißen Haare und lief kopfschüttelnd in die Teeküche.

Ich hatte das Ganze mitbekommen und ging ebenfalls in die Küche um den Nachmittagstee zu kochen. Die Ordensschwester setzte sich erschöpft an den Küchentisch, legte ihr Gesicht in beide Hände. Ich sagte nichts, denn ich war ja noch in der Ausbildung, traute mich nicht so recht.

Mit einem Wagen voller Thermoskannen und Teetassen fuhr ich in die große Halle, wo die Bewohner teils im Bett, teils an Tischen saßen. Ein weihnachtliches Lied erklang aus dem Radio. Dann und wann hörte man eine zittrige Stimme leise mitsingen.

„Wer möchte eine Tasse köstlichen Tee? Ich habe Pfefferminz-, Hagebutten- und einen Kräutertee“, rief ich fröhlich in die Runde. Die alten Leutchen schreckten aus ihren Gedanken und Erinnerungen auf.

„Frau Dekker, eine Tasse Tee?“

„Nein, danke, ich habe keine Zeit mehr. Bald kommt mein Bruder. Ich warte hier auf ihn.“ Sie umklammerte beharrlich ihre Handtasche mit beiden Händen. „Er kommt mich abholen, wissen Sie, er hat es versprochen. Und dann fahren wir zu den Eltern, die warten auf uns!“

„Das ist fein, Frau Dekker, freuen Sie sich darauf?“, fragte ich.

„Ganz arg, Schwester“, lächelte sie, „es ist immer so schön bei meinen Eltern. Meine Mutter hat einen Marmorkuchen gebacken, mit echter Butter!“

„Sapperlot, mir läuft das Wasser im Mund zusammen!“, schwärmte ich und lächelte zurück. „Wissen Sie was? Ich stelle Ihnen einfach eine Tasse Tee hier hin, und während Sie auf ihren Bruder warten, können Sie ab und zu ein Schlückchen trinken. Der feine Kräutertee passt gut zum Marmorkuchen!“

Frau Dekker nickte zustimmend und ihre Augen glänzten.

„Und wenn Ihr Bruder da ist, lassen Sie den Tee einfach stehen, in Ordnung?“

„Ja, so machen wir's!“ Das faltenreiche Gesicht strahlte. Die Vorfreude war so schön!

Schwester Selina saß traurig am Tisch in der Teeküche und schaute auf, als ich hereinkam. Dann brach es aus ihr heraus: „Ich komme mir so abscheulich vor. Wie ein Todesengel. Jeden Tag muss ich Frau Dekker hundert Mal erzählen, dass ihr Bruder und ihre Eltern tot sind. Immer wieder erhält sie diese fürchterliche Nachricht und erschrickt dementsprechend. Das ist doch unerträglich!" Selina weinte fast vor Mitleid mit der alten Dame.

Ich legte ihr tröstend die Hand auf die Schulter.

„Ich habe gerade in meiner Ausbildung etwas über den Umgang mit verwirrten Menschen erfahren", sagte ich weich. „Möchten Sie es hören?"

„Ja, natürlich, Olga. Was für einen Umgang?"

„Es ist eine Art andere Gesprächsführung mit dem Patienten. Man redet ihnen nichts aus, widerspricht nicht, sondern bestätigt genau das, was sie gerade gesagt haben und wo sie mit ihren Gedanken sind. Man geht auf die Emotionen ein, vor allem auf Freude und Glück, aber auch auf Traurigkeit. Man spricht einfach die Gefühle an. Dadurch fühlt sich der Patient ernst genommen und verstanden."

„Aber ich kann Frau Dekker doch nicht anlügen? Ich muss ihr die Wahrheit sagen!"

„Nein, Sie müssen nicht! Frau Dekker ist glücklicher, wenn sie weiterhin auf ihren Bruder warten darf. Sie freut sich wie ein kleines Kind auf den Kuchen bei ihren Eltern. Sie blüht geradezu auf, wenn sie davon träumt."

Bei Schwester Selina machte es plötzlich Klick, als würde ein Schalter umgelegt.

„Olga, du hast recht! Was hab ich da in all den Jahren gemacht! Wer sind wir, dass wir die letzten Träume, die oft in der Vergangenheit liegen, zerstören dürfen? Welches Recht haben wir dazu? Es ist absolut richtig, was du sagst."

Wir umarmten uns und Schwester Selina sagte: „Komm! Gehen wir raus zu unserer Frau Dekker und warten mit ihr auf den Bruder!"

Tante Olga schwieg. Während des Erzählens hatte ein inniger Glanz auf ihrem Gesicht gelegen. Henning schaute sie an, er hatte atemlos zugehört.

„Was für eine unglaublich einfache Lösung. So viele Menschen machen das falsch, wieso lernt man das nicht in der Schule?"

Olga nickte zustimmend: „Und dabei ist es nicht schwer, einfühlsam mit Alzheimer und Demenz umzugehen. Genau zuhören und das Gesagte bestätigen, mehr ist es nicht."

Sie nahm Hennings Hand zur Hilfe und setzte sich mit geradem Rücken auf.

„Es hat was mit Würde zu tun", meinte sie dann, „einen Menschen wertzuschätzen heißt, ihn ernst zu nehmen. Man lässt ihm im Zuhören und im Ernstnehmen seine Würde, auch wenn er Unsinn redet."

Henning war fasziniert von ihrer Klugheit: „Tante Olga, das solltest du allen Menschen erzählen. Du hast viel erlebt und kannst es interessant in Worte fassen."

Olga lachte: „Vielleicht schreibe ich noch ein Buch?"

„Ja! Das solltest du tun! Und wenn ich das nächste Mal komme, erzählst du mir wieder eine Geschichte, ja?"

„Gerne, lieber Junge, aber jetzt geh, das Abendessen kommt gleich."

Dunkelroter Bordeaux

„Wir sollten heute zusammen zum Supermarkt fahren, Schatz. Der Kühlschrank ist leer, Bier, Wein, Wasser, alles fehlt“, bat Luise nach dem Frühstück. „Ich brauche einen starken Mann, der mir die schweren Kästen trägt.“

Henning holte das Auto aus der Garage. Zum Discounter außerhalb der Stadt war es ein gutes Stück zu fahren. Die Gehhilfe hatten sie zuhause gelassen, Luise schob stattdessen den Einkaufswagen durch die Gänge. Zusammen suchten sie die Regale ab. Henning brachte ständig Sachen herbei, die nicht auf dem Einkaufzettel standen: Schokolade, Kekse, Kuchen, Speiseeis und alles, was ihn anlachte.

„Du, es ist genug, komm wir gehen zur Kasse.“ Luise war müde, ihre Knie schmerzten.

Sie schob den Wagen zu den langen Schlangen von Kunden, die sich vor den 20 Registrierkassen angestaut hatten. Sie stellte sich bei der Nummer 18 an, dort schien es zügig voranzugehen.

Henning blieb nicht bei ihr in der Warteschlange stehen, sondern lief zurück zu den Flaschenregalen, wo die besten Weinsorten aufgebaut waren. Genüsslich suchte er sich einen hervorragenden dunkelroten *Bordeaux* aus. Zufrieden klemmte er ihn unter den Arm, schlenderte gemütlich zurück zu den Ladenkassen und verließ den Supermarkt durch Kasse Eins, die gerade nicht besetzt und deren Durchgang nicht verriegelt war.

Das eingebaute Navigationsgerät zeigte ihm den Weg nach Hause. Unterwegs freute er sich schon auf den Wein, den er am Abend mit Luise trinken würde.

„Sie wird sicher ungeduldig auf mich warten“, dachte er, „ich bin hoffentlich nicht zu lang weg gewesen.“

Henning war überrascht, als er sie nicht daheim antraf.

„Wo kann sie nur sein?“ Er öffnete die Weinflasche, damit der *Bordeaux* atmen konnte, stellte sie auf den Kaminsims, setzte sich in den Lehnsessel und wartete beunruhigt auf seine Frau.

Nach zwei Stunden hielt ein Taxi vor der Tür – mit Luise und einem Kofferraum voller Getränkekisten und Lebensmittel. Und mit zweieinhalb Litern geschmolzenem Zitroneneis im Kühlbeutel!

Völlig irritiert fragte Henning: „Wo bist du denn gewesen? Ich hab dich überall im Haus gesucht. Gib mir doch Bescheid, wenn du fort gehst.“

Der Schock saß tief, als sie ihm erzählte, was er getan hatte.

„Da hab ich wohl Bockmist gebaut.“ Zerknirscht senkte er den Kopf. „Schatz, es tut mir leid.“

Luise konnte ihm nicht böse sein, war nur erleichtert, dass sie ihn wohlbehalten zuhause vorfand. Sie nahm sich vor, solche Einkaufsfahrten in Zukunft zu unterlassen.

Die endlos langen Spaziergänge wurden für Henning zu einem täglichen Zwang. Stundenlang lief er durch die Stadt, um dann doch irgendwann wieder vor dem Friedhofstor zu stehen.

“Weißt du, was ich bei dir gelernt habe, Tante Olga?“ Er warf die verblühten Blumen in einen der Kompostkübel, die auf dem Friedhof an alle Ecken standen, und stellte einen frischen Strauß bunter Gladiolen in die Vase auf dem Grab.

Während er Wasser nachfüllte, zählte er auf: „Ich lernte bei dir Lebensfreude zu spüren, das Glück in kleinen Dingen zu sehen, dankbar zu sein für jedes liebe Wort, Respekt vor anderen Menschen zu zeigen und vor allem, das Leben zu lieben.“

Er knüllte das Blumenpapier zusammen und steckte es in die Jackentasche.

„Meine Mutter war auch stark, sie hatte einen beherrschenden Willen – vielleicht habe ich von ihr meine Sturheit geerbt. Jedoch, sie war nicht wie du. Sie hat das Leben nicht geliebt, nein, aber sie hat es bewältigt und ist nicht daran zugrunde gegangen."

Henning blickte zum Waldstück mit dem Buchstaben L.

„Ich habe sie bewundert und großen Respekt vor ihr gehabt. Vor allen Dingen, als sie ihr außergewöhnliches und schweres Sterben durchsetzte und durchhielt. 1997 gab es zwar schon Euthanasie in Holland, aber für Mutter war das nie ein Thema."

Damals musste er nach dem Anruf aus dem Seniorenheim Hals über Kopf zu ihr fahren …

„Bitte kommen Sie schnell, Herr Landes, Ihrer Mutter geht es nicht gut!"

Er machte sich sofort auf den Weg und sprach zuerst mit der Krankenschwester, die er im Gang traf.

„Was fehlt ihr, was ist passiert?"

„Ihre Mutter scheint einen Darmverschluss zu haben, der Arzt war schon da. Aber um das genau abzuklären, muss sie ins Krankenhaus und sie will nicht."

„Aber dann wird sie sterben!"

„Ja, sie behauptet auch, dass sie sterben will."

„Was? Aber das kann man doch nicht zulassen!"

„Dazu möchte ich mich nicht äußern, aber der Arzt kommt am Nachmittag noch mal vorbei, dann können Sie selbst mit ihm reden." Die Schwester legte ihre Hand auf seinen Arm und nickte ermutigend.

Henning lief hastig den langen Gang entlang, klopfte leise an die Tür und ging hinein. Der Kanarienvogel auf der Fensterbank sprang aufgeregt in seinem Käfig hin und her. Im Körbchen auf dem runden Esstisch ruhte die unfertige Strickarbeit in blauer Wolle. Alles war wie immer.

Nur Mutter lag mit schmerzverzerrtem Gesicht im Bett. Als sie ihn sah, lächelte sie, aber es fiel ihr sichtlich schwer.

„Mama, was machst du für Sachen!" Henning setzte sich auf die Bettkante, griff ihre Hand und küsste sie auf die Stirn.

„Ich habe furchtbare Bauchschmerzen, der Doktor war gerade da, er hat mir Tropfen gegeben."

„Du musst dich im Krankenhaus untersuchen lassen."

„Nein, ich geh nicht ins Spital. Sie werden mich operieren und das will ich nicht. Ich möchte hier in meinem Zimmer bleiben." Sie schien sehr entschieden. Das Reden strengte sie offensichtlich an, deshalb sagte Henning nichts mehr.

Die nächsten vier Stunden hielt er die Hand seiner Mutter. Mit kleinen Anekdoten über die Kinder versuchte er, sie von ihren Schmerzen abzulenken. Endlich kam der Doktor und untersuchte sie nochmals gründlich.

„Der Bauch ist knallhart", stellte er fest, „Sie müssen ins Krankenhaus, Frau Landes."

„Nein, ich gehe nicht!"

„Aber dann könnten Sie innerhalb einiger Tage sterben. Sie haben wahrscheinlich einen Darmverschluss, den überlebt man nicht ohne Operation."

„Dann möchte ich lieber sterben. Ich bin 88 und es reicht. Machen Sie sich keine Sorgen, es ist alles gut."

„Sind Sie sich wirklich im Klaren, was Sie da wollen?" entgegnete der Mediziner skeptisch.

„Ja, ich will in meinem Zimmer bleiben, unbedingt! Aber bitte geben Sie mir mehr Schmerzmittel, egal was, ich halte es so nicht aus!"

Der Arzt spritzte ihr ein hoch dosiertes Präparat. Als das wirkte und Katharina etwas eindöste, nahm er Henning mit ins Schwesternzimmer, wo zwei Pflegerinnen in Patientenakten vertieft waren.

„Nehmen Sie Platz, Herr Landes, wir müssen uns unterhalten."

„Meine Mutter wird sterben, wenn sie nicht ins Krankenhaus geht, stimmt das?"

„Ja, falls es ein Darmverschluss ist ganz bestimmt, aber wenn sie nicht will, haben wir das zu respektieren. Ihr eigener Wille hat Priorität. Sie ist noch voll im Besitz ihrer Entscheidungsfähigkeit und deshalb kann sie bestimmen, was mit ihr geschieht. Sie darf jegliche medizinische Hilfe verweigern."

„Ist es denn von der Pflege her möglich, dass sie in ihrem Zimmer bleiben kann? Oder wird sie in den großen Pflegesaal verlegt? Das möchte ich ihr nicht antun. Hier ist ihr Zuhause, in diesem Teil des Hauses kennt sie die Schwestern." Henning schaute die Krankenschwestern bittend an.

„Wenn sie nicht ins Krankenhaus will, müssen wir sie wohl in den Pflegesaal verlegen, oder?", meinte die jüngere Schwester mit Blick auf ihre Kollegin.

„Sie kann schon in ihrem Zimmer bleiben", bestimmte die Ältere, „aber wir können nicht dauernd bei ihr sein. Vor allem nicht in der Nacht."

„Und wenn *ich* rund um die Uhr bei ihr bliebe? Würde es dann gehen?", schlug Henning vor.

„Ja, natürlich, das wäre sogar gut. Wir werden ein zusätzliches Bett in das Zimmer stellen, damit Sie zwischendurch etwas schlafen können."

Die jüngere Krankenschwester fügte hinzu: „Wir kümmern uns um Ihre Mutter, waschen sie und versorgen sie mit allem, was nötig ist. Sie sollen nur bei ihr sein und uns rufen, wenn Sie uns brauchen."

Der Arzt stimmte der Regelung zu.

„Ich kann jeden Tag zwei, drei Mal vorbeischauen und Frau Landes medikamentös betreuen. Und wenn Sie Fragen haben, oder falls Ihre Mutter doch ins Krankenhaus will, können Sie mich jederzeit anrufen."

Henning ging zurück ins Zimmer. Seine Mutter schlief noch. Er rief seine Kinder an, berichtete mit gedämpfter Stimme, was passiert war und dass er einstweilig bei Oma wachen wolle. Julius bat er, ihm eine kleine Tasche mit dem Notwendigsten zu packen und vorbeizubringen.

Als seine Mutter aufwachte, erzählte er, dass alles nach ihrem Wunsch geregelt sei.

„Du musst nicht ins Krankenhaus, wenn du nicht willst. Ich bin bei dir und lass dich nicht allein, auch nicht in der Nacht." Sie drückte seine Hand.

Er gab ihr zu trinken und schüttelte das Kopfkissen auf, es war total verschwitzt. Sie hatte wieder Schmerzen.

Das Bett für Henning wurde gebracht. Julius erschien mit der Tasche, streichelte Oma und versprach, sie am nächsten Tag wieder zu besuchen. Am späten Abend kam der Doktor noch einmal und spritzte erneut Schmerzmittel.

Hennings Mutter konnte entspannen und etwas schlafen.

„Am besten legen Sie sich auch gleich hin", sagte der Mediziner, „wer weiß, wann Sie heute Nacht wieder gebraucht werden."

Henning wachte von lautem Stöhnen auf. Er hatte ein Nachtlicht brennen lassen und sah sofort, dass es Mutter ganz schlecht ging. Sie würgte und er holte rasch ein Gefäß. Er stützte ihren Kopf. Mit heftigem Schwall erbrach Katharina den Mageninhalt. Alles nur Blut, die Hälfte schwappte neben die Schüssel, die ganze Bettdecke war voll.

Über dem Bett hing die Schwesternklingel, er zog daran. Binnen Minutenfrist waren die Nachtschwestern da und kümmerten sich weiter um die Patientin. Katharina war erschöpft und schloss die Augen.

Mit jeder Stunde verschlechterte sich ihr Zustand. Alles, was sie trank, kam sofort wieder mit Blut vermischt heraus.

Dann hörte sie auf zu trinken, das Durstgefühl war weg. Jetzt bekam sie Schmerzzäpfchen, diese konnte man bei Bedarf geben. Sie sprach nicht mehr, hielt jedoch Hennings Hand fest umklammert. Er fragte mehrmals, ob sie wirklich nicht ins Krankenhaus wollte, aber sie schüttelte jedes Mal den Kopf.

„Lass mich hier", flüsterte sie mühsam.

„Ja, Mama, es ist gut, und ich bleibe bei dir", versprach er. Sie nickte dankbar.

Zwei Tage später starb Katharina in seinen Armen. Auch Julius und Sebastian waren gekommen, um ihre Oma in der letzten Stunde zu begleiten. Henning war froh, in den vergangenen Tagen ganz für sie da gewesen zu sein. Es half ihm in seiner Trauer um sie. Nach ihrem schweren Leben hatte sie endlich Frieden gefunden. Sie musste nie wieder stark sein …

Der Geruch von Moos

„Ich möchte dich heute Morgen gerne zur Grabstelle von meiner Mutter mitnehmen, Schatz", fragte Henning seiner Frau beim Frühstück, „was meinst du dazu?"

„Gerne! Ich ziehe mich an, dann können wir losfahren."

Als sie im Auto saßen, bat er, mit beiden Händen auf dem Lenkrad: „Fahr du bitte, ich bin zu müde, konnte kein Auge zumachen heute Nacht."

Sie wechselten die Positionen und Luise, auch nicht mehr die sicherste Autofahrerin, lenkte das Fahrzeug vorsichtig zum Friedhof.

„Typisch für meine Mutter – nur kein Grabstein, keine Blumen, kein Aufhebens um ihre Person, keine Gefühle", sagte Henning, als sie über die Gräberfelder zum Waldstück mit dem Buchstaben L spazierten. Er führte Luise zur nächstbesten Sitzgelegenheit. Heute fiel ihr das Gehen besonders schwer, die Arthrose in den Knien machte ihr arg zu schaffen.

„Wollte sie wirklich kein Einzelgrab?", fragte sie.

„Das war nichts für sie. Schon zu Lebzeiten hat sie stets darauf hingewiesen, dass sie verbrannt werden will und im Vorhinein bereits alles mit dem Beerdigungsinstitut geregelt. Man solle sie im Friedhofswald verstreuen, das wünschte sie sich."

Henning sah auf das Quadrat, in dem die Asche seiner Mutter in der Erde lag, und schüttelte den Kopf. „Seltsam, es gibt im Moment keinen besseren Platz für mich, als hier auf dem Friedhof."

Luise nahm seine Hand und streichelte zärtlich seinen Handrücken.

„Hast du sie geliebt, Schatz?"

Er zog sein Taschentuch aus der Tasche und schnäuzte sich.

„Ja, ich glaube schon. Auf der Gefühlsebene habe ich kaum etwas von meinen Eltern mitbekommen – dafür war Anneliese zuständig – aber das heißt keineswegs, dass ich nicht mit Zuneigung an meine Mutter denken kann. Ich bin ihr dankbar, dass sie für mich da war und ich bin unheimlich froh, dass ich sie in ihrem Sterben begleiten durfte. Damit konnte ich ihr etwas für ihre Fürsorge, die letztendlich auch Liebe war, zurückgeben."

Luise nickte und schwieg. Sie schaute auf den braungrauen, sandigen Waldboden, stellte sich vor, wie hier die Asche von vielen Menschen verstreut wurde. Von Menschen, deren verbrannte Körper sich mit dem Geruch von Moos, faulenden Blättern, Wurzeln und Gräsern vermischten, und deren Seelen nun den Frieden gefunden hatten. Sie dachte an ihren verstorbenen Mann, an sein Leiden und wie er den Tod als Erlösung herbeigesehnt hatte.

Auch Henning blieb still sitzen. Würde auch er bald hier liegen, sich die Ruhe teilen mit Anneliese, seiner Mutter und mit Tante Olga? …

Kurz, nachdem Katharina gestorben war, erzählte er Tante Olga von den letzten Tagen am Sterbebett.

„Gott sei Dank", war ihre erste Reaktion, „da ist ihr viel erspart geblieben. Hatte sie es sehr schwer?"

Olga saß wie immer stattlich und stolz, schön angezogen, mit kerzengeradem Rücken auf ihrer Bettkante. Ihr *Großer Freund* stand daneben. Henning setzte sich in den Rollstuhl, nahm ihre Hand und erzählte von den fünf Tagen, die er bei seiner Mutter verbracht hatte.

„Ich sollte nicht so viel reden, das tut dir bestimmt nicht gut", meinte er.

„Sprich ruhig mit mir darüber, so viel zu magst. Ich möchte doch wissen, wie es dir geht, will teilhaben an deiner Trauer."

„Bist du denn nicht traurig, dass Mutter gestorben ist?“, fragte er überrascht.

„Nein, ich bin froh für jeden, der gehen darf. Weißt du, im hohen Alter wird das Leben sehr anstrengend, man hat nicht mehr viel zu lachen.“

„Hast du keine Angst vor dem Tod, Tante Olga?“

„Überhaupt nicht, mein lieber Junge“, sie lächelte, „ich möchte gerne zu meinem Herrgott gehen. Aber ich muss zugeben, auf das Sterben selber freue ich mich nicht besonders. Es ist gut, dass man nicht weiß, wie es kommen wird.“

Nachdenklich streichelte Henning mit dem Daumen über ihren Handrücken.

„Da hast du recht.“

„Und jetzt erzähl mir mal was Fröhliches, damit ich wieder lachen kann, ja?“, zwinkerte sie.

„Zu Befehl, Gnädigste, haben Madame sonst noch einen Wunsch?“, lachte er.

„Zwei Tassen Bohnenkaffee vielleicht? Und im Kühlschrank ist etwas Marmorkuchen für uns.“

„Ich eile, ich fliege!“

Der Kaffee war schnell geholt, der Kuchen auf kleinen Tellern verteilt. Henning setzte sich in den Rollstuhl.

„Übrigens, ich werde im Januar drei Wochen Urlaub nehmen und nach *New Orleans* reisen. In der Zeit kann ich dich leider nicht besuchen.“

„Oh, du gehst zu Neomie, wie schön! Das Kind wird sich riesig freuen! Amerika ist so weit weg. Gibt es da eigentlich Strände?“

„Aber natürlich, Tante Olga, das Land besteht rundum fast nur aus Küste. Ich fliege bis Orlando und fahre anschließend mit einem Wohnmobil am *Golf von Mexiko* die schönsten Strände ab. Schau, ich habe eine Landkarte von den *USA* dabei – hier entlang geht meine Reise.“ Henning faltete die Karte auseinander, breitete sie auf Olgas Bett aus und zeichnete mit dem Finger die Route bis *New Orleans* nach.

Olga strahlte. „Sapperlot! Ich gönne es dir von Herzen, mein Junge. Da kannst du dich mal ein bisschen erholen von allem Kummer." Sie tätschelte seine Hand. „Sand und Muscheln – weißt du, dass ich noch nie an einem Strand war?"

„Wirklich? Der Nordseestrand ist doch nicht weit weg von Amsterdam?"

„Es gab nie eine Gelegenheit, dass wir mal einen Ausflug hätten machen können. Früher war das nicht so einfach. Wir besaßen kein Auto und kein Geld, mussten immer arbeiten. Obendrein waren Oma Greta und Opa Anton bei uns im Haus und ich war gehalten für sie zu sorgen. Ich habe den Strandbesuch andauernd aufgeschoben."

„Dann müssen wir im Sommer unbedingt einen Ausflug nach *Scheveningen* machen."

„Oder du packst mich in deinen Koffer und ich fliege mit nach *New Orleans* zu Neomie", grinste sie.

„Tante Olga, du bist echt 'ne Nummer!" lachte Henning und zog neckend an ihrem Ohrläppchen.

Liebeserklärung

Die Kirchenglocken läuteten anhaltend um die Wette, sandten ihre Töne im Kanon über die Stadt. Samstagnachmittag Punkt vier Uhr, man konnte die Uhr danach stellen.

Henning und Luise saßen an diesem warmen Sommertag hinter dem Haus auf der Terrasse. Der Garten bot einen herrlichen Anblick. Alles blühte üppig, sogar die Hortensie, die im vergangenen Jahr schwächelte, bot Hunderte von großblumigen Blüten. Sie war Luises ganzer Stolz.

„Ist die Hortensie nicht schön, Schatz?“ Sie schaute ihn von der Seite an. „So riesig war der Strauch noch nie.“

„Ja, sehr schön“, erwiderte er einsilbig. Er wirkte zerstreut, irgendetwas schien ihn sehr zu beschäftigen.

Luise streichelte seine Hand. „Magst du?“, fragte sie und hob die Kaffeekanne hoch. „Es ist noch etwas Himbeerkuchen da, den isst du doch so gern.“

Henning nickte. Luise schob ihm ein Stück auf den Teller und schenkte Kaffee nach.

„Tante Olga hatte auch so eine liebevolle Art, wie du sie hast“, bemerkte er dankbar und legte seinen Arm um sie. „Die Warmherzigkeit, die von ihr ausging, tat mir so gut. Du besitzt genau diese Empathie.“

Luise verbarg ihre Verlegenheit hinter einer scherzhaften Antwort: „Du Schmeichler, bin ja auch ein paar Jährchen älter als du!“

Sie bückte sich und riss etwas Unkraut aus dem Blumenkübel mit den roten Geranien, der neben der Bank stand.

Nervös zupfte Henning am Tischtuch, fuhr mit dem Zeigefinger die Linien des Blümchenmusters entlang, wartete, bis sie sich ihm wieder zuwandte.

„Schau mich an, Luise, ich muss etwas loswerden."

„Was ist denn, Schatz?", fragte sie besorgt.

Henning nahm ihre Hände. „Bevor ich es für immer vergesse, will ich dir sagen, dass ich sehr glücklich mit dir gewesen bin. Du warst die letzten acht Jahre ein Geschenk für mich."

Luise versuchte mit aller Macht die Tränen zurückzuhalten und versteckte ihr Gesicht an Hennings Brust. Engumschlungen hörten sie dem Gesang einer Amsel zu, die im Walnussbaum ein Solokonzert gab.

Nach einer Weile löste sie sich aus den Armen ihres Mannes.

„Ich geh hinein, Schatz. Hab noch einiges zu erledigen."

Henning nickte. Verträumt schaute er auf den Hortensienbusch.

„Genauso puderzuckerweiß, wie der Strand von *Biloxi*", dachte er. Der weiße Sand, den er aus Amerika mitgebracht und mit Muscheln dekoriert hatte für Olga …

Ein Jahr nach dem Tod seiner Mutter stand Hennings Urlaub nach *New Orleans* vor der Tür. Grinsend dachte er an Tante Olga. Er rief sie an, um Abschied zu nehmen.

„Hab dich gerade in meinen Koffer eingepackt, Tantchen, die Reise geht los, halt dich fest! Und keine Angst im Flugzeug, ich bin bei dir!"

Olga lachte laut auf: „Sapperlot! Du verrückter Junge! Ich wünsch' dir einen wunderschönen Urlaub, liebe Grüße an Neomie und komm gesund wieder."

Es klingelte an der Haustür. Es war Sebastian, er wollte seinen Vater zum Flughafen bringen.

„Los Papa, das Flugzeug wartet nicht auf dich. Auf, auf!"

Drei Wochen später kehrte Henning erholt und voller neuer Eindrücke zurück. Er hatte so viel zu erzählen. Sein erster Besuch galt Ute und den Enkeln, die inzwischen fast zwei Jahre alt waren.

„Alles okay mit euch, Ute?"

„Bestens, Opaopa, deine Enkelchen wachsen und gedeihen, aber sie brauchen eine Menge Aufmerksamkeit. Gut, dass du wieder da bist."

Henning streichelte ihr über die Wange: „Du machst das prima, liebe Schwiegertochter. Wann dürfen die Kleinen wieder bei mir schlafen?"

„Ja, ja!" Die Zwillinge klatschten Beifall. „Opaopa lafen!" Mit beiden Kindern auf dem Arm strahlte er wie ein Honigkuchenpferd.

Sein nächster Besuch galt seiner Tante, die schon sehnsüchtig wartete.

„Hallo", lugte er durch die Türspalte, „schau mal, wer hier ist."

Sie saß auf der Bettkante und schnitt mit einem kleinen Messer dünne Scheiben von einem Apfel, die sie sich in den Mund schob.

„Henning! Sapperlot! Da bist du ja!"

„Tante Olga, wie geht's dir denn?"

„Oh, ganz gut, und dir? Sag mal, war's schön? Was macht Neomie?"

„Ihr geht es ausgezeichnet und es war ein fantastischer Urlaub. Du, ich habe so viel erlebt. Muss ich dir alles nach und nach erzählen!"

„Was hast du denn da in den Händen?", fragte sie neugierig, als sie sah, dass Henning ein großes Servierbrett trug.

„Ich habe dir den Strand von *Biloxi* mitgebracht, ein wunderschöner schneeweißer Sandstrand am *Golf von Mexiko*."

„Bitte?"

„Ja, mach mal Platz auf deinem Bett." Er schob sie etwas zur Seite, legte ihre Bettdecke übers Fußende zurück und stellte das Tablett auf die Matratze.

Auf einer dicken Schicht Strandsand gaben sich verschiedene Muscheln in allen Größen und Farben ein Stelldichein, Krabbenpanzer und -beinchen, getrocknete Seesterne und Austernschalen.

Sie schüttelte den Kopf. „Der Sand sieht ja aus wie Puderzucker. Das ist nicht zu fassen, das ist wunderschön! Jesses! Ich habe noch nie solche Muscheln gesehen", murmelte sie hingerissen und strich behutsam mit der Zeigefingerkuppe über ein geriffeltes Exemplar aus schimmerndem Perlmutt.

„Nimm sie doch hoch, Tante Olga, du darfst alle in die Hand nehmen. Tu einfach so, als ob du am Strand spazieren gehst und immer wieder eine Muschel findest, die du betrachten willst. Und schau über das Meer, es ist türkisgrün und durchsichtig klar."

„Ja! Ich kann es sehen! Oh, wie schön." Sie strahlte und roch an der Muschelschale.

Henning war ganz gerührt von ihrer Reaktion. Olga nahm staunend eine Muschel nach der anderen in ihre Hände, bewunderte sie und legte sie behutsam wieder zurück. Sie wühlte mit den Fingerspitzen im Sand.

„Niemals habe ich Sand, so frisch vom Strand, durch meine Finger rieseln lassen. Es duftet so gut. Riecht so das Meer, mein Junge?"

Henning nickte: „Genauso riecht das Meer, und jetzt riecht dein Bett. Schau mal, das ganze Betttuch ist voller Sand, du wirst Ärger kriegen!" Sie lachten.

„Das macht nichts." Olga streckte den Rücken gerade. „Es ist mein Zimmer, da kann ich machen, was ich will!"

Kichernd versuchten sie, die Schlafstelle sauber zu wischen.

„Mein Bett ist ein Sandkasten", gluckste sie.

„Okay", sagte Henning übertrieben ernsthaft, „verstanden und überredet! Dann bringe ich dir demnächst Schaufelchen und Förmchen mit. Wär das was?"

Seine Tante hielt sich den Bauch vor Lachen: „Allerweil bist du schon ein verrückter Junge, so was!"

Olga feierte eine Woche später ihren 86sten Geburtstag. Henning kaufte ihr einen bunten Strauß Gladiolen und einen ganzen Käsekuchen. Nach Olgas Mittagsschläfchen klopfte er an die Zimmertür.

„Herein", rief sie.

„Wohnt hier das Geburtstagskind?", erkundigte er sich und sah sie schön angezogen auf der Bettkante sitzen. Anscheinend hatte sie auf ihn gewartet.

„Henning! Ich freu mich, die Blumen, sapperlot!" Sie ließ sich umarmen und gratulieren, und strahlte heller als die leuchtenden Gladiolen in ihrem Arm.

„Und etwas zu futtern habe ich auch noch für dich." Er stellte den Käsekuchen auf ihr Bett.

„Bist du verrückt! Einen ganzen Kuchen! Wer soll denn den essen?"

„Du hast doch einen Kühlschrank? Jeden Tag kannst du dir ein Stückchen genehmigen, Tante Olga, dann reicht er gerade, bis ich wiederkomme."

Sie nahm den Kuchenteller in die Hände und schnupperte daran. „Hm, lecker, wenn du uns was zu trinken holst, werden wir ihn gleich anschneiden, ja?"

Sie tranken Kaffee und unterhielten sich über die Kinder.

Es gab Neuigkeiten von Neomie. Sie hatte sich in Mike, einen schwarzen Amerikaner, verliebt. Er war Musiker und spielte den *New Orleansjazz* mit seinem Saxofon in eine kleine Band auf dem *Jackson Square*. Sie zogen zusammen, zugeneigt und glücklich, obwohl bei ihr die Bindungsangst ständiger Begleiter war. Mike zeigte ihr *New Orleans*, wie es nur die Einwohner kannten, und Neomie schrieb begeisterte E-Mails nach Hause.

Julius hatte sich inzwischen einen Namen als Maler gemacht. Seine Bilder wurden auf Ausstellungen gezeigt und einige erzielten einen erfreulichen Preis. Seine finanzielle Ausstattung erlaubte es nun, ein helles, großzügiges Atelier an einer Amsterdamer Gracht anzumieten. Er war glücklich. Hin und wieder war er verliebt, hatte so, wie Henning auch, lose Freundinnen. Das reichte ihm vollkommen.

Olga schmunzelte. „Der Apfel fällt nicht weit vom Stamm. Genau wie der Vater, was Frauen angeht." Sie lehnte sich zurück.

„Und wie geht es dir, Tantchen?" Henning sah sie fragend an.

„Ach, nicht schlecht eigentlich. Mein Herz blubbert manchmal ein bisschen, aber das tut es schon lange. Morgen kommt der Doktor, hört es mal wieder ab. Aber normalerweise sagt er kein Wort dazu, sondern verschreibt nur Tabletten gegen Herzinsuffizienz."

Henning stellte die Kaffeetassen weg und den Kuchen in den Kühlschrank. Dann setzte er sich erneut in den Rollstuhl.

„Olga, weiß du was?", sagte er nachdenklich.

„Was denn?"

„Ich empfinde dich als außergewöhnlich kluge und resiliente Person."

„Was für eine Person? Was ist denn das – resiliente Person?"

„Also, unter *Resilienz* versteht man die Fähigkeit von Menschen, ihrem Schicksal zu trotzen – eine Fähigkeit, mit schweren Krisen im Leben fertig zu werden. Zum Beispiel eine harte Kindheit, ernsthafte Erkrankung, Behinderung oder Trauer. Es ist das Vermögen, sich selbst aus eigener Kraft, wieder ins innere Gleichgewicht zu bringen. Verstehst du?"

„Ja, ich verstehe. Ich kannte das Wort nicht, aber es stimmt. Meistens bin ich optimistisch und akzeptiere mein Schicksal."

„Zu einer resilienten Persönlichkeit gehört auch, dass sie Lösungen sucht und die Opferrolle verlässt."

„Richtig!", bestätigte Olga heftig nickend. „Und weißt du, was auch verkehrt ist?", fügte sie hinzu, „immer wieder die alten leidvollen Geschichten aus der Vergangenheit herauf zu holen, sich darin zu bedauern. Damit bleibt man in der Opferrolle stecken. Wenn man stets an die alten Kümmernisse denkt, wird man den Schmerz immer wieder durchleben. Leider verstehen viele Menschen nicht, was sie da eigentlich tun."

„*Resilienz* scheint eine Persönlichkeitsstruktur zu sein, eine Veranlagung, die man aber auch erlernen kann, obwohl das zweifelsohne nicht einfach ist", behauptete Henning.

„Früher sagte man zu solchen Menschen *Stehaufmännchen*, und man dachte: Entweder ist man eins oder man ist es nicht" stimmte Olga zu. „Aber du hast recht, man kann es üben. Ich musste es auch lernen und habe mich dabei sehr angestrengt."

„Du bist mein *Stehaufweiblein*, sag ich doch immer!"

Er lachte und erhob sich: „Und ich stehe jetzt auch auf, muss gehen. Kann ich sonst noch was für dich tun?"

„Nein danke. Es war schön, dass du da warst, du bist mein guter Engel, Henning."

„Na dann, tschüss, liebste Tante, bis nächste Woche. Übrigens, die Kinder wollen dich am späten Nachmittag anrufen, zum Gratulieren", sagte er mit der Tür in der Hand. „Bist du zuhause?"

„Ja, natürlich", lachte sie und winkte, bis er die Tür hinter sich geschlossen hatte.

Henning kehrte langsam zurück in die Gegenwart, rekelte sich und schaute den vorbeiziehenden Wolken nach. Luise kam mit einer Gartenschere in der Hand aus dem Haus.

„Hunger, Schatz?"

„Nein."

„Aber natürlich hast du Hunger, es ist doch gleich Sieben. Ich habe ein besonderes Abendbrot gezaubert für einen besonderen Mann." Sie klapperte mit der Schere. „Und jetzt opfere ich noch ein paar Hortensienblüten für die Tischdekoration."

Doch statt Freude zeigte ihr Mann deutlichen Widerwillen. „Hortensien, Hortensien … ich hab keinen Hunger!"

Luise stand die Enttäuschung ins Gesicht geschrieben. „Aber ich dachte nach dem schönen Nachmittag …"

„Nein!" Henning wurde laut. „Nein! Und noch mal nein! Lass mich, Luise, lass mich in Ruhe!" Zornig drehte er sich um, verschwand in seinem Arbeitszimmer und schlug die Tür hinter sich zu.

Gekränkt und fassungslos blickte Luise ihm hinterher.

„Was sollte das? Warum ist er plötzlich so aggressiv?", dachte sie. „Hoffentlich wird das nicht noch schlimmer."

Die Giebeldächer von Amsterdam

„Papa, warum musst ausgerechnet *du* dir solche Erkrankung aussuchen?"

Henning saß mit Neomie auf dem gemütlichen Dachbalkon ihrer Grachtenwohnung in der Vormittagssonne. Nach dem Frühstück hatte er plötzlich das Gefühl bekommen, dass er sie sehen wollte. Ohne Luise was zu sagen, hatte er sich auf sein Fahrrad geschwungen und auf Anhieb den Weg zu seiner Tochter gefunden.

Er ließ seine Augen über die Giebel und die Dächer von Amsterdam schweifen. „Was für eine herrliche Aussicht hast du doch von hier oben. An diesem Ort kommt der Zauber Amsterdams erst richtig zur Geltung. Schau, die Glockengiebel und die Flaschengiebel, die gefallen mir von je her am besten."

„Nun lenk nicht wieder ab! Es kann doch gar nicht sein, dass du das alles so wegsteckst, so viel Stärke hat doch kein Mensch!" Zornig schaute sie ihn an.

„Willst du mit mir streiten, Neomie?", fragte Henning leise.

„Ja, verdammt noch mal!"

„Schade." Er deutete auf sein Glas. „Ich wollte mit dir diesen köstlichen Tropfen in Harmonie genießen. Aber wenn du magst, können wir uns zuerst fetzen, dann Frieden schließen und danach den Wein trinken." Er schmunzelte.

„Ach, Papa, ich will mich nicht mit dir fetzen. Ich versteh nur nicht, weshalb du so stark bist."

Neomie beruhigte sich langsam. Sie kannte ihren Vater. Es war fast unmöglich mit ihm zu streiten, wenn er nicht wollte.

„Ich denke, dass ich viel von Tante Olga gelernt habe, Kind. Sie war die gescheiteste Frau, die mir jemals begegnet ist. Und sie hatte Würde."

„Was meinst du damit?" fragte Neomie.

Henning zog alle zehn Finger durch seinen weißen Haarschopf und antwortete: „Was ich sehr an Tante Olga bewundert habe, war ihre Haltung. Ich sehe sie noch vor mir sitzen, wenn ich sie besuchte. Sie saß auf ihrer Bettkante, stets mit kerzengradem Rücken, den Kopf und das Kinn hoch, in einem schönen Kleid und immer ein Lächeln auf dem Gesicht."

Ein Hauch von Liebe legte sich auf Hennings Gesicht.

„Ich habe sie eines Tages gefragt, was sie unter dem Begriff Würde versteht, speziell im Hinblick auf das Alter, das Sterben und die lieblose Behandlung bei der Pflege. Weißt du, was sie mir geantwortet hat?"

Er sah in Neomies überraschtes Gesicht. „Zuerst dachte Tante Olga lange nach. Dann artikulierte sie ganz ruhig ihre Antwort. *Man muss einfach, um überhaupt noch etwas Lebensfreude zu haben, viel schlucken und akzeptieren. Dazu braucht man Geduld, Großzügigkeit, Liebe und Humor. Man sollte dankbar sein, dass man vor allem ein schönes Bett und Hilfe hat. Wenn man aber, wie Opa Anton, hilflos da liegt, nicht reden kann, gewaschen und gewindelt werden muss und wenn man geistig nicht mehr in der Lage ist, für sich selber zu bestimmen, dann ist das mit der Würde in der Außenbetrachtung schon anders.*

Sie sagte: *Jedoch ich weiß ganz genau, dass ich meine Würde nie verlieren werde. Niemand kann sie mir nehmen. Sie ist inzwischen eine innere Geisteshaltung geworden und gehört zu mir, auch wenn ich ganz verwirrt sein sollte und nichts mehr denken kann. Sie bleibt mir unter allen Umständen erhalten. Egal, was man mit mir macht und wie man mich behandelt.*" Henning schwieg.

Neomie nickte nachdenklich, wollte es jedoch genauer wissen. „Kann man das lernen, Papa?"

„Tante Olga meinte ja", antwortete Henning. „Sie erzählte mir, dass sie wirklich viel geübt habe in ihrem Leben. Denn das Zusammenleben mit Onkel Bertram sei allerweil nicht einfach gewesen. Sie sagte: *Oftmals hat er seine Überlegenheit ausgespielt, mich als dumm und unfähig hingestellt. Aber ich bin dadurch stark geworden, habe meine innere Würde entdeckt und mich nicht mehr unterbuttern lassen. Irgendwann konnte ich innerlich zu ihm auf Distanz gehen und das war ein gutes Gefühl. Und weißt du, genau das macht mich ruhig und gelassen für alles, was noch auf mich zukommt."*

Neomie umarmte Henning: „Über das, was du mir gerade erzählt hast, werde ich noch eine ganze Weile nachdenken müssen, um es wirklich zu verstehen."

Henning drückte sie an sich. „In letzter Zeit gehe ich ganz oft zum Friedhof und besuche Tante Olga, Anneliese und Oma. Ich rede mit ihnen und versuche zu spüren, was sie mir sagen würden, wenn sie noch könnten."

„Nimmst du mich das nächste Mal mit?"

„Versprochen, meine Tochter, versprochen. Und jetzt lass uns den Wein trinken, bevor er ganz warm wird, ja? Und dann erzählst du mir mal, ob du nach wie vor Kontakt hast mit deinen ehemaligen Arbeitskollegen aus *New Orleans* und mit den Freunden von damals."

Neomie erzählte und Henning war ein begeisterter und aufmerksamer Zuhörer. So wurde ihre Schilderung für sie beide zu einer lebhaften und vergnüglichen Erinnerungsreise.

Es war bereits Nachmittag, das Telefon läutete. Neomie hob den Hörer ab, es war Luise. „Weißt du, wo dein Vater ist? Er ist, ohne was zu sagen, in der Früh aus dem Haus gegangen. Ich mach mir wirklich große Sorgen inzwischen."

„Papa ist hier bei mir, Luise, und das schon seit Stunden. Willst du ihn sprechen?"

„Nein, nein, das ist nicht nötig. Jetzt weiß ich ja, wo er ist. Gott sei Dank!", seufzte sie erleichtert.

Henning erschrak, als er hörte, was er erneut angerichtet hatte. Er stand auf. „Wie kann ich das nur wieder gut machen, die arme Luise!"

„Das brauchst du nicht, Papa. Sie versteht das“, tröstete Neomie und drückte ihn.

Sie verabredeten sich für einen gemeinsamen Friedhofsbesuch am nächsten Tag. Er machte sich auf den Heimweg. Der Tag mit seiner Tochter hatte ihm gefallen. Gut, dass sie wieder in seiner Nähe war und nicht mehr in diesem fernen Amerika. Damals las er Olga jeden ihrer Briefe vor und erzählte von jedem Telefonat …

„Wann kommt sie denn nun nach Hause, Junge?“

„Im März, Tante Olga.“

„Ah, dann ist sie allerweil noch vor meinem 90sten wieder hier“, rief sie freudig.

„Ja, genau, das hat sie so geplant. Bei deinem großen Geburtstag will sie unbedingt dabei sein.“

Als Julius erfuhr, dass Olga im Frühjahr 90 Jahre alt werden würde, rief er Henning an. „Da müssen wir ein besonderes Fest gestalten“, meinte er. „Wollen wir sie nicht mal aus dem Heim holen und einen Ausflug mit ihr machen oder so? Sie wollte doch gerne zum Strand?“

„Das geht leider nicht mehr, ihre Gesundheit steht dagegen“, erwiderte Henning. „Ich wollte sie diesen Sommer an die Nordsee mitnehmen, aber ihr Herz ist viel zu schwach. Sie hat oft Herzattacken und bekommt Atemnot. Solche Aufregung kann sie nicht mehr gebrauchen.“

„Und was lassen wir uns dann einfallen?“

„Ich denke, wir gehen alle an ihrem Geburtstag zu ihr hin, machen es uns mit Kaffee und Kuchen im Garten oder bei schlechtem Wetter im Aufenthaltsraum gemütlich und verwöhnen sie mit Liebe und Aufmerksamkeit.“

Endlich! Olgas großer Tag war gekommen. Bereits eine Stunde zu früh saß sie in ihrem hübschesten Kleid auf der Bettkante. Sie hatte nicht viel geschlafen. In der Nacht war sie oft mit ihrem Rollstuhl zu einer Zimmernachbarin gefahren, um sie zu trösten. Die arme Frau lebte nach einem Schlaganfall schon seit sieben Jahre mit einer Magensonde, konnte nicht reden und sich nicht bewegen. Anscheinend wurde sie von Schmerzen gequält, denn sie stöhnte und jammerte so laut, dass Olga es nebenan in ihrem Zimmer hörte. Sie nahm sich fest vor, demnächst mit Henning über diese künstliche Ernährung durch einen Schlauch zu sprechen und wie man das verhindern könnte.

Ausgelassen stürmten die Geburtstagsgäste herein, Neomie war zu ihrer großen Freude mit dabei und schlagartig war das Zimmer voller Leben. Alle waren gekommen, auch die sechsjährigen Zwillinge.

„Sapperlot! Was seid ihr groß geworden und so allerliebst!", staunte das Geburtstagskind und wuschelte den Kleinen durch die Haare. Felicitas und Alexander strahlten und sangen aufgeweckt ein *Happy Birthday, Tante Olga*.

Nachdem der Rest der Familie gratuliert und Olga ihre Geschenke bewundert hatte, zogen sie in den Garten. Es war ein herrlicher Tag.

Sie deckten schnell einen großen Gartentisch. Neomie und Ute hatten alles mitgebracht: Tischdecken, Tassen, Teller, Besteck, Servietten, ein Blumengesteck, drei selbst gebackene Kuchen und den Kaffee. Olga war begeistert.

Die Kinder spielten im Garten und jagten zu Olgas Freude die Hauskatze. Sie mochte die Katze nicht, weil das kleine Ungeheuer die Vögel auffraß, die sie im Winter so liebevoll fütterte.

Die Erwachsenen saßen beieinander und lustige Anekdoten machten die Runde. Es wurde viel gelacht, Olga genoss es! Dann erzählte Neomie von *New Orleans*, von der Millenniumsfeier und von einer Parade der schwarzen Bevölkerung, die begleitet wurde von einer Trauerkutsche. Alle hörten gespannt zu, sogar die Zwillinge.

„Und jetzt du, Tante Olga", bat Neomie, „willst du nicht mal was aus deinem Leben zum Besten geben?"

Olga überlegte: „Vorhin, als du von einer Trauerkutsche erzähltest, da dachte ich an ein kurioses Erlebnis aus meiner Kindheit. Möchtet ihr das hören?"

„Ja!", riefen die Zwillinge und rückten ganz nahe an Tante Olga heran.

„Na gut. Was ich erzählen will, ist eine wahre Begebenheit, und es wird euch Männern", sie zwinkerte zu Henning, Sebastian und Julius, „beim Zuhören schwindlig werden, das verspreche ich!

Meine Geschichte handelt von Berta Bachelmann. Sie war etwas ganz Besonderes. Sie lebte bei uns in einem kleinen Vorort am Stadtrand von Amsterdam.

Drei Ehen und die Erziehung zweier Töchter hatte Berta Bachelmann hinter sich. Inzwischen war sie fünfundachtzig Jahre alt, ziemlich eigenwillig und brachte mit ihren skurrilen Geschichten so manchen Dorfbewohner zum Staunen.

Der Friedhof war für Berta etwas ganz Wichtiges. Sie hatte ihn in ihr Leben integriert und der zweimal tägliche Gang dorthin war fester Bestandteil ihres Tages.

Ihr erster Mann, Karel-Otto, war im Krieg gefallen und lag irgendwo in Russland begraben. Der zweite Ehemann Klaas und ihr dritter, der Gerrit, starben ihr auch weg und sie blieb mit den Kindern allein übrig.

Harmoniebedürftig, wie sie war, ließ sie die Urne von Ehegatten Nummer drei ins Grab zu Gatten Nummer zwei versenken. Außerdem hatte sie den Namen von Karel-Otto ebenfalls auf den Grabstein gravieren lassen, sodass alle drei friedlich beisammen lagen. Das war praktisch, vor allem bei der Grabpflege.

Ihre Töchter zogen irgendwann fort aus dem Dorf. Zu ihnen hatte sie ein zwiespältiges Verhältnis. Mal waren es gute und mal waren es böse Kinder.

Im Lauf der Jahre war Berta Bachelmann immer schlechter zu Fuß und bekam eine rollende Gehhilfe. Dennoch wollte sie nicht darauf verzichten, weiterhin zwei Mal am Tag ihre Männer zu gießen. Die Grabstelle auf dem Friedhof lag jedoch ungünstig. Mit dem Rollwagen konnte sie diese nicht mehr erreichen.

Aber Berta wusste eine Lösung. Sie ließ ihre Göttergatten einfach umbetten in ein neues Grab, gleich am Anfang der Gräberfelder.

Kurze Zeit später kam sie in ihrer Wohnung allein nicht mehr zurecht. Sie beschloss, für immer zu ihrer ältesten Tochter zu ziehen. Diese wohnte sechzig Kilometer entfernt in *Arnheim*.

Für Frau Bachelmann war es klar, dass sie ihre Männer nicht zurücklassen konnte. Schließlich waren sie es gewohnt, dass sie jeden Tag kam und sich um sie kümmerte. So beauftragte sie ein Bestattungsunternehmen, den Sarg von Klaas und die Urne von Gerrit auszugraben und nach *Arnheim* zu befördern – mitsamt dem Grabstein natürlich. Karel-Otto sollte ja schließlich auch dabei sein!

So geschah es. Ein Gespann aus zwei schwarzen Pferden zog die Trauerkutsche mit Sarg, Urne und Stein. Und vorne auf dem Bock, neben dem Kutscher, saß Berta Bachelmann. Die Handtasche mit beiden Händen fest umklammert auf dem Schoß. Sie saß aufrecht, mit ernstem Gesicht, im Trauerkleid mit Hut, die Füße geschlossen nebeneinander, so, wie sie allerweil alles beisammenhaben wollte. Auf diese Weise zog sie, staunend von den Nachbarn beobachtet, aus dem Dorf aus.

Langsam fuhren sie gemeinsam zum neuen Wohnort, wo sie zuerst am Friedhof hielten, um die Männer würdevoll, nach einer kurzen Trauerfeier, in ihr neues Grab zu betten.

Berta Bachelmann zog bei ihrer Tochter ein. Dabei muss wohl irgendwas passiert sein, denn schon am nächsten Tag beauftragte sie erneut das Beerdigungsinstitut: Sarg und Urne sollten wieder ausgegraben werden, denn sie wollte – jetzt, sofort! – wieder zurück nach Hause, natürlich mitsamt ihren *Männern!*

Und so geschah es abermals! Stolz und kerzengerade saß sie vorne auf dem Bock neben dem Kutscher und zog feierlich wieder in unser Dorf ein – die Männer in ihr altes Grab und sie in ihr altes Haus.

Die staunenden Dorfbewohner, ich auch, beobachteten den Einzug ganz genau. Wir tuschelten und feixten: „Sapperlot, die Berta! Kommt zurück und hält wiederum alles beisammen. Sie ist schon eine Marke! Was sie will, dass kriegt sie!"

Olga grinste und sah ihre Gäste erwartungsvoll an. Ein schallendes Gelächter brach aus. Sie konnten sich gar nicht mehr beruhigen. Olga genoss! Sie war die Königin des Tages. Was für ein wunderbarer Geburtstag …

Vergissmeinnicht

Auf dem alten Friedhof schickte die Sonne ihre warmen Strahlen durch das Laub der hohen Bäume. Vögel zwitscherten. Blumen und Sträucher blühten in ihrer üppigen Sommerpracht. Die Stille war wohltuend. Neomie hakte sich bei Henning unter.

„Wunderschön. Ich kann mir gut vorstellen, dass du hier zur Ruhe und zum Nachdenken kommst, Papa."

„Ich mochte immer gerne Friedhöfe", bemerkte ihr Vater leise, „sie vermitteln mir Ewigkeit. Das tröstet irgendwie."

Neomie griff nach seiner Hand, drückte sie und lief schweigend neben ihm her.

Henning stoppte. „Wir sind da", sagte er.

Neomie legte ein Sträußchen *Vergissmeinnicht* auf das Grab. „Ich hab dich nicht vergessen, Tante Olga." Sie sah Hennings Gladiolen. „Bringst du ihr immer noch ihre Lieblingsblumen?"

Er schmunzelte: „Ich hab leider nicht so viel Fantasie wie du, Tochter, bin eben ein Mann. Aber deine *Vergissmeinnicht* finde ich gelungen."

Neomie musste lachen. „Wie du siehst, sind Töchter ihren Vätern manchmal überlegen. Schön, dass du deine *Niederlage* mit Humor trägst."

Henning drückte sie an sich.

„Ich erzähl dir mal ein Geheimnis, Liebes. *Humor* ist mein zweiter Name. Er hat mich durch mein Leben getragen, hat es mich lieben gelehrt. Auch wenn ich nun Abschied nehmen will, Sterbehilfe sei Dank, kann ich am Ende sagen: Ich habe gelebt!"

Neomie schaute ihn traurig an. „Was für ein scheußliches Wort: *Sterbehilfe!*"

„Mag sein, dass es hässlich klingt, aber es hat schon seinen Sinn. Tante Olga fragte mich mal, was die Bedeutung dieses Wortes sei. Daraufhin hat sie tatsächlich ihre Patientenverfügung geschrieben, mit 91 Jahren."

Sie setzten sich auf die alte Holzbank vor dem Grab und schwiegen, Henning in Gedanken bei Olga …

„Henning, was bedeutet eigentlich Sterbehilfe? Eine Hilfe beim Sterben?"

Olga war heute nicht gut drauf, das Schicksal ihrer Nachbarin machte ihr arg zu schaffen. Die arme Frau litt, niemand konnte ihr helfen und sterben durfte sie auch nicht.

Er schaute sie überrascht an: „Was meinst du, Tante Olga? Denkst du an etwas Bestimmtes?"

„Ja, allerdings." Sie schüttelte heftig den Kopf.

Erregt fuhr sie fort: „Mit dieser künstlichen Ernährung, wie bei meiner Zimmernachbarin, können sie einen Menschen unendlich viele Jahre am Leben halten. Sieben Jahre liegt die Arme hier im Pflegeheim, von Anfang an in diesem Zustand. Sie hat Schmerzen, kann nicht leben und kann nicht sterben. Nein, so will ich nicht enden." Olgas Stimme zitterte vor Erregung. Henning spürte ihre Not.

„Falls du die künstliche Ernährung ablehnst, solltest du schnellstens eine Patientenverfügung machen, Tante Olga. Damit kann man das Einbringen einer Magensonde verhindern."

Sie riss die Augen auf: „Ja, das möchte ich, sofort! Hilfst du mir?"

„Natürlich. Eine Willenserklärung sollte am besten handschriftlich geschrieben sein. Das kannst du noch, oder?"

Leicht empört blickte Olga ihn an: „Selbstverständlich! Und was soll ich da rein schreiben?"

„Du musst beschreiben, was du willst und was du nicht willst. So ausführlich und klar wie möglich. Morgen bringe ich dir eine vorformulierte Patientenverfügung vorbei. Die kannst du als Muster nehmen und Teile abschreiben. Aber schreibe nur das auf, was du auch wirklich willst."

Erleichtert nahm Olga Hennings Hand.

„Das ist gut, ich werde die Vorlage brauchen."

„Deinen Namen, den Ort, das Datum und deine Unterschrift darfst du nicht vergessen. Ansonsten ist sie nicht gültig."

„So mache ich es. Ich gebe sie dir dann zu lesen, wenn du das nächste Mal kommst." Dankbar drückte sie seine Hand.

Henning lächelte sie ermutigend an: „Wenn du mich für eine Formulierung brauchst, kannst du mich jederzeit anrufen."

Als er eine Woche später an ihrem Bett saß, gab sie ihm ihre Patientenverfügung zu lesen.

Nach genauer Überprüfung nickte Henning zustimmend. „Sehr gut, Tante Olga, das ist perfekt. Jeder Arzt wird sich an deinen Wünschen orientieren können", lobte er und fügte hinzu: „Hast du dir die Konsequenzen auch gut überlegt?"

„Welche Konsequenzen? Was meinst du damit?" Sie schaute ihn fragend an.

„Wenn du zum Beispiel einen Schlaganfall erleidest, und du kannst von heute auf morgen nicht mehr schlucken, sprechen oder dich sonst mitteilen, dann kannst du deine Patientenverfügung nicht mehr rückgängig machen. Du wirst in diesem Fall keine künstliche Ernährung und Flüssigkeit durch eine Sonde bekommen und letztendlich sterben."

Für einen Moment herrschte Schweigen im Zimmer. Olga musste nachdenken über diese Aussage.

„Ja, ich hab mir das genau überlegt. Es soll so geschehen, wie geschrieben. Bist du damit einverstanden, dass ich dich als meinen Vorsorgebevollmächtigten bestimmt habe?"

„Natürlich. Ich werde in deinem Sinne handeln, da kannst du sicher sein."

Erleichtert sahen sie sich an und Olga nutzte die Pause, um einen Schluck Wasser zu trinken.

„Wie gut, dass du mir das mit der Patientenverfügung gesagt hast", meinte sie, „Ich wusste nicht, dass der Wille eines Patienten auch schriftlich zählt. Klar hört man auf ihn, wenn er noch sagen kann, was er will, aber sobald er bewusstlos wird, was dann?"

„Ohne Verfügung entscheiden die Ärzte", erklärte Henning. „Normalerweise müssen sie alles tun, um den Menschen am Leben zu erhalten, und wenn der Patient nicht mehr schlucken kann, bedeutet das meistens: künstliche Ernährung."

Olga warf einen Blick zum Himmel und flüsterte: „Furchtbar! Früher war das nicht so. Und die Angehörigen können nichts dagegen tun?"

„Nein, sowie der Patientenwille nicht mehr zu ermitteln ist, nicht."

Olga schüttelte entsetzt den Kopf: „Und was geschieht jetzt mit meiner Willenserklärung?"

„Ich nehme sie mit, mache einige Kopien und dann bekommt dein Hausarzt, die Stationsleitung im Pflegeheim, du und ich eine. So haben wir für alle Fälle gut vorgesorgt."

„Ich bin froh, dass ich nun etwas Schriftliches besitze. Das beruhigt mich und nimmt mir die Angst vor dem gleichen Schicksal, wie bei meiner Nachbarin." Olga legte sich müde zurück in die Kissen.

Henning sah, wie erschöpft sie war, streichelte ihren Arm und sagte: „Soll ich dir was Urkomisches erzählen? Ein Ding, was mir gestern passiert ist?"

„Oh ja, für Lustiges bin ich allerweil zu haben. Lachen tut mir gut!"

„Hör zu: Wie du weißt, habe ich mir endlich einen Computer angeschafft. Komm mit diesem Ding auch ganz gut klar. In dieser Woche gibt's beim Discounter ein Superangebot! CDs mit Gehirntraining für den PC.

Nein, natürlich nicht fürs Gehirn vom Computer, sondern für ältere Menschen. Hey, dachte ich, klasse! Die hole ich mir! Bin zwar noch nicht alt, aber ziemlich vergesslich in letzter Zeit.

Also, ich spazierte gestern zum Laden, kaufte eine CD. Es gab sechs verschiedene zur Auswahl. Ich hab die genommen, die am Ende der Aufgaben das *geistige Alter* aufgrund der Lösungen ermittelt.

Gestern Abend legte ich dann die CD in meinen Computer ein und blätterte durch die Trainingsübungen. Wow! Genau das Richtige für mich. Wie du weißt, liebe ich Spiel und Spaß.

Ich entdeckte interessante Konzentrationsübungen und begann die Aufgaben zu lösen. Hm! Einfach war das nicht, auch nicht auf niedrigster Stufe! Ich schlug mich wacker durch, es machte richtig Freude. Gar nicht schlecht fand ich und drückte die Anzeige *Ende der Übung*.

Nun kam das Ergebnis, ich war gespannt wie ein Flitzebogen. In roten fetten Buchstaben stand groß auf dem Bildschirm geschrieben: *Ihr geistiges Alter ist 238 Jahre und drei Monate!*

Mein Bild hatten sie gleich eingefügt – eine uralte gekrümmte Frau mit langer Knollennase und obendrauf dicke behaarte Warzen!"

Tante Olga lachte schallend. Das ganze Bett wackelte. Henning fügte als Zugabe noch hinzu: „Und gleich nachher bringe ich die CD zum Geschäft zurück. Gr…r, ich will mein Geld wieder haben!"

Er bekam Angst um Olga, so musste sie lachen. Er konnte nach Hause gehen, sie war wieder voller Kraft …

Henning lächelte und kicherte leise. Neomie schaute ihn mit großen Augen an.

„Ich musste gerade an Tante Olga und ihr herzhaftes Lachen denken", beantwortete er ihren fragenden Blick.

Neomie nickte: „Daran kann ich mich noch gut erinnern. Sie war eine richtige Frohnatur und hat ihren Humor bis zum Schluss nicht verloren."

„Und ihre Würde auch nicht", sagte Henning nachdenklich.

Neomie nahm Hennings Hand und zog ihn von der Bank hoch.

„Komm, lass uns zu den Gräbern von Oma und Tante Anneliese spazieren. Ich habe noch *Vergissmeinnicht* für sie."

Er stand auf und ließ sich mitziehen.

„Gut, Liebes, dann bleiben wir noch eine Weile auf dem Friedhof, es ist schön, mit dir hier zu sein …

Barfuß und im Schlafanzug

Henning schlug die Decke zurück und setzte sich auf die Bettkante. Diese quälende Schlaflosigkeit war zu einem ständigen Begleiter geworden, und das lag bestimmt nicht am Vollmond, der hell durch das offene Fenster schien.

Er stand auf und schlurfte zur Fensteröffnung. Der Blick in den nächtlichen Garten berührte ihn.

„Unser kleines Paradies", dachte er beinahe zärtlich, „man kann es lieben und genießen, sogar mitten in der Nacht."

Barfuß und im Schlafanzug stieg er die Treppe hinunter und ging direkt durch die Haustür hinaus. Mit einem leisen *Plopp* fiel die Tür ins Schloss zurück.

Der Mond leuchtete hell den Garten aus, ließ die Hortensie, die sich an die Thujahecke anlehnte, schneeweiß aufglühen. Henning lief über das nachtfeuchte Gras und genoss die Kühle an seinen nackten Füßen. Die Gänseblümchen hatten ihre filigranen Blütenblätter geschlossen. Er bemühte sich, nicht auf sie zu treten. Mit beiden Händen zog er behutsam eine große Hortensienkugel zu sich hin und bewunderte ihre winzigen Blüten, die sich homogen zu einem Ball zusammenfügten. Noch nie hatte er so genau hingeschaut und noch nie die Schönheit der Natur dermaßen eingesogen.

„Was tue ich hier?", dachte er. „Bin ich möglicherweise dabei, Abschied zu nehmen?"

Die Kühle der Nacht ließ ihn frösteln und verwirrt registrierte Henning, dass er im Schlafanzug und mit nackten Füßen herumlief. „Ab ins Haus", dachte er und eilte zur Haustür. Verschlossen! Und nun? Luise, er musste sie aus dem Bett schellen. Er drückte auf die Klingel, nichts tat sich. Noch einmal presste er den Knopf, diesmal etwas länger.

Jetzt öffnete sich ein Fenster im oberen Stockwerk, und Luise beugte sich über die Fensterbank mit den Balkonblumen. Sie schaute zur Haustür hin und sah dort ihren Mann im Schlafanzug stehen.

„Henning! Was machst du denn da mitten in der Nacht?“

„Klingeln, damit du mir die Tür aufmachst, mich friert's“, antwortete er und es stahl sich ein schuldvolles, aber auch verschmitztes Lächeln in sein Gesicht.

„Warte, bin gleich da.“

Nach wenigen Minuten öffnete sich die Haustür und Luise ließ ihn herein.

„Komm“, sagte sie, „gehen wir ins Wohnzimmer. Ich koche uns einen heißen Tee.“

Henning folgte ihr schweigend und setzte sich auf die Couch. Er zitterte vor Kälte, war immer noch verwirrt. Luise wickelte ihn in die warme, kuschelige Wolldecke ein und entzündete schnell ein Feuer im Kamin. Danach ging sie in die Küche und stellte Wasser auf.

Kurze Zeit später kam sie mit Tee und Gebäck zurück.

„Meine Füße sind so kalt“, bibberte Henning.

Luise setzte sich neben ihm.

„Komm, gib sie mir auf den Schoß, ich massiere sie.“

Während sie mit ihren warmen Händen massierte und rieb, beruhigte er sich langsam.

Die Holzscheite im Kamin waren nun durchgeglüht, knisterten und verbreiteten Behaglichkeit. Der Kräutertee tat seinesgleichen, und langsam ging es Henning wieder besser.

„Warum bist du denn in der Nacht hinausgegangen, Schatz?“, fragte Luise.

„Ich konnte nicht schlafen. Seit zwei Wochen weiß ich schon, dass die Sterbehilfe genehmigt ist, und ich kann mich immer noch nicht entscheiden. Es macht mich verrückt!“ Er drückte seine Fäuste an die Stirn. „Wenn ich nur nicht so verdammt viel Angst hätte, meine Würde zu verlieren, dann wär alles einfacher.“

Luise rieb sanft seine Füße und schwieg. Dann stand sie auf und stocherte mit dem Eisenhaken im Feuer herum, legte ein neues Holzscheit auf und setzte sich wieder zu Henning. Leise sagte sie: „Den Begriff *Würde* definiert jeder für sich selbst. Du erinnerst dich an die Geschichte meines verstorbenen Mannes? Ein Jahr, nach Ausbruch der Erkrankung, war er komplett pflegebedürftig, inkontinent und hilflos wie ein Baby. Er wollte auf keinen Fall in ein Heim und ich war einverstanden, ihn weiter zuhause zu versorgen.“

Sie trank einen Schluck Tee und sprach weiter: „Als es so weit kam, und ich ihn waschen und windeln musste, hatten wir beide große Scheu, er vor dem Verlust seiner Würde, und ich hatte Angst, ihn durch meine Pflege in seiner Würde zu verletzen.“ Sie seufzte: „Das waren sehr schwierige Situationen am Anfang, aber dann setzte ich mich an sein Bett und wir sprachen darüber.“

„Und kam Gutes für euch dabei heraus?“, fragte Henning leise. Luise tat ihm leid.

„Er hat geweint, mir gestanden, dass er sich so schämt, und ich habe ihn getröstet und gesagt, dass ich das verstehe, dass es mir genauso ergehen würde, wenn ich an seiner Stelle wäre. Dann erzählte ich ihm, dass es für mich, als seine Frau, auch nicht leicht sei und beichtete ihm meine Scham, weil ich ihm das antun müsse. Aber dass wir uns beide zusammennehmen und es akzeptieren sollten.“

„Und habt ihr‘s geschafft?“

„Ja, indem wir öfter darüber gesprochen und dadurch unsere Würde behalten konnten.“

Er legte seinen Arm um Luise. „Ach, Schatz, wenn ich das doch auch so glauben könnte."

Sie tranken ihren Tee und schauten zu, wie das Feuer im Kamin herunterbrannte. Gegen fünf Uhr in der Früh, es wurde schon langsam hell draußen, gähnte Luise und meinte: „Komm, gehen wir ins Bett, wir haben Schlaf dringend nötig."

Während leise Schnarchtöne aus Luises Zimmer zu ihm drangen, lag Henning hellwach in seinem Bett und dachte an früher …

In dem Jahr, als Olga ihre Patientenverfügung geschrieben hatte, verlor er seine Arbeit. Das Kaufhaus, in dem er sein ganzes Leben gearbeitet hatte, musste Mitarbeiter entlassen. Da er schon 60 war, durfte er in den Vorruhestand gehen. Tante Olga gratulierte ihm dazu.

„Jetzt hast du Zeit genug, dir endlich eine Frau für *einsame Stunden* zu suchen", feixte sie.

Henning lachte: „Du Romantikerin, das würde dir so passen, mich unter die Haube zu bringen. Mir gefällt mein Einzelgängertum ganz gut, hab's genossen all die Jahre. So schnell kriegt mich kein Frauenzimmer unter ihre Fuchtel."

„Du musst dir nur die richtige raussuchen." Lachend gab Olga auf.

Aber dieser Satz *Frau für einsame Stunden* blieb nachhaltig in seinem Gedächtnis hängen, setzte sich fest, als Neomie ihn kurz danach auf sein Aussehen ansprach.

„Wie geht's dir, Papa? Du siehst ein bisschen müde aus", hatte sie besorgt gefragt. Henning schien ihr gebückter zu laufen als sonst, er wirkte fahrig, unruhig und unkonzentriert. Er überspielte es mit einem schelmischen Augenzwinkern.

„Ach, wie soll's mir schon gehen?", stöhnte er gekonnt. „Ich weiß auch nicht, vielleicht bin ich in den Wechseljahren? Möglicherweise sollte ich mal wieder eine Partnerin suchen, die Einsamkeit tut mir langsam nicht mehr gut. Zudem ist meine Kocherei eine einzige Katastrophe. Dabei esse ich doch so gerne."

Neomie sah ihn überrascht an: „Meinst du das im Ernst, das mit der Frau?"

„Ich hab öfter mal daran gedacht, nachdem Tante Olga davon angefangen hat."

„Hast du vielleicht schon jemand im Auge?"

„Nein, das ist das geringste Problem. Alle Damen halten mich für nett und begehrenswert", lachte er lausbübisch.

„Na, meinen Segen gebe ich dir. Gibt es schon konkrete Vorstellungen, wie du eine Frau finden willst?"

„Nein, keine Ahnung."

„Wie wär's mit einer Partnervermittlung? Das scheint mir der einfachste Weg", schlug Neomie vor.

„Ja, eine gute Idee. Weißt du was? Ich probier's, bin gespannt."

Vier Wochen später lernte Henning über eine seriöse Heiratsagentur Luise kennen. Er fand die mütterliche und sanfte Frau angenehm. Sie war immer geschmackvoll angezogen, hatte lachende Augen und eine positive Lebenseinstellung. Die paar Jahre, die sie ihm voraus hatte, spielten keine Rolle. Sie mochten sich und langweilten sich nie miteinander. Er zog probeweise bei ihr ein, es klappte gut. Sie blieb gelassen bei nicht zugeschraubten Zahnpastatuben oder Kuchenkrümeln auf dem Teppich, eine Eigenschaft, die ihm wichtig war.

„So schlecht wäre das doch gar nicht, wenn wir heiraten würden", meinte er nach sechs Monaten, „wir könnten füreinander da sein und uns im Alter unterstützen, falls nötig."

Luise sagte Ja und sie bestellten das Aufgebot.

Neomie, Sebastian, Ute, Julius und die Zwillinge waren mit der Heirat aus vollem Herzen einverstanden. Sie gönnten Henning das Glück, den Lebensabend nicht mehr alleine verbringen zu müssen. Eine weibliche Person im Haus brachte Wärme und Gemütlichkeit und das, so glaubten sie, würde seine Zukünftige mit ihrer mütterlichen Art voll und ganz erfüllen.

Nachdem er Luise seiner Tante vorgestellt hatte, sagte Olga später zu ihm: „Die Frau gefällt mir. Halt sie fest!"

„Ja, Tante Olga, ich werde sie nicht mehr loslassen, versprochen!"

Die Hochzeit wurde mit der Familie im kleinen Kreis gefeiert. Anschließend machte das Brautpaar eine zwölftägige Hochzeitsreise auf einem imposanten Kreuzfahrtschiff. Von Venedig ging die Route durch das östliche Mittelmeer über Rhodos und Alexandria nach Haifa in Israel.

Sie hatten eine traumhafte Kabine mit eigenem Balkon und genossen ihre Reise von der ersten bis zur letzten Sekunde.

Glücklich und gesund kamen sie zurück.

Henning lächelte vor sich hin in Erinnerung an dieser Traumreise. Ein weiterer Urlaub fiel ihm ein. Sardinien! Im Herbst 2003, zwei Jahre nach ihrer Hochzeit. Sie mieteten sich einen kleinen Camper, lebten auf Sardinien wie die Zigeuner, zogen von Strand zu Strand und übernachteten an paradiesischen Plätzen.

Henning hatte Olga versprochen, sie alle zwei, drei Tage anzurufen. Er erzählte ihr dann von Luises fantastischen Fischgerichten, die sie jeden Tag zubereitete, und von einem Meer, das ihm smaragdgrün und saphirfarben entgegen leuchtete. Durchs Handy ließ er sie das Tosen der

Brandung hören, berichtete von weißen Felsen, auf denen er saß, von duftenden Rosmarinbüschen und wilden Pinienwäldern. Er beschrieb die kreischenden Möwen auf der Jagd nach Beute und die Sonne, die sich am Abend im Meer schlafen legte.

„Junge", hatte Tante Olga voll Begeisterung gesagt, „ich sehe alles wie in einem Film vor mir, ich habe das Gefühl, mit euch auf der Insel zu sein und die Natur förmlich einzuatmen. Ich danke dir, mein guter Junge."

Es war das letzte Mal, dass sie so miteinander geredet hatten.

Während der Rückreise von Sardinien erreichte Henning und Luise auf der Fähre eine Nachricht von Neomie. Tante Olga war nach einer Herzattacke mit anschließendem Atemstillstand ins Krankenhaus eingeliefert worden. Man hatte sie reanimiert, aber sie war nicht mehr ansprechbar.

Nach der Ankunft in Amsterdam, brachte Henning seine Frau nach Hause, er selbst fuhr sofort weiter in die Klinik.

Olga lag blass und mit geschlossenen Augen in den weißen Laken. Monitore zeigten ihre Herz- und Hirntätigkeit an. Er nahm vorsichtig ihre Hand, aber sie reagierte nicht. Henning wünschte den Arzt zu sprechen.

„Ihre Tante hatte durch die Herzattacke einen längeren Herzstillstand. Der herbeigerufene Notarzt hat sie mit Mühe wiederbelebt, aber die Schäden im Gehirn sind ziemlich groß, es sieht nicht gut aus. Zunächst einmal werden wir ihr heute noch einen Zugang zur künstlichen Ernährung legen."

Henning schüttelte heftig den Kopf. „Das werden Sie nicht", sagte er bestimmt, „meine Tante will das nicht und ich bin ihr Vorsorgebevollmächtigter."

„Aha, haben sie das schriftlich?"

„Ja, aber nicht dabei. Ich komme gerade aus dem Urlaub und war noch nicht zuhause."

„Na gut, dann warten wir noch mit der Sonde. Können Sie uns morgen früh die Patientenverfügung vorlegen?"

Am nächsten Morgen übergab Henning eine Kopie des Schreibens.

„Eine eindeutige Willenserklärung", merkte der verantwortliche Arzt an, als er alles gelesen hatte. „Wir beobachten Ihre Tante noch über einen begrenzten Zeitraum, die Infusion mit Traubenzuckerlösung erhält sie weiterhin. Wenn sich nichts an ihrem Zustand ändert, werden wir sie in ihr Pflegeheim zurück verlegen. Dort ist es nicht möglich, weitere Infusionen zu geben. Und wenn sie keine Flüssigkeit mehr bekommt, wird sie sterben."

„Darf sie sterben", unterstrich Henning.

„Darf sie sterben, ja, Sie haben recht", erwiderte der Arzt und nickte. „Für Ihre Tante ist das sicher das Beste, sie ist 93 Jahre alt und wollte es so."

Als Olga einige Tage später in ihr Pflegeheimzimmer geschoben wurde, war Henning schon da. Er wechselte sich mit Neomie, Julius und Sebastian in den nächsten acht Tagen an ihrem Sterbebett ab.

Olga atmete kurz, aber ganz ruhig. Es sah aus, als ob sie schlief. Sie zeigte kein Zeichen von Durst, obwohl man ihr regelmäßig Flüssigkeit an die Lippen hielt.

Versehen mit den Sterbesakramenten, die Olga wichtig waren, schlief sie für immer ein. So, wie sie es in ihrer Patientenverfügung bestimmt hatte.

Frieden lag auf ihrem Gesicht, als sie einfach aufhörte zu atmen. Henning war bei ihr und hielt ihre Hand. In Gedanken sah er sie lächeln. Ihre Worte, *Guter Junge, ich danke dir so*, klangen noch in ihm nach.

„Dir muss ich danken Olga, für alles", flüsterte er und Tränen liefen ihm übers Gesicht. „Ich werde dich sehr vermissen."

Meine Würde, deine Würde

Helles Tageslicht suchte sich den Weg in Hennings Zimmer und weckte ihn. Seine Armbanduhr zeigte ihm zehn Uhr, er hatte also tatsächlich noch ein paar Stunden tief und traumlos geschlafen. Die ungewöhnliche Ruhe im Haus erstaunte ihn. Kein vertrautes Klappern des Frühstückgeschirrs, kein Kaffeeduft – sollte Luise etwa …? Auf Zehenspitzen schlich er in den Hausflur und warf einen Blick durch Luises offene Zimmertür. Tatsächlich, sie schlief noch ganz fest.

Hennig beschloss, sie nicht zu stören, ging ins Bad, zog sich an und machte sich in der Küche einen Schnellkaffee und ein Butterbrot. Etwas war ihm klar geworden nach dieser langen Nacht: er musste sich endlich entscheiden, wählen zwischen einem Leben mit Alzheimer oder der Euthanasie, um deren Erlaubnis er so gekämpft hatte. Aber hier zu Hause konnte er nicht frei denken, zu viel Vertrautes und Liebgewonnenes drängte sich dann jedes Mal in seinen Kopf.

Der Rosenpavillon! Ja, dort würde er ungestört sein und in Ruhe überlegen können. Er schrieb eine Nachricht für Luise, legte den Zettel auf den Küchentisch und machte sich auf den Weg.

Sein Lieblingsort erschien ihm heute anziehender als jemals zuvor. Die Kletterrosen an den filigranen Spalieren sandten in einer zweiten Blüte rotes Leuchtfeuer und die historischen Sorten wetteiferten mit Gelb- und Cremetönen um Aufmerksamkeit. Mit wachen Sinnen betrachtete Henning jede einzelne von ihnen, sog ihren Duft ein. „Heute scheint einer meiner guten Tage zu sein“, dachte er, „alles ist klar in meinem Kopf, keine Aussetzer, keine zeitlichen Verwirrungen. Und dennoch läuft die Zeit gegen mich.“ Langsam ließ er sich gegen die Lehne der Bank zurücksinken.

Ja, gestand er sich ein, die Voraussetzungen hatte er geschaffen, damit er seinem Lebensfeind ein Schnippchen schlagen konnte. Aber nun fand er seit Wochen immer wieder Gründe, seine Entscheidung, für oder gegen Euthanasie, hinauszuschieben. Der Gedanke, sich von all seinen Lieben verabschieden zu müssen, war unerträglich. Alles in ihm bäumte sich dagegen auf.

Doch die Konsequenz hieße dann, sich diesem lauernden, hässlichen Ungeheuer Alzheimer mit all seinen Folgen auszuliefern und zu einer entwürdigten, seelenlosen Kreatur zu verkommen. War er dazu wirklich bereit? Seinen Kindern, seinen Enkeln und seiner Frau zuliebe? Die Antwort hieß eindeutig *nein*. Nein, dieses Opfer konnte er nicht leisten!

Allerdings – war es richtig, dass er Alzheimer stets nur mit Würdelosigkeit verband? Blieb der Mensch nicht letztlich immer Mensch, egal, in welchem Zustand er sich befand? Er spürte verzweifelten Zorn auf sich selbst. „Weshalb, um alles in der Welt, können andere ihr Dahinsiechen aushalten, ohne in den Tod zu fliehen und ich nicht?" Der Satz hallte laut durch den Pavillon.

Erschrocken musterte er seine Umgebung. Gott sei Dank waren die anderen Besucher des Parks weit weg. Niemand hatte ihn gehört.

Er fühlte sich so elend, so allein mit seiner Entscheidung.

Plötzlich sah er Tante Olga vor sich, hörte ihre Worte: *Meine Würde werde ich nie verlieren. Niemand kann sie mir nehmen. Sie ist eine innere Geisteshaltung und sie gehört zu mir.*

Jetzt verstand er erst, was sie gemeint hatte, jetzt, wo er verzweifelt um *seine Würde* kämpfte.

„Aber meine Würde", dachte er, „ist eine andere als deine. Meine Würde ist eine angstbesessene. Eine, die sich nach dem richtet, was man von außen mit mir macht, wie man mich behandelt, wie man mit mir umgeht."

Es hielt ihn nicht mehr auf der Bank, hastig sprang er auf, lief zu den Rosenbüschen hin, nahm sie als stumme Dialogpartner.

„Bin ich feige, wenn ich aus dem Leben fliehe?" Gab sich im gleichen Moment die Antwort: „Nein! Das bin ich nicht, aber ich *kann* mit Alzheimer nicht leben und vor allem *ich will es nicht!* Ich bin nicht schwach, ich bin stark und für mich selbstverantwortlich! Und deshalb bestimme ich, Henning Landes, mein Sterben selbst. Ich gehe, wann ich es für richtig halte. Das wird bald sein – und es ist gut so."

Es war, als fiele mit diesem unumstößlichen Entschluss eine schwere Last von seinen Schultern, er fühlte sich plötzlich leicht und frei.

Im Rosenpavillon war es inzwischen laut geworden. Er registrierte fröhliches, lautes Stimmengewirr und blickte sich um. Schulkinder spielten auf der Wiese hinter der Bank Fußball. Henning kickte einen Ball zurück, der ihm vor die Füße gerollt war.

„Ja, ich habe mich entschieden", dachte er und verließ mit energischen Schritten den Park.

Auf dem Heimweg lief er ein Stück an der *Amstel* entlang.

„Ach ja, hier steht noch die alte Kakaofabrik", dachte er, „früher habe ich an dieser Stelle immer Kakaobohnen aufgelesen und geknabbert. Sie lagen einfach auf dem Boden an der Kade, waren beim Löschen der Schiffe wohl verloren gegangen. Und hier ist die Bushaltestelle. Lieber Himmel, wie oft habe ich hier gesessen und auf den Bus gewartet."

In einer sentimentalen Anwandlung ließ er sich für einen Augenblick nieder. Er dachte an Luise und ihre Liebe. Er würde ihr seine Entscheidung sofort nach seiner Rückkehr mitteilen. Hoffentlich verstand sie ihn, hatte sie doch durch die Krankheit ihres verstorbenen Mannes eine ganz andere Sicht auf die Definition von Würde.

Die Jahre mit ihr waren gut gewesen. Sie hatte ihn geheiratet, verwöhnt und zu einem vermögenden Mann gemacht. Dass nun alles anders kommen würde, war ein böses Spiel des Schicksals.

Ein hübscher Teenager kam den *Amstelweg* entlang und setzte sich neben ihn.

„Hallo!"

„Hallo", grüßte Henning zurück.

„Warten Sie auch auf den Bus?"

„Nein, ich muss mich etwas ausruhen, mir geht's grad nicht so gut."

„Mir geht's auch nicht gut" schniefte sie und zog die Nase hoch.

Henning schaute sie aufmerksam von der Seite an. Das Mädchen wühlte in ihrem Rucksack, ihre Wangen waren feucht, sie suchte ein Papiertaschentuch.

„Was ist denn los, Mädel", fragte Henning und reichte ihr eine Packung Tempo. „Hast du Liebeskummer?"

„Ja, mein Freund hat mir vorhin eine SMS geschickt, er hat Schluss gemacht."

„Oh, das tut mir leid."

Jetzt begann sie richtig zu weinen: „Er betrügt mich immer wieder und gestern hab ich ihm gesagt, dass er damit aufhören soll, sonst wär bei mir Sense. Und grad eben schickte er die SMS."

„Lass ihn gehen, das ist besser für dich!"

„Aber ich liebe ihn doch so!" Sie schluchzte.

„Mädchen, so eine Kränkung tut sehr weh, und glaub mir, dieser Junge liebt dich nicht. Lass ihn los und vergiss ihn. Er würde dich nur unglücklich machen."

Henning stand auf: „Ah, da kommt dein Bus. Kopf hoch, Mädel, bald sieht alles anders aus!"

Zuhause angekommen setzte er sich zu Luise an den Küchentisch. Sie schaute überrascht auf, freute sich darüber. Meistens verzog er sich gleich in sein Arbeitszimmer, wenn er von seinen Wanderungen durch Amsterdam heimkam.

Mit einem Kuss begrüßte er sie. „Na? Ausgeschlafen? Hast du meinen Zettel gefunden heute Morgen?"

„Ja, lieb von dir, dass du mich hast schlafen lassen. Hattest du einen guten Tag?"

Er räusperte sich: „Ja, danke, aber jetzt muss ich etwas mit dir besprechen, Schatz. Etwas Ernstes. Nicht erschrecken. Ich saß eine halbe Ewigkeit im Park und habe mich definitiv entschieden."

Luise hielt den Atem an. Henning tastete nach ihrer Hand und ergriff sie.

„Ich hab mich nun zum Freitod entschlossen. Und ich werde nicht mehr lange damit warten. Morgen sag ich es den Kindern."

Mit einem tiefen Seufzer atmete Luise aus und Tränen schossen in ihre Augen. Sie versuchte es zu verbergen, aber das gelang nicht ganz.

„Nun weine doch nicht. Ich möchte sehr gerne, dass du dabei bist, wenn ich sterbe, und dann will ich keine Tränen sehen!"

Luise bemühte sich um Fassung.

„Ich möchte auch nicht weinen, weil ich dich so gut verstehe. Aber trotzdem ist es schwer. Ich werde dich so vermissen."

Henning nahm sie in den Arm und tröstete: „Ich geh dir nur um ein kleines Stückchen voraus – als Erster über die Brücke – und wenn du eines Tages auch darüber gehst, steh ich mit ausgebreiteten Armen am anderen Ufer und warte auf dich, okay?"

Luise musste lächeln: „Ach du, wie kannst du noch so locker daher reden. Du bist und bleibst ein großer Junge."

„Komm, zieh dich schön an, lass uns in die Stadt fahren", schmunzelte er. „Da ich mich endlich entschieden habe, sollten wir das feiern! Ich lade dich in das exquisite Fischrestaurant gegenüber von Neomies Wohnung ein. Ich glaube, dort warst du noch nie.

Im Restaurant war es ruhig, nur wenige mit lachsroten Tischtüchern gedeckte Tische waren besetzt. In den antiken Haltern an den Wänden brannten Kerzen. Leise Klaviermusik lief im Hintergrund. Der Oberkellner begrüßte sie freundlich und nahm die Jacken ab. Zwei weitere Kellner kamen herbei und schoben die mit weißen Hussen überzogenen Stühle zurück, damit sie sich bequem setzen konnten.

Sie bestellten eine Flasche Wein, und Henning half Luise bei der Menüwahl. Er kannte sich in diesem Lokal aus. „Hier haben wir gegessen, als wir vor vielen Jahren Neomie beim Umzug in ihre neue Wohnung halfen", erzählte er. „Und kurze Zeit später lernten wir uns kennen, Luise."

Seine Frau schaute auf. „Da bringt er doch wieder die Zeitabstände durcheinander", dachte sie.

Henning nahm ihre Hand, spielte mit ihren Fingern. „Weißt du noch, wie wir uns kennengelernt haben?"

„Natürlich weiß ich das noch, ist keine acht Jahre her", lächelte Luise.

Der Wein wurde gebracht und er gab die Hand wieder frei. Der Kellner schenkte ein, und mit einem kleinen Lächeln ließen sie die Gläser klingen.

„Zum Wohl, mein Schatz", sagte Henning. Seine feierliche Laune schnürte ihr die Kehle zu. Sie sah ihrem Mann mit einem Blick voller Liebe in die Augen.

„Wollen wir jetzt das Essen bestellen?", fragte er und drehte sich nach einem Kellner um.

„Wir haben schon bestellt, Schatz", erwiderte Luise leise und streichelte mit ihren Fingern über seinen Handrücken.

„Ach ja, hatte ich vergessen", murmelte er, „mir schoss soeben unsere Kreuzfahrt durch den Kopf und das erstklassige Essen auf dem Schiff."

„Ja, ein herrlicher Urlaub, ich denke auch oft daran zurück. Und an die Luxuskabine mit dem Balkon."

„Alles war superschön", nickte Henning, „bis auf das Ehepaar, das jeden Abend bei uns am Tisch saß. Die hatten doch nur zu meckern – über das Essen, den Sturm auf dem Mittelmeer, die Entscheidung des Kapitäns wegen des Wetters nicht Rhodos und Dubrovnik anzulaufen. Immer nur das Genörgel, das ist mir so auf den Wecker gegangen! Ich war jedes Mal froh, wenn der Nachtisch gegessen war und wir endlich aufstehen konnten."

Luise lachte: „Du hast das Paar ja auch ständig auf die Schippe und ihre Probleme nicht ernst genommen."

„Das war die einzige Möglichkeit für mich, noch mit Lust meine Mahlzeit einnehmen zu können."

„Vielleicht hätten wir um einen anderen Platz bitten sollen, aber ich hoffte, dass sie irgendwann mal fertig sind mit der Motzerei." Sie schaute hoch: „Oh, unser Essen kommt."

Der Kellner stellte die Platten mit dem Fisch und feinste Beilagen auf den Tisch. Es roch köstlich. Luise legte Henning eine in Butter gebratene Scholle auf den Teller.

„Lass es dir schmecken", wünschte sie.

„Guten Appetit, mein Schatz", murmelte er mit vollem Mund und machte sich weiter über den grätenreichen Fisch her.

Der Kreis schließt sich

Montagmorgen. Zwischen der Diagnose Alzheimer und Hennings endgültiger Entscheidung zu sterben, waren 17 Wochen vergangen.

Jetzt war er dazu bereit, wollte es nicht länger aufschieben, es wurde höchste Zeit. Seine Konzentration ließ mehr und mehr nach, und er machte eigenartige Fehler. Gestern hatte er im Fischrestaurant ein fünfzig Euroschein Trinkgeld gegeben. Der Kellner hatte ungläubig den Kopf geschüttelt und Luise rettete die Sache, indem sie den Irrtum mit der *schlechten Sehkraft* ihres Mannes entschuldigte.

Am Abend rief Henning Dr. Visser an und teilte ihm mit, dass er am kommenden Sonntagmittag diese Welt verlassen wolle.

„Gut, Herr Landes, ich werde das einplanen, aber ich möchte zuvor am Samstagabend vorbei kommen und noch einmal von Angesicht zu Angesicht mit Ihnen reden. Es ist mir sehr wichtig zu hören, dass Sie dann immer noch zu Ihrem Entschluss stehen."

„In Ordnung, Herr Doktor, ich erwarte Sie.", sagte Henning.

Wie automatisiert griff er erneut zum Telefon.

„Neomie, kannst du bitte der Familie Bescheid sagen, auch den Enkeln: Ich möchte, dass ihr alle morgen Abend zu mir kommt."

Sie erschrak furchtbar, denn sie hatte bis jetzt gehofft, dass er sich für das Leben entschied. Ihre zugeschnürte Kehle ließ keine Fragen zu, und sie wollte es ihrem Vater nicht noch schwerer machen.

„Natürlich Papa, ich rufe alle an."

„Danke, Liebes." Henning legte den Hörer auf.

Jetzt Luise Bescheid sagen, dass die Kinder morgen kommen und dann gut überlegen, was noch alles bis Sonntag zu erledigen war. Er versuchte sich zu konzentrieren, fühlte sich wie betäubt.

Am nächsten Tag räumte er seine Schreibtischschubladen auf. Persönliches, was niemand zu lesen brauchte, vernichtete er. Das Übrige sollten die Kinder selber sichten, sich nehmen was sie davon haben wollten, oder alles wegwerfen. Es war ihm egal.

Es war kühl im Haus, seit Tagen herrschte schlechtes Wetter. Henning zündete das Kaminfeuer an.

Als die Familie an diesem Abend versammelt im Wohnzimmer saß, machte er es kurz: „Ich weiß bereits seit einigen Wochen, dass die Euthanasie-Kontroll-Kommission meinem Gesuch stattgegeben hat. Alle Kriterien sind erfüllt, dem begleiteten Freitod steht nichts mehr im Wege. Ich habe es euch nicht früher gesagt, weil ich mir erst zu hundert Prozent sicher sein wollte, dass ich jetzt wirklich sterben will."

„Papa, bitte, du kannst immer noch zurück!" Julius gab nicht auf. Henning blickte ihn voller Verständnis an.

„Ich weiß, mein Junge, aber ich habe mich entschieden und kann auch nicht mehr lange warten, der Alzheimer macht sich zunehmend bemerkbar. Nein, es muss jetzt sein, die Warterei wird für uns alle unerträglich."

„Wann, Papa?" Neomie flüsterte es mit erstickter Stimme.

„Am kommenden Sonntag um Zwölf." Henning versuchte sachlich zu bleiben, um keine Emotionen hochkommen zu lassen. Es war genug geredet und geweint worden.

Ruhig fuhr er fort: „Ich möchte von jedem von euch in dieser Woche einzeln Abschied nehmen. Vielleicht gibt es noch etwas, was gesagt werden soll, etwas Unerledigtes."

Felicitas begann heftig zu weinen. Ute, hochschwanger, nahm ihre Tochter in den Arm und wiegte sie wie ein Baby. Alexander kämpfte mit den Tränen, wollte aber stark sein wie ein Mann. Sebastian schlang den Arm um ihn. Luise reichte Feli ein Taschentuch, Neomie kümmerte sich nervös um den Tee, und Julius stocherte wütend im Kaminfeuer. Trauer und Entsetzen hingen wie eine schwere Nebelwand im Raum. Sie lähmte Worte und Gesten.

Hennings Herz krampfte sich zusammen, als er sah, wie seine Familie litt. Mühsam brachte er heraus: „Es ist furchtbar, dass ich euch das alles antue und ich hoffe so, dass ihr mir eines Tages verzeihen könnt."

In der folgenden Woche machte Henning seine angekündigten Abschiedsbesuche. Es war eine seelische Tortur. Er riss sich zusammen, verhielt sich wie immer, war nur besonders liebevoll und aufmerksam.

Zu jedem von ihnen sagte er: „Ich liebe euch und danke dafür, dass ihr meine Kinder und Enkelkinder seid. Ihr habt mir viel Freude geschenkt und mich sehr glücklich gemacht."

Zu Ute, die ein wenig weinte, als er sie umarmte, sagte er: „Ich lebe in meinen Kindern, Enkeln und in dem neuen Baby weiter. Ein Leben geht, ein neues wird erwartet. Das ist der Kreislauf der Natur. Leben kommt aus der Hoffnung, ist Zukunft und Zuversicht. Ohne diese Hoffnung wäre alles sinnlos."

Neomie, Julius und Sebastian bat er: „Ich möchte gerne, dass ihr mit Luise bei mir seid, wenn es so weit ist. Wollt ihr das für mich tun?"

Alle, außer Julius, fühlten sich in der Lage, ihm diesen Wunsch zu erfüllen, ihn in seiner letzten Stunde zu begleiten. Dieser schüttelte heftig den Kopf: „Papa, ich kann das nicht. Ich halte das nicht durch, auch wenn ich es wollte!"

„Das verstehe ich, mein Junge, ich muss das akzeptieren. Dann werden wir uns jetzt und hier verabschieden."

Sie umarmten sich.

„Julius, ich weiß, wie schwer das für dich ist. Aber ich hoffe, dass du irgendwann ohne Zorn und mit einem Lächeln an mich denken kannst."

Julius weinte: „Ach Papa, ich bin doch nur hilflos und traurig, weil ich dich nicht verlieren will – und weil ich dich lieb habe."

„Ich liebe dich auch mein Kind."

Henning floh aus dem Atelier.

Am nächsten Tag ordnete er zum letzten Mal seine Papiere, die Banksachen und legte das Testament gut sichtbar auf den Schreibtisch.

Samstagnachmittag. Luise hatte sein Lieblingsgericht gekocht, braune Bohnen mit Speck. Nach dem Kaffee ging Henning in den großen verwilderten Garten. Seine Frau und er hatten nicht viel Ordnung halten können in diesem Sommer, aber den naturbelassenen Garten mochten sie beide auch so gern.

Noch einmal nahm er die friedliche Idylle in sich auf, genoss die besondere Atmosphäre. Er ging von einer Pflanze zur anderen. Seine Lieblingsrosen im samtdunklen Rot blühten immer noch üppig. Die Löwenmäulchen und Fleißigen Lieschen hatten sich überall ausgesät und wuchsen wild am Rande der Wiese. Die weißen Hortensienblüten nickten im Wind.

„Ihr habt mir so viel Freude geschenkt, danke!", flüsterte er.

„Hallo, Henning", klang es hinter dem Zaun, „flirtest du mit deinen Blumen?" Der Nachbar hatte ihn gesehen.

„Hallo, Henk. Na klar doch, immerhin sind sie weiblich, oder?" Er zwinkerte. Es war schön, dass er seinen netten Nachbarn noch mal sah. Auch von ihm nahm er in Gedanken Abschied.

Samstagabend. Dr. Visser erschien wie angekündigt. Er und Henning hatten nur ein kurzes Gespräch, setzten sich ins Wohnzimmer.

Der Hausarzt wollte es noch mal von ihm hören: „Herr Landes, haben Sie Zweifel? Wollen wir den Termin verschieben? Möchten Sie noch mal mit mir darüber reden?"

„Nein, Herr Doktor, ich stehe fester denn je zu meinem Entschluss. Ich handle nach meiner Überzeugung und wie es richtig ist für mich. Alles ist gesagt."

Zwei Stunden zuvor hatte er eine Flasche von seinem köstlichen roten Wein geöffnet. Er rief Luise und füllte andächtig die Gläser, zelebrierte es gleich einem Ritual. Es brannten drei Kerzen auf dem Tisch und Musik lief leise im Hintergrund. Der Rebensaft sprühte rubinrote Funken und erfüllte den Raum mit seinem herrlichen Aroma.

Henning hob feierlich sein Glas: „Liebe Luise, lieber Dr. Visser, bitte trinkt mit mir auf die Freiheit, das Leben hier auf dieser Erde würdevoll beenden zu dürfen. Trinkt mit mir auf eine gute Reise in eine andere Dimension. Zum Wohl!"

Nachdem der Arzt gegangen war, wollte Henning nicht schlafen gehen. Er war entschlossen, die letzte Nacht draußen zu verleben. Der Himmel war klar und von Sternen übersät. Der Mond spendete sein ruhiges Licht.

Er nahm ein paar warme Decken und legte sich auf die Wiese hinterm Haus, umgeben von Gänseblümchen, Weißklee und Löwenzahn. Sein Blick schweifte nach oben, er suchte zwischen den Sternen die Seelen der Verstorbenen. Vielleicht waren seine Lieben doch da oben und warteten auf ihn?

Sonntagmorgen elf Uhr. Neomie und Sebastian waren eingetroffen. Ute war bei den Zwillingen geblieben, die ihre Mutter jetzt brauchten. Sie hatten beschlossen, zum Zeitpunkt des Sterbens eine ausgedehnte Strandwanderung in *Zandvoort* zu machen.

Zuvor versuchte Ute Julius anzurufen, um zu fragen, ob er mitfahren wollte zum Strand, aber ihr Schwager ging nicht ans Telefon. Er hatte in den frühen Morgenstunden eine Flasche Rotwein leer getrunken und lag weinend in seinem Bett. Er wollte nicht mehr denken, nur noch schlafen.

Luise hatte Kaffee gekocht. Sie saßen im Wohnzimmer in der gemütlichen Ecke. Alle kämpften tapfer mit ihren Gefühlen, versuchten mit lockeren Witzchen die Situation zu meistern und die Fassung zu bewahren.

„Danke, dass ihr bei mir seid", sagte Henning und nahm in Gedanken seine Lieben, einen nach dem anderen, in den Arm.

Es klingelte. Dr. Visser trat ein und begrüßte alle mit einem Händedruck. Er setzte sich auf die Couch zu Henning.

„Eine Tasse Kaffee, Herr Doktor?", fragte Luise.

Der Hausarzt schaute fragend zu seinem Patienten.

„Nein", bat der, „trinken Sie ihn doch bitte nachher. Ich möchte es hinter mich bringen."

Seine Stimme brach ...

Dr. Visser nahm seine Tasche. „Haben Sie einen bestimmten Platz, an dem Sie ...?"

„Auf meinem eigenen Bett, bitte."

Henning griff nach Neomies Arm, und mit Sebastian an seiner anderen Seite gingen sie langsam ins Schlafzimmer.

„Kann ich bitte in die Küche gehen?", fragte der Arzt leise. „Ich möchte ein Glas mit etwas Wasser und einen kleinen Löffel holen."

Luise zeigte ihm den Weg. Sie zitterte.

Henning legte sich angezogen auf sein Bett. Seine Kinder waren ganz nah bei ihm. Dr. Visser kam mit Luise herein und setzte sich zu ihm auf die Bettkante.

„Herr Landes, ich habe ein Glas Wasser und eine kleine Flasche mit einem Pulver auf das Nachtschränkchen gestellt. Wenn Sie wollen, können Sie die Substanz auflösen und trinken. Danach werden Sie innerhalb kurzer Zeit einschlafen und für immer diese Welt verlassen. Möchten Sie das?"

„Ja, ich möchte das."

Henning richtete sich auf und nahm die Flasche. Er öffnete den Schraubverschluss, schüttete das Pulver in das Wasserglas hinein und rührte mit dem Löffel, bis das Barbiturat aufgelöst war.

Er atmete tief ein und aus. Dann setzte er das Glas an die Lippen und trank es in einem Zug leer.

„Danke, Herr Doktor, danke für alles." Er ergriff die Hand des Arztes, der ihm so geholfen hatte, und drückte sie. Danach nahm er die Hände seiner Kinder und Luises, schaute alle noch einmal an und flüsterte: „Ich liebe euch!"

Seine Augen fielen zu, er schwankte. Die Arme der Kinder fingen ihn auf und legten ihn behutsam hin.

Dann schritt er langsam über die Brücke und trat seine letzte Reise an …

Epilog

Es war Zwölf. Schweigend liefen Ute und die Zwillinge auf dem harten Sand am Wasserrand entlang. Sie bewegten sich schnell, als wollten sie vor dieser Zeit weglaufen.

Am Strand ließen einige Kinder fröhlich lachend bunte Drachen steigen. Es blies ein starker Wind, wie so oft an der holländischen Nordseeküste.

„Schau mal, da fliegt ein roter Drachen weg. Der kleine Junge hat ihn losgelassen!" Feli zeigte mit dem Finger zum Himmel.

„Er steigt ganz hoch!" Alex zog seine Schirmmütze tiefer über die Augen.

„Jetzt stirbt Opa", sagte Feli mit zitternder Stimme. Sie griff nach Utes Hand, suchte ebenso Alex' Hand. Alle drei blieben stehen und schauten dem Drachenviereck nach.

„Opas Seele fliegt hoch in den Himmel. Vielleicht sitzt er auf dem Drachen?" Feli schniefte laut.

„Das würde ihm ähnlich sehen!", meinte Alex und ein kleines Schmunzeln stahl sich in sein Gesicht. Feli stimmte ihm wehmütig lächelnd zu.

Ute legte ihre Hände flach auf ihren Babybauch, der sich hoch vorwölbte.

„Eine Seele fliegt in den Himmel hinein und eine neue Seele will bald auf die Welt kommen. Das ist das Leben.

Wir wollen Opaopa eine gute Reise wünschen, Kinder", sagte sie leise und drückte die Hände ihrer Zwillinge.

Niederländisches Euthanasie Gesetz

Auszug aus dem Gesetz über die Kontrolle der Lebensbeendigung auf Verlangen und der Hilfe bei Selbsttötung (in Kraft getreten zum 1. April 2002)

Kapitel II – Sorgfaltskriterien

Artikel 2

1. Die in Artikel 293 Absatz 2 Strafgesetzbuch genannten Sorgfaltskriterien beinhalten, dass der Arzt

a) zu der Überzeugung gelangt ist, dass der Patient seine Bitte freiwillig und nach reiflicher Überlegung gestellt hat,
b) zu der Überzeugung gelangt ist, dass der Zustand des Patienten aussichtslos und sein Leiden unerträglich ist,
c) den Patienten über dessen Situation und über dessen Aussichten aufgeklärt hat,
d) gemeinsam mit dem Patienten zu der Überzeugung gelangt ist, dass es für dessen Situation keine andere annehmbare Lösung gibt,
e) mindestens einen anderen, unabhängigen Arzt zu Rate gezogen hat, der den Patienten untersucht und schriftlich zu den unter den Buchstaben a bis d genannten Sorgfaltskriterien Stellung genommen hat, und
f) bei der Lebensbeendigung oder bei der Hilfe bei der Selbsttötung mit medizinischer Sorgfalt vorgegangen ist.

2. Wenn ein Patient, der das sechzehnte Lebensjahr vollendet hat, nicht in der Lage ist, seinen Willen zu äußern, jedoch vor Eintritt dieses Zustands als zur vernünftigen Beurteilung seiner Interessen fähig angesehen werden konnte und eine schriftliche Erklärung abgegeben hat, die eine Bitte um Lebensbeendigung beinhaltet, kann der Arzt dieser Bitte entsprechen. Die in Absatz 1 genannten Sorgfaltskriterien finden sinngemäß Anwendung.

(Quelle: Website der Deutschen Gesellschaft für Palliativmedizin – www.dgpalliativmedizin.de)

Alzheimer-Gesellschaften und Anlaufstellen siehe folgende Seiten.

Alzheimer-Gesellschaften und Anlaufstellen

Diese Auflistung ist nicht vollständig und soll lediglich zur Information dienen. Andere Beratungsstellen sind auch im Internet zu finden.

Gesellschaften und Anlaufstellen	Ansprechpartner	Adresse	Telefon
Alzheimer Gesellschaft Dresden e.V.	Mike Ohnesorge	Krenkelstraße 22 01309 Dresden	0351 4413572
Alzheimer Angehörigen-Initiative Leipzig e.V.	Dr. Josef Hille	Kontakt- und Beratungsstelle Höltystraße 30 04289 Leipzig	0341 86329906
Alzheimer-Gesellschaft Berlin e.V.	Christa Matter	Friedrichstraße 236 10969 Berlin	030 89094357
Alzheimer Angehörigen-Initiative e.V.	Rosemarie Drenhaus-Wagner	Reinickendorfer Straße 61 (Haus 1) 13347 Berlin	030 47378995
Alzheimer Gesellschaft Hamburg e.V.	Klaus Krüsmann	Wandsbeker Allee 68 22041 Hamburg	040 68913625 040 472538
Alzheimer Gesellschaft Schleswig-Holstein/LV e.V.	Swen Staack	Alter Kirchenweg 33 - 41 22844 Norderstedt	040 30857987

Gesellschaften und Anlaufstellen	Ansprechpartner	Adresse	Telefon
Alzheimer Gesellschaft Niedersachsen e.V.	Dr. Jürgen Brommer	Osterstraße 27 30159 Hannover	0511 2157465
Landesverband der Alzheimer Gesellschaften Nordrhein-Westfalen e.V.	Regina Schmidt-Zadel	Bergische Landstraße 2 40629 Düsseldorf	0211 24086910 01803 883355
Alzheimer Gesellschaft Düsseldorf & Kreis Mettmann e.V.	Monika Boot	Bergische Landstraße 2 40629 Düsseldorf	0211 2801759
Alzheimer Gesellschaft Köln e.V.	Wolfgang Schneider, Gabriela Zander-Schneider	Lübecker Straße 6 50858 Köln	02234 979012
Alzheimergesellschaft StädteRegion Aachen e.V., Selbsthilfe Demenz	Jörg Limbrock, Dr. Andreas Theilig	c/o Alexianer Krankenhaus Aachen Alexianergraben 33 52062 Aachen	0241 44599207
Alzheimer Gesellschaft Frankfurt/M. e.V.	Ruth Müller	c/o Uniklinik Frankfurt Heinrich-Hoffmann-Straße 10 60528 Frankfurt	069 67736633
Alzheimer Gesellschaft Rheinland-Pfalz e.V.	Walter-Rudolf Lehmann	Mundenheimer Straße 239 67061 Ludwigshafen am Rhein	0621 569860

Gesellschaften und Anlaufstellen	Ansprechpartner	Adresse	Telefon
Alzheimer Gesellschaft Baden-Württemberg e.V.	Sylvia Kern *weitere Selbsthilfegruppen in Baden-Württemberg über die Homepage*	Friedrichstraße 10 70174 Stuttgart	0711 248496-60
Alzheimer Gesellschaft Mittelbaden e.V.	Michael Scholz	c/o Rechtsanwaltskanzlei Rheinstraße 48 76532 Baden-Baden	07221 302170
Alzheimer Gesellschaft München e.V.	Christine Zarzitzky	Josephsburgstraße 92 81673 München	089 475185
Alzheimer Gesellschaft Augsburg e.V.	Dr. Jens Schneider	c/o PIKASSO Heilig-Kreuz-Straße 22 86152 Augsburg	0821 3193110 (Alzheimer-Telefon) 0821 3193130 (Geschäftsstelle)
Deutsche Alzheimer Gesellschaft Landesverband Bayern e.V.	Anne Höcker	Wallensteinstraße 63 90431 Nürnberg	0911 4466784
Alzheimer Gesellschaft Thüringen e.V.	Heidemarie Hawel, Doreen Seidler *weitere Selbsthilfegruppen in Thüringen über die Homepage*	Pfeiffersgasse 12 99084 Erfurt	0361 21031555

Quelle:
Website der Deutschen Alzheimer Gesellschaft e. V. Selbsthilfe Demenz
www.deutsche-alzheimer.de